孕产妇营养全书

林 敬◎编著
LINJING

浙江科学技术出版社

图书在版编目（CIP）数据

孕产妇营养全书 / 林敬编著. 一杭州：浙江科学技术出版社，2013.9

ISBN 978-7-5341-5677-9

Ⅰ.①孕… Ⅱ.①林… Ⅲ.①孕妇一营养卫生一基本知识 ②产妇一营养卫生一基本知识 ③孕妇一妇幼保健一食谱 ④产妇一妇幼保健一食谱 Ⅳ.①R153.1 ②TS972.164

中国版本图书馆CIP数据核字(2013)第210391号

书　　名	孕产妇营养全书
编　　著	林　敬
出版发行	浙江科学技术出版社 杭州市体育场路347号　邮政编码：310006 联系电话：0571-85170300-61702 E-mail:zkpress@zkpress.com
排　　版	北京明信弘德文化发展有限公司
印　　刷	北京盛兰兄弟印刷装订有限公司
经　　销	全国各地新华书店

开　　本	710×1000　1/16	印　张	19
字　　数	237 000	插　页	2
版　　次	2013年10月第1版		2013年10月第1次印刷
书　　号	ISBN 978-7-5341-5677-9	定　价	23.80元

责任编辑	王　群　　李骁睿	责任印务	徐忠雷
责任校对	刘　丹　　王巧玲	责任美编	金　晖

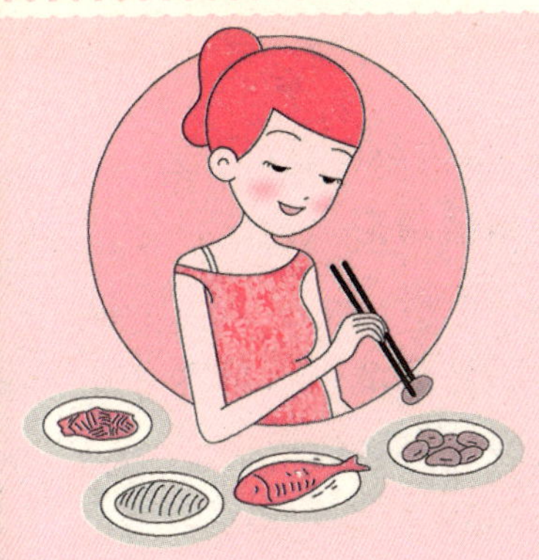

前言 FOREWORD

孕期营养，宝宝健康的基础

营养是整个孕期的重中之重。一个受精卵在母体内要进行280天左右的生长发育。妊娠第1个月，胚胎只有1～2毫米，到出生时则变成一个体重达3000多克、身长50厘米左右的胎宝宝。在这个过程中，准妈妈的每一菜、每一饭都与胎宝宝有着千丝万缕的联系，决定着宝宝是否健康、是否聪明。因此，孕期营养这件事，需要我们花大心思，下大力气去做好。

这里要特别指出的是，孕期营养对胎宝宝的大脑发育有很大影响。研究显示，怀孕后的第3个月，胎宝宝的脑细胞开始迅速发育，到第6个月，大脑皮质的6层细胞都已出现。脑细胞体积的增加和神经纤维的增长，使脑的重量不断增加，到了怀孕第7～9个月，神经细胞之间的突触接合，以便传导神经细胞中的兴奋冲动，这对宝宝将来的智力来说特别重要，如果孕期营养供应不足，就会影响胎宝宝大脑的发育和将来智力的开发。而充分的营养，能为胎宝宝的大脑发育和出生后的智力开发奠定良好的物质基础。所以，年轻的父母要想生一个聪慧的孩子，就应当让准妈妈在妊娠期间注意摄取足够全面的营养。

我们提倡准妈妈要摄取充足的营养，但并不是越多越好，如果营养过剩，反而会给胎宝宝带来危害，比如：准妈妈过多地进食肉类、鱼类、蛋类和甜食等食物，会使体内儿茶酚胺水平增高，使胎儿发生唇裂、腭裂；准妈妈过多地进食动物肝脏，体内维生素A明显增高，可影响胎儿大脑和心脏发育，以及出现生殖器畸形。因此，孕妇对营养丰富的食物不宜摄食过多，吃得过饱。

那么，十月怀胎过程中，准妈妈应如何科学、合理地进行营养补充呢？一个总的原则是：顺应胎宝宝在母体内成长变化的规律。具体来说，可以从孕早期、孕中期和孕晚期三个阶段予以把握——孕早期是胚胎形成，胎宝宝各个脏器逐渐形成并完善的阶段，需要适当补充维生素（特别是叶酸）和镁等；孕中期胎宝宝生长发育迅速，体重逐渐增加，各脏器开始发育，尤其是脑的功能逐渐完善，因此需要补锌、补铁、补“脑黄金”（二十二碳六烯酸，即DHA），以确保胎宝宝有充足的营养；孕晚期胎宝宝的生长速度达到高峰，体内的营养素储存速度也加快，准妈妈体内的基础代谢率增至高峰，这时候就需要补充糖类、膳食纤维和维生素B_1等营养。当然，这里只不过是从主打营养素的角度做了一个说明，要想安全、健康、科学地度过孕产期，在孕期日常生活中，则需要根据自身生理代谢特点，进行灵活合理的安排，力求均衡。此外，我们还需要了解孕期的一些保养、护理技巧。

鉴于此，我们组织有关专家精心编写了这本《孕产妇营养全书》，希望本书能为准妈妈们的营养、保健等孕期生活细节提供一些参考和帮助。

最后，衷心祝愿每个家庭都能因为有了一个健康可爱的宝宝而变得更加幸福、美满。

编　者

2013年9月

目录

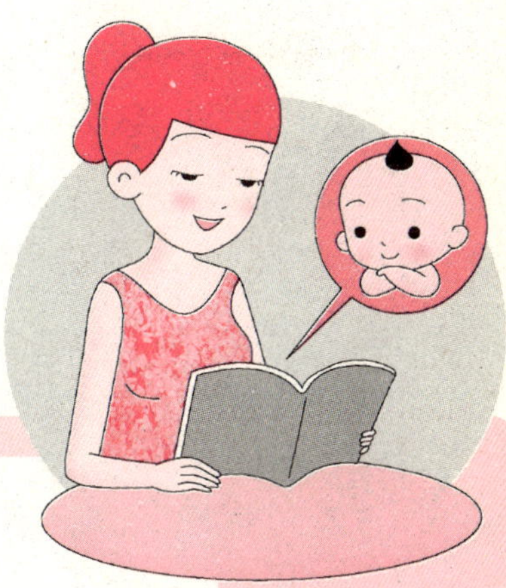

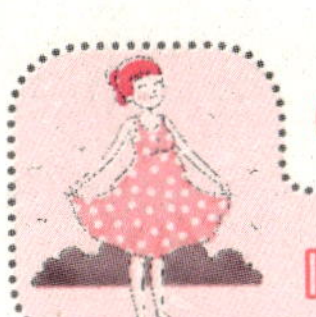

第一章 吃对食物，好孕百分百

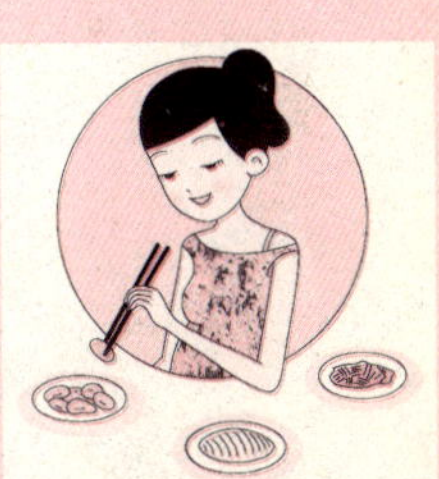

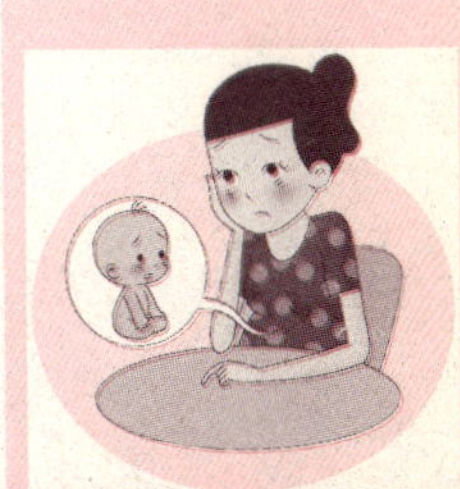

Contents

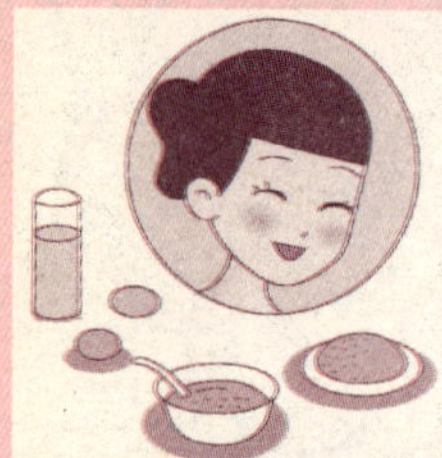

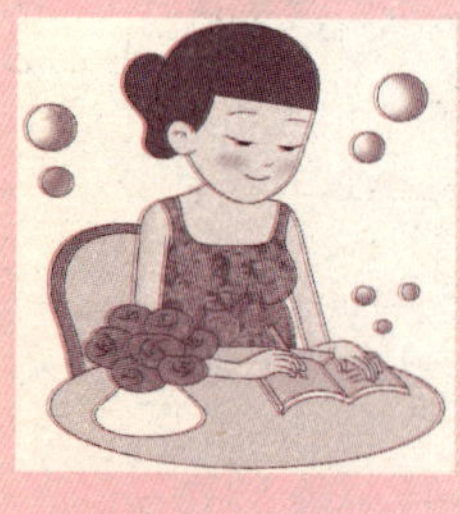

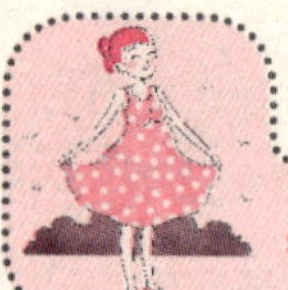

第二章 孕1月主打营养素：叶酸

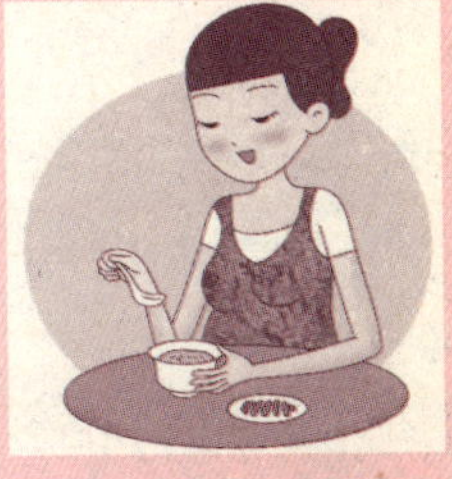

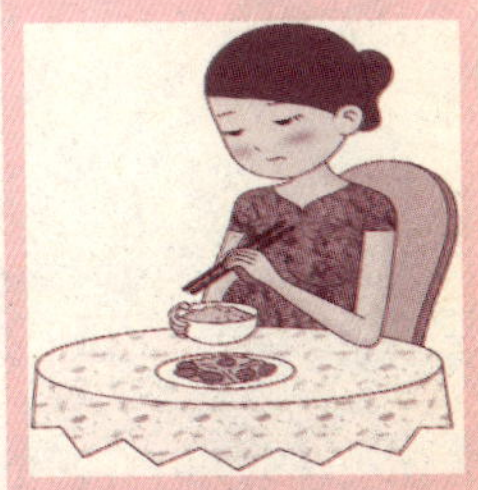

Contents

Contents

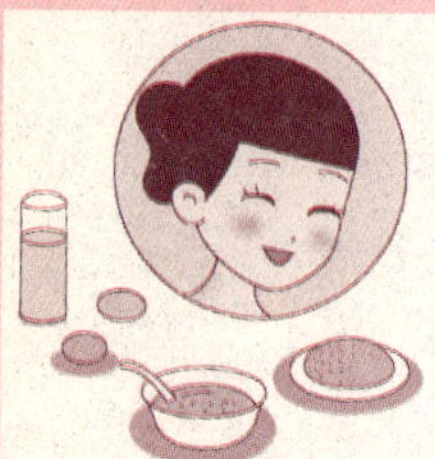

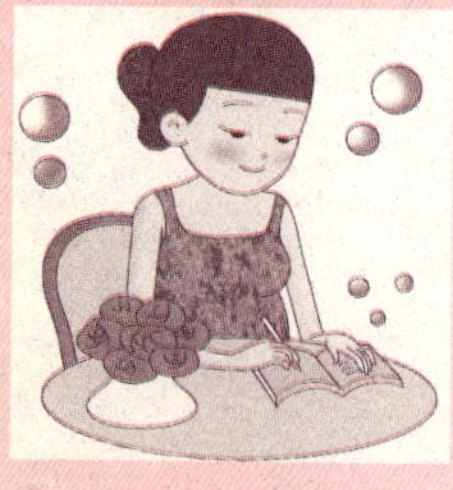

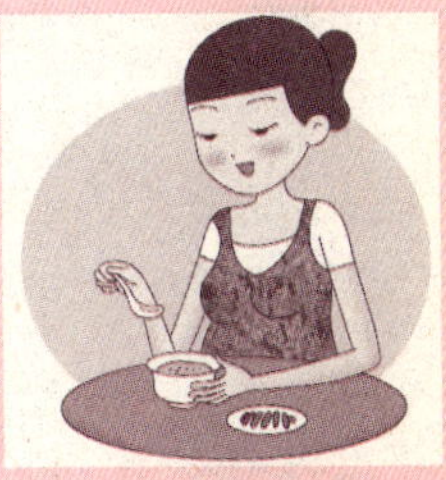

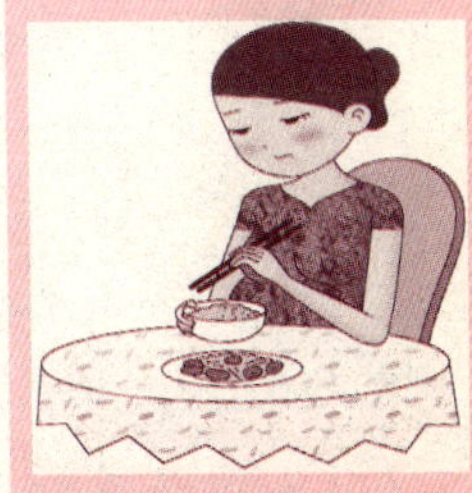

Contents

Contents

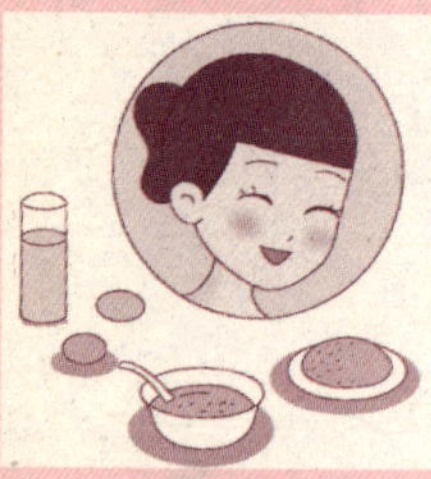

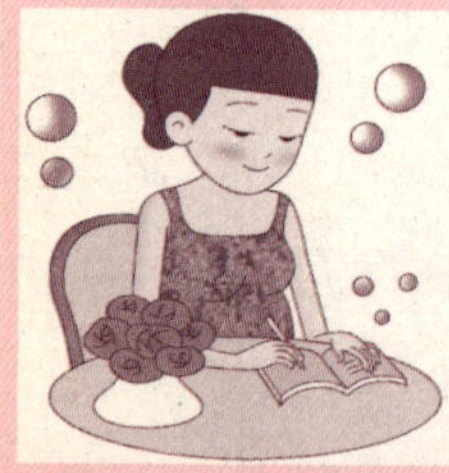

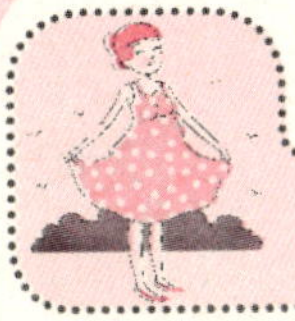

第六章

孕5月主打营养素：维生素D、钙

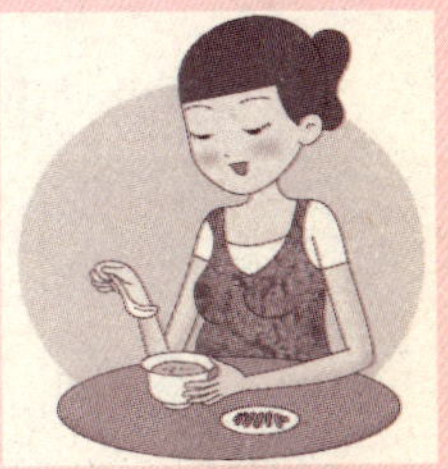

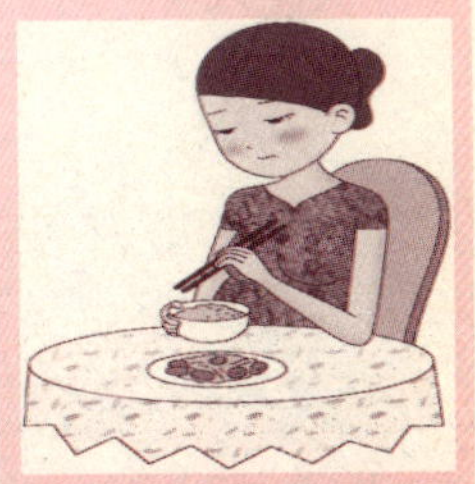

Contents

Contents

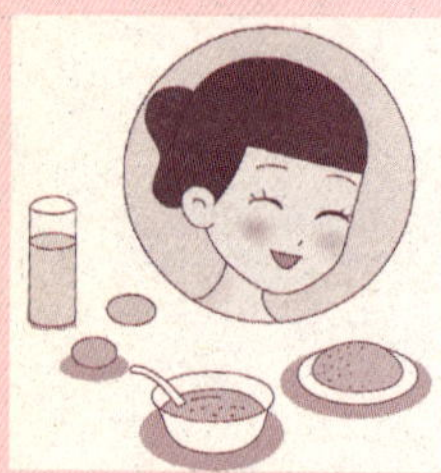

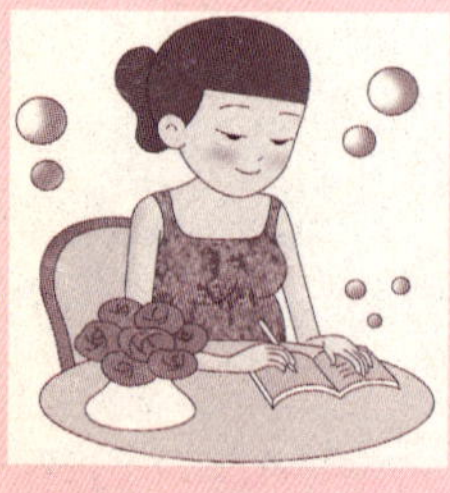

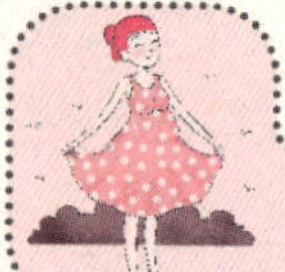

第七章 孕6月主打营养素：铁

第八章 孕7月主打营养素："脑黄金"

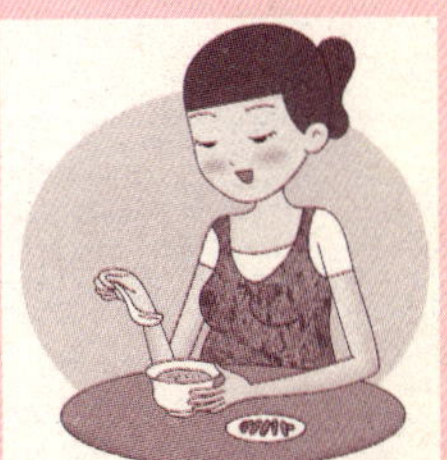

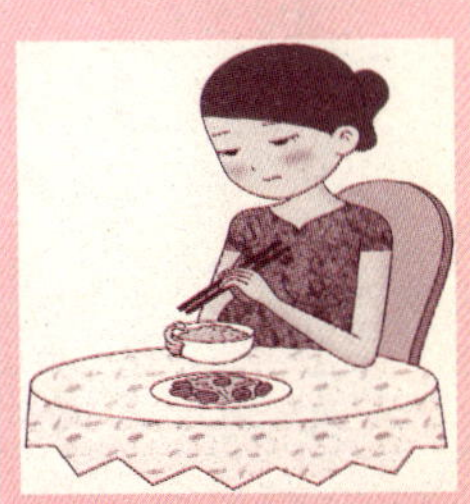

Contents

Contents

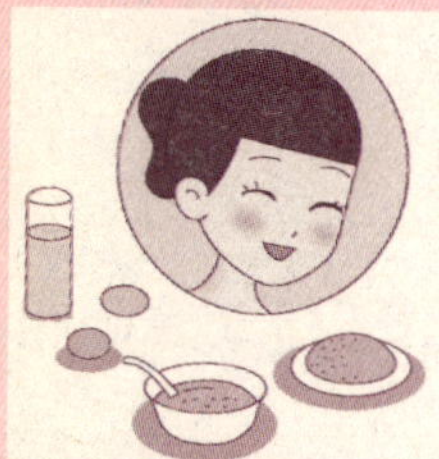

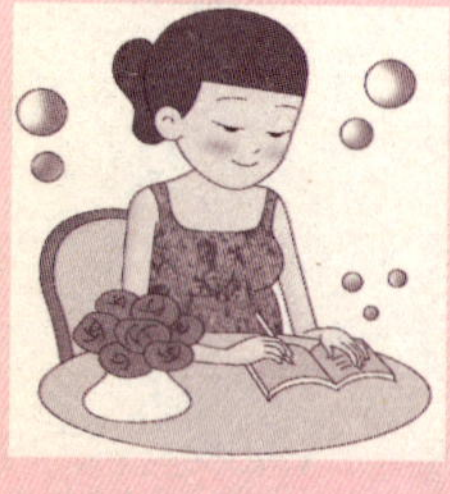

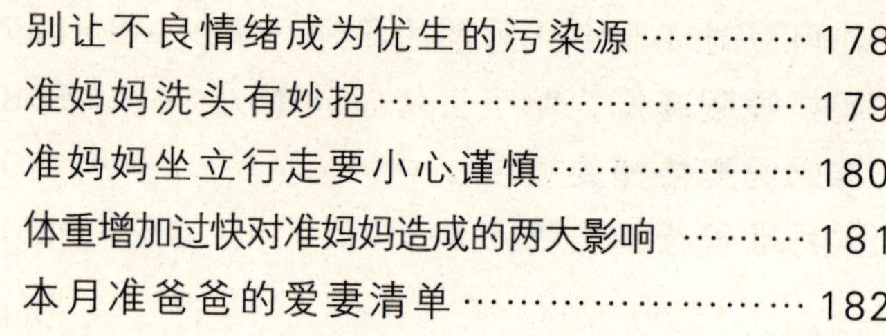

第九章 孕8月主打营养素：糖类

第十章

孕9月主打营养素：膳食纤维

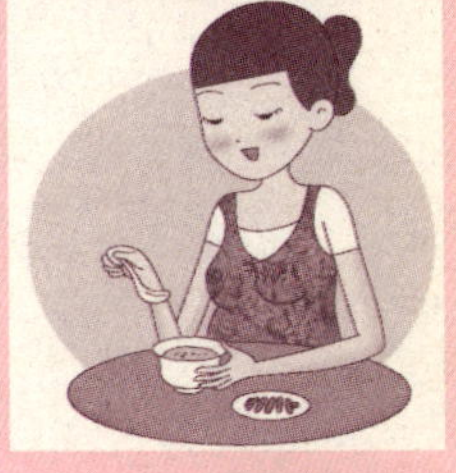

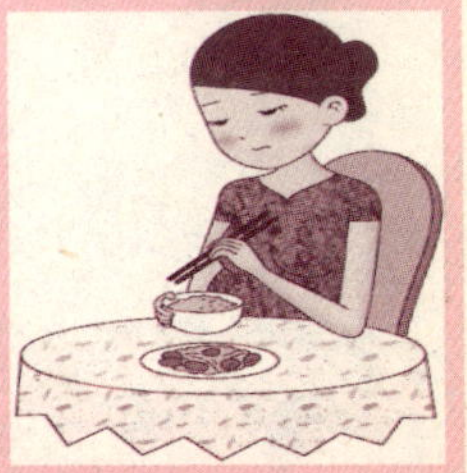

Contents

Contents

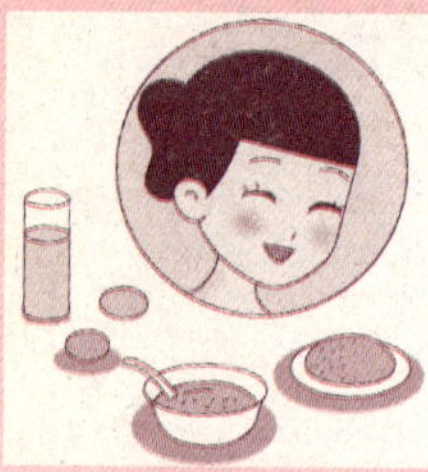

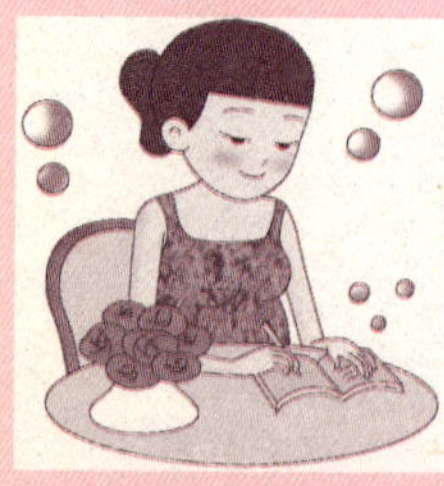

第十二章 幸福1+1，坐好月子养好孩子

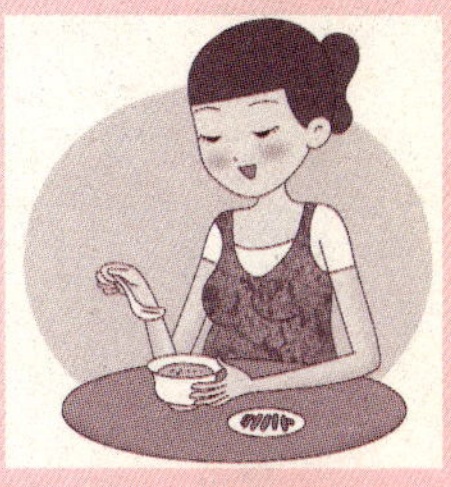

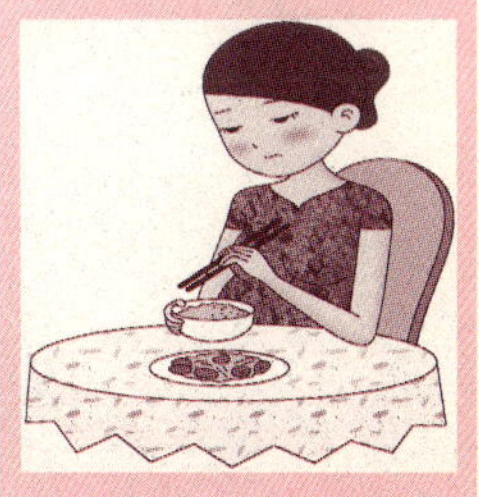

Contents

Contents

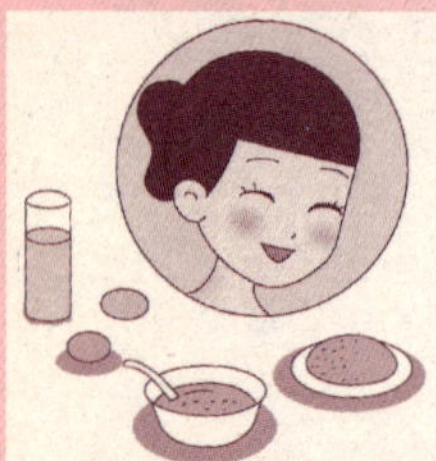

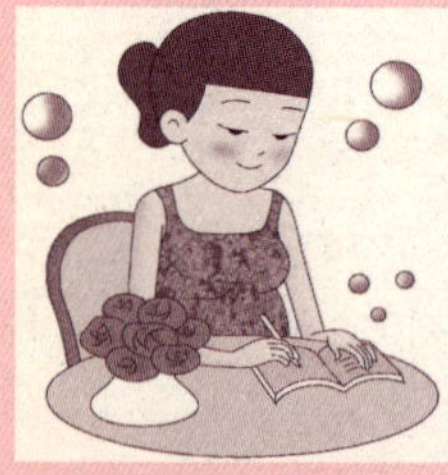

第一章

吃对食物，好孕百分百

生一个健康、聪明的宝宝是每个妈妈的梦想，同时也是全家人的希望。俗话说，父母强孩子才壮。因此，在怀孕、生产、坐月子等历程中，需要有充分的准备，这些准备不仅是心理的、物质的，更是身体上的。掌握备孕四要素，做好不可不调的五种体质改善，听从孕前六条建议，就能让你轻轻松松达成健康孕育。

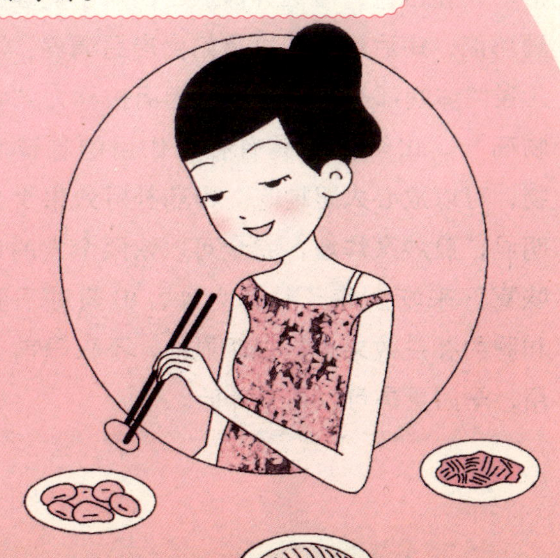

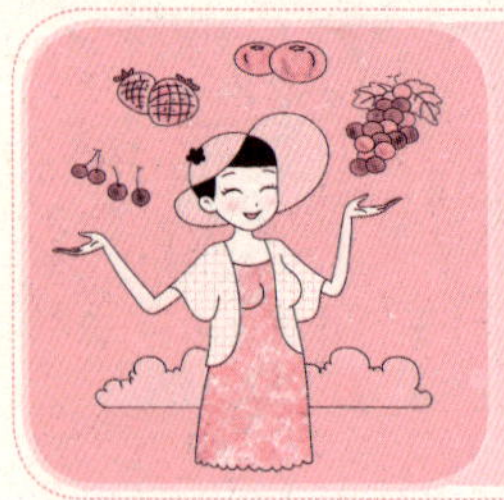

备孕四要素：孕前必吃的十二种食物

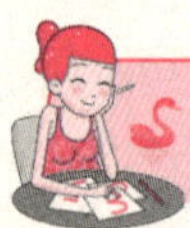

储备肾精——孕育优良的种子

中医认为：“肾藏精，主生殖，为卵子生发之本。”肾对孕育的意义重大，女人特有的生理现象基本和它有关。优秀的卵子来源于肾，拥有充足的肾精才能有优质的种子。因此，孕前首先要保持自己肾精旺盛，从而筛选出合格优秀的种子，使宝宝获得充足的“先天之精”，从源头上尽量降低出现诸如“胎停育”或“流产”、“先天不足”等问题发生的可能性。

山　药

山药，多年生草本植物，茎蔓生，常带紫色，块根圆柱形，叶子对生，卵形或椭圆形，花乳白色，雌雄异株。山药对于调理生理功能、病后虚弱体质及妇女产后调养、小儿强健体魄都有显著效果，因而被称为“食物药”。山药作为具有补肾作用的首选食物，可以放心大胆地吃。山药补肾效果十分明显，煎炒烹炸炖，完全可以依照个人的口味喜好来吃。除了补肾之外，山药对于肺和脾的补益效果也是很明显的，不仅孕前有用，孕后更是可以用来养胎。

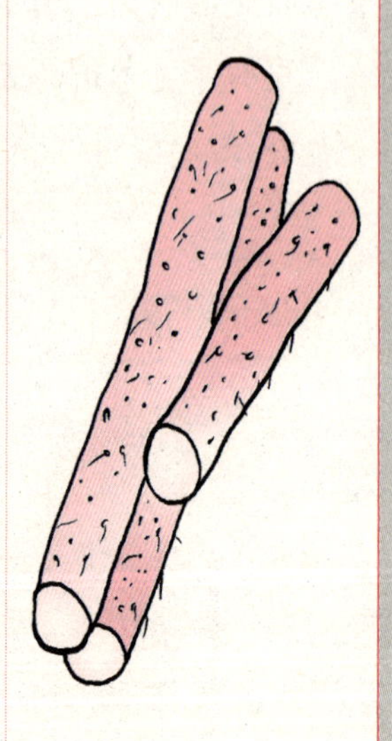

怎么吃：山药是补肾的首选食物。将山药和红枣（去皮核）煮熟，剁成泥服用，每天食用50～200克，能够起到温和补肾和补血的作用。

核　桃

核桃，又称胡桃，与松子、腰果、榛子并称为世界著名的“四大干果”。核桃既可以生食、炒食，也可以用来榨油，配制糕点、糖果等。其不仅味美，而且营养价值很高，被誉为“万岁子”、“长寿果”。研究证实：坚持吃核桃的人，到了老年，头发、牙齿普遍都会比较好。

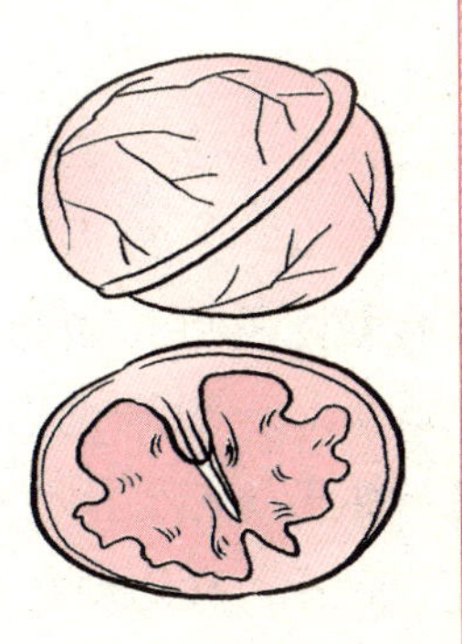

中医认为，发为血之余，肾主骨生髓，而齿为骨之余，所以，头发好、牙齿好是肾好的体现。

孕前多吃核桃，可以补肾养精，从源头上为宝宝的健康打下基础。此外，核桃的形状类似大脑，中医认为像什么补什么，所以孕前和孕中多吃核桃，出生后的宝宝更聪明活泼，新妈妈们身体也更容易恢复。

怎么吃：把核桃仁和红枣、大米一起熬成核桃粥喝，因为核桃可以补“先天之本”，大米、红枣可以补“后天之本”，这样搭配起来，保健效果最佳。一般来说，每天服用核桃仁的重量应在40克左右，相当于四五个核桃。同时应该适当减少其他脂肪的摄入，以避免热量摄入过高。

枸杞子

枸杞子为茄科植物，其味甘、性平，具有补肝益肾之功效。《本草纲目》中说：“久服坚筋骨，轻身不老，耐寒暑。”中医常用它来滋补肝肾，益精明目，用于虚劳精亏，症见腰膝酸痛、眩晕耳鸣、内热消渴、血虚萎黄、目昏不明等。

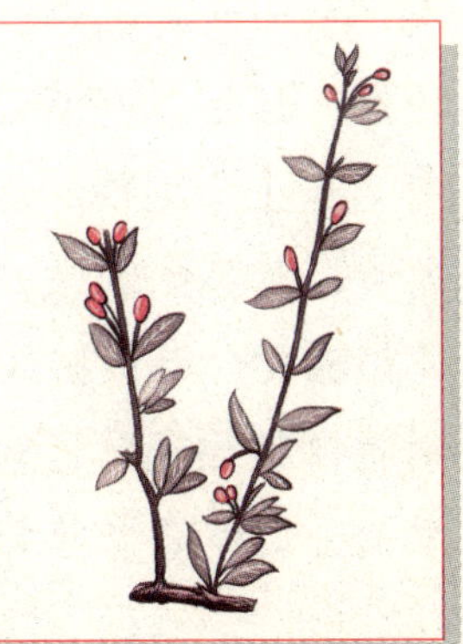

明代李梴《医学入门》中的五子衍宗丸，就是用枸杞子和菟丝子等做成蜜丸，用淡盐水送服，以治疗男子阳痿早泄、久不生育、须发早白及小便后余沥不尽等病症。枸杞子在增强性功能方面具有独特的作用，我国民间流传甚广的“君行千里，莫食枸杞”的名言，就是讲枸杞子具有很强的激发性功能的作用，对离家远行的青年男女不宜。

怎么吃：每天吃一把枸杞子就够了，不必泡水，像吃葡萄干一样嚼着吃就好。也可像普通食品一样加入茶水、粥饭、羹汤、菜肴里常服。一般来说，健康的成年人每天吃20克左右的枸杞子比较合适；如果想起到治疗的效果，每天最好吃30克左右。

此外，食用动植物的种子也很好；和卵子有着相似外形的某些食物，如各种豆类、禽类的蛋，经常食用会增强体质。

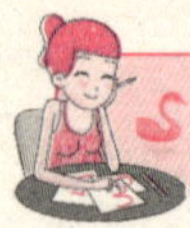

强健脾胃——培养肥沃的土壤

身体里所有的能量都是通过脾胃吸收转化食物里的能量而来，就像粮草（体内的阳气、正气）对于军队的重要性一样，没有粮草供应，军队无法抵抗外敌（病邪）入侵。受精卵的生长和发育也和脾胃转化能量的功能有着直接关系。

莲　子

莲子，又称莲实、莲米、莲肉，是睡莲科水生草本植物莲的种子。鲜者甘、涩、平、无毒，干者甘、涩、温、无毒，归入脾、肾、心经。莲子具有清心醒脾、补中养神、健脾补胃、止泻固精、益肾涩精止带之功效。和人参、黄芪比起来，莲子补益脾胃的作用虽不是最强，但很持久，只要能坚持一段时间，补益的效果还是比较理想的。而通过对脾胃的补益，就能为健康宝宝的孕育奠定基础。

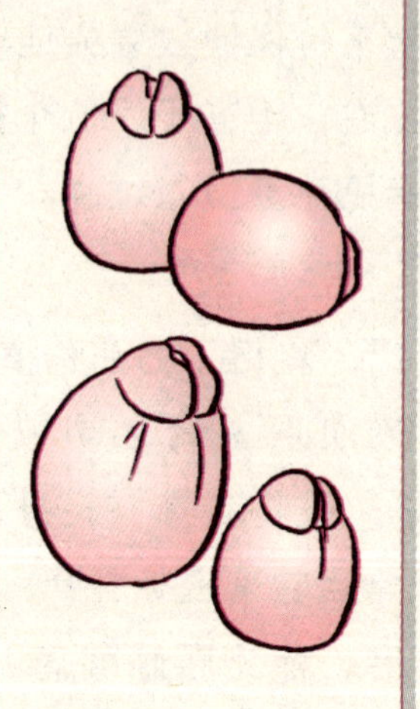

怎么吃：莲子鲜可生食，熟可做汤。生莲子洗净后加水煮，大火开后转小火煮约20分钟，加冰糖少许。蛋去壳放入碗中，将蛋黄挖出，放入莲子汤内煮滚一下即可食用。此蛋黄莲子羹不仅可以在孕前养心除烦，调理心情，还能为孕后安神固胎奠定基础。

西洋参

西洋参又称广东人参、花旗参。其味甘、微苦，性凉，归心、肺、肾经。西洋参和东方人参比起来，补益脾胃的效果略差，但它不具温热性，反而有一定的凉性，不容易上火。西洋参有补气养阴、清热生津之功效，可用于气虚阴亏内热，症见咳喘痰血、虚热烦倦、消渴、口燥咽干等。

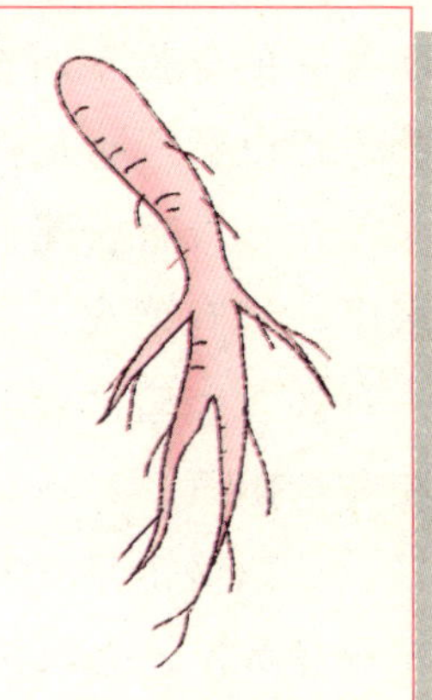

怎么吃：服用方法有煮、炖、蒸食，也可切片含化或研成细粉冲服。

小　米

小米是粟脱壳制成的粮食，因其粒小，直径1毫米左右，故名。《本草纲目》说，小米“治反胃热痢，煮粥食，益丹田，补虚损，开肠胃”。小米的芽和麦芽一样，含有大量酶，是一味中药，有健胃消食、安神之功效。且小米内含有多种对性有益的功能因子，能壮阳、滋阴、助优生，所以孕前可以适当摄取小米。

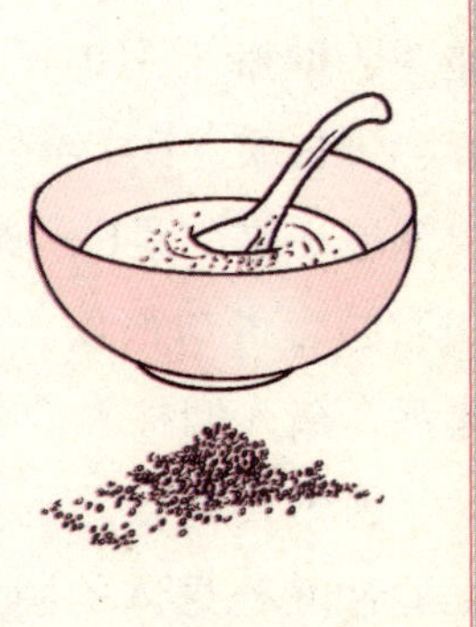

怎么吃：中医认为，大米补胃阴，小米偏于补脾气，这两种米混合在一起时，具有脾气胃阴双补的功效，坚持一周，就会感觉到效果。

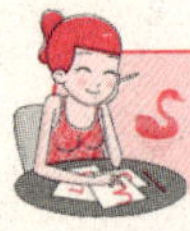

养阴益胎——补足体内的水分

胎儿在母体内孕育，一切养分都来自母亲的血液，所以中医有“血养胎”这一说法。一旦母亲缺血，胎儿缺乏养料的供给，生长所必需的能量会减少，孕育的胎儿就会发育迟缓。因此，孕妇补血的过程也是给胎儿补充营养的过程。

百合：百合属百合科，多年生草本球根植物。中医认为百合性微寒平，具有清火、润肺、安神的功效，其花、鳞状茎均可入药，是一种药食兼宜的花卉。孕前和孕中都适合多吃鲜百合，可以补益肺和肾的阴气。在人体各脏器中，肺相当于天，肾相当于地，肺阴足了，可以像下雨一样补充体液从而来滋润肾，肾的阴气充足了，又可以像蒸发地表水一样，使多余的体液向上输送来补充肺阴。

怎么吃：将百合洗净后掰开成片状；置于盘中，加白糖蒸熟即可。此谱出自《素食说略》，具有润肺止咳、清心安神的功效，可治疗干咳、久咳、失眠、心烦等病症。

乌鸡：乌鸡又称竹丝鸡，其性平、味甘，具有滋阴清热、补肝益肾、健脾止泻等作用。现代医学研究表明，乌鸡内含丰富的黑色素、蛋白质、B族维生素等，并含有多种氨基酸和多种微量元素，其中烟酸、维生素E、磷、铁、钾、钠的含量均高于普通鸡肉，胆固醇和脂肪含量却很低。乌鸡的血清总蛋白和球蛋白含量均明显高于普通鸡，被人们称为“名贵食疗珍禽”。

因为具有很好的补血养阴的功效，同时不具有热性，所以乌鸡正适合滋补身体的阴气。食用乌鸡，可提高生理机能、延缓衰老、强筋健骨，对防治骨质疏松、佝偻病、妇女缺铁性贫血等均有明显功效。

怎么吃：乌鸡连骨（砸碎）熬汤滋补效果最佳。炖煮时不要用高压锅，使用沙锅文火慢炖最好，每次150克。体虚血亏、肝肾不足、脾胃不健的人食用乌鸡效果更佳。

乌梅：乌梅别名酸梅、黄仔、合汉梅、干枝梅，为蔷薇科落叶乔木植物。中医认为，热伤气，邪客于胸中，则气上逆而烦满，心为之不安。乌梅味酸，能敛浮热，能吸气归元，故主下气，除热烦满及安心也；酸能敛虚火，化津液，固肠脱，所以主之也。每当我们吃酸的东西，甚至只是想起酸的东西，就会分泌大量唾液，这就是中医所言："酸甘化而生津。"

怎么吃：乌梅泡入沸水代茶饮，两颗喝一天，可以稍加冰糖。这样进入身体的就不再是简单的水了，而是可以转化为体液的汁液。

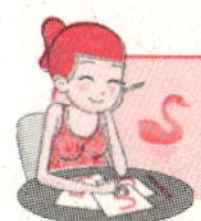

温煦子宫——保持和暖的阳光

子宫就像是胎儿的暖房，如果子宫内冰冷，那么胎儿就无法生长。因此，中医有宫寒不孕的说法。子宫温暖，体内气血运行通畅，按时盈亏，经期如常，种下的"种子"就能发育成胎儿。如果子宫受寒邪困扰，血气遇寒凝结，身体的形貌就不能保持，繁衍后代更无从谈起。

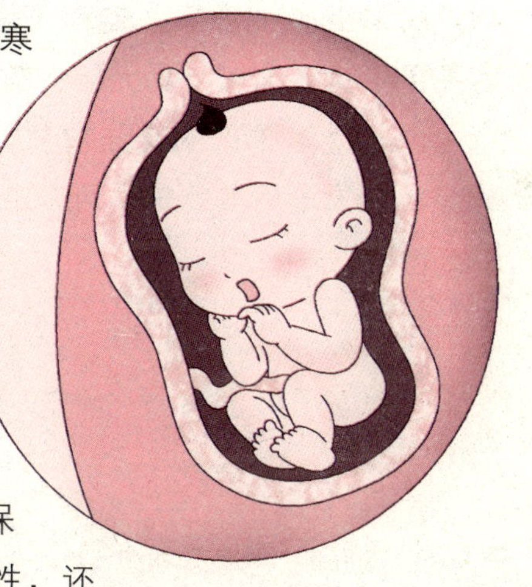

中医所说的"子宫"不单指孕育宝宝的那个"房子"，是包括子宫、卵巢、附件在内的多种器官和它们的功能。为了防止宫寒，女性应该特别注意小腹的保暖。尤其是在空调环境下工作的女性，还有那些经常坐着不动的女性，更应该注意腹部和下半身的保暖。女性在准备怀孕前需要先调理子宫环境，使子宫温暖。

红糖：红糖一般是指甘蔗经榨汁，通过简易处理，经浓缩形成的带蜜糖。从中医的角度来说，红糖性温、味甘，入脾经，具有益气补血、健脾暖胃、缓中止痛、活血化瘀的作用。

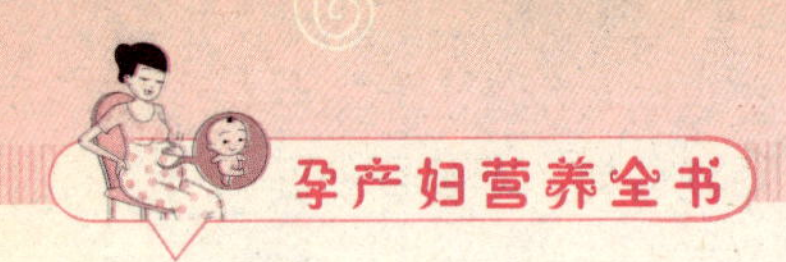

怎么吃：煮浓茶一碗，去渣，放红糖溶化后饮，每日1次。功效清热、调经，不仅可以暖宫、活血，还能主治月经先期量多。

姜片：姜，姜科姜属植物，也称生姜；为开有黄绿色花并有刺激性香味的根茎。根茎鲜品或干品可以作为调味品。生姜味辛、性温，长于发散风寒，又能温中止呕、解毒。

怎么吃：煎汤，绞汁服，或作调味品。子姜多做菜食，如用子姜30～60克，切成细丝，加醋、盐适量拌食；亦可再加适量白糖、芝麻油。功效活血，使经血通畅，对暖宫也很有效。

羊肉：羊肉有山羊肉、绵羊肉、野羊肉之分。羊肉性温、味甘、无毒，入脾、肾经。元时著名医家李杲说："羊肉甘热，能补血之虚，有形之物也，能补有形肌肉之气。风味与羊肉同者，皆可补之，故曰补可去弱，人参、羊肉之属也。"羊肉既能御风寒，又可补身体，对一般风寒咳嗽、肾亏阳痿、腹部冷痛、体虚怕冷、腰膝酸软、面黄肌瘦、气血两亏、病后或产后身体虚亏等一切虚状均有治疗和补益的效果。产前可以祛寒冷、补气滋阴、生肌健力，产后有助于通乳治带、助元阳、益精血。

怎么吃：羊肉的吃法很多，爆、炒、烤、烧、酱、涮等等不一而足，如果考虑其膻味，可以加入适量的料酒和生姜。

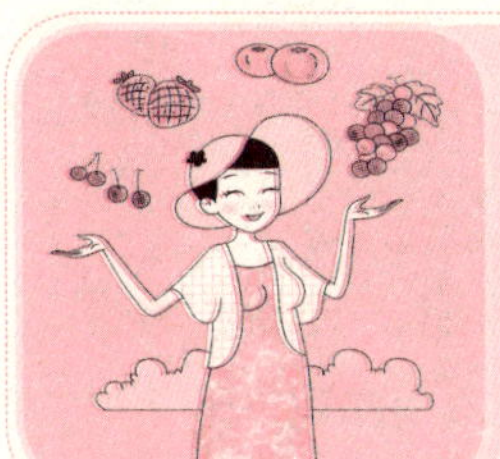

调养五体质：父母身体强孩子身体壮

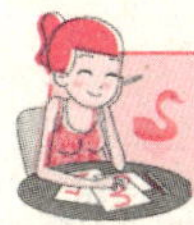

补肾助阳——阳虚体质调养方案

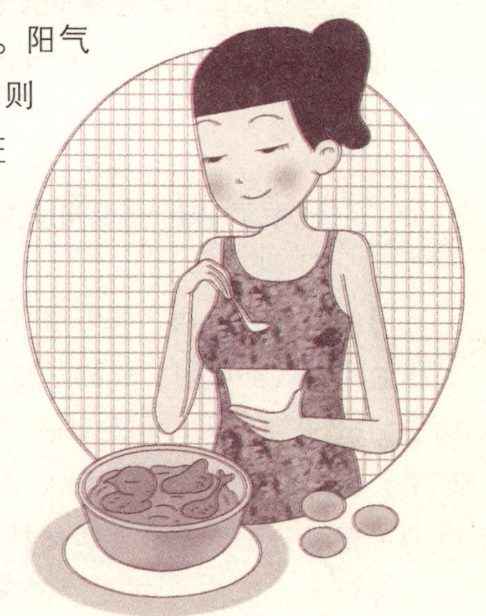

阳虚，中医名词，指阳气虚衰的病理现象，换句话说，就是生命之火不够旺盛。阳气有温暖肢体、脏腑的作用，如阳虚则机体功能减退，容易出现虚寒的征象。日常生活中，很多人属于阳虚体质，这跟他们的生活方式有很大关系。女性最为普遍的现象就是美丽“冻”人，还在春寒料峭的时候，就早早地穿上短裙，膝盖、大腿只有一两层薄薄的丝袜保护，在瑟瑟寒风中发抖。男性到了夏天，除了冰镇啤酒“咕咚咕咚”一次就是好几瓶外，还会冰激凌、冰镇西瓜、空调齐上阵，整个夏天几乎都生活在“冰”的世界里，爽快倒是爽快了，但也给身体健康埋下了隐患。

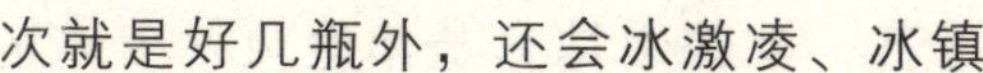

阳虚体质者表现为形体偏胖，精神状态不好，懒得说话，语声低微，总是没精打采，四肢冰冷，唇色苍白，口中乏味，不喜喝水或喜热饮，易腹泻，排尿次数频繁，易出汗；喜热饮食，精神不振，睡眠偏多。女性还会表现出白带清稀。所以，饮食调养上应注意少吃寒凉、生冷之品。

食谱一：虫草全鸡

取冬虫夏草10克，老母鸡1只，姜、葱、胡椒粉、食盐、料酒、味精各适量。将老母鸡杀好去毛、内脏洗净，鸡头劈开后纳入虫草10枚扎紧，余下的虫草与葱、姜一同放入鸡腹中，放入罐内，再加入清汤，加盐、胡椒粉、料酒，上笼蒸1.5小时，出笼后去姜、葱，加味精调味即可。此方有调补冲任之功效，适宜补肾助阳。

食谱二：温补鹌鹑汤

取鹌鹑2只，菟丝子15克，艾叶30克，川芎15克，加清水1200毫升，煎至400毫升，去渣取汁，药汁与鹌鹑一同隔水炖熟即可。此汤有温肾固冲之功效，适用于宫寒、体质虚弱者。

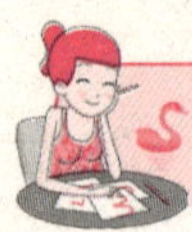

生津养阴——阴虚体质调养方案

阴虚，中医名词，同阳虚相对，指精血或津液亏损的病理现象，因精血和津液都属阴，故称阴虚。众所周知，人体近70%为水分，即体重为60千克的人，水分就占了约40千克；如果是婴儿，则在80%以上，还在母体的胎儿，体内水的比例会更高。换句话说，我们机体的主要成分是水，如果身体缺水，就很容易导致阴虚体质。

现代人“以瘦为美”，实际上太瘦并不是好事。阴虚体质的人阴液不足，机体失去了濡润滋养，就像土地，长年累月没有水的灌溉，土地只会干涸开裂，任何植物都没办法生长。机体内水不够了，就燥了，燥了就容易起火，所以就会嘴唇干，皮肤干，大便干。口干、唇干、皮肤干、口渴等都是水不够，阴虚了所以火旺，干巴巴的，缺乏滋润。阴虚体质的人一般都是急性子，做什么事情巴不得一下子就做完，说话急，走路急，吃饭也急，什么都快节奏。

凡阴虚体质者，要多吃一些滋补肾阴的食物，少食助阳之品。宜多吃些清补类食物，宜吃甘凉滋润、养阴生津的食物，宜吃新鲜蔬菜、水果或纤维素及维生素含量较高的食物，宜吃优质蛋白含量丰富的食物。宜选择的食物，如芝麻、糯米、绿豆、藕、马兰头、大白菜、黑木耳、银耳、豆腐、甘蔗、李子、西瓜、黄瓜、百合、山药、墨鱼、甲鱼、海参、鲍鱼、螃蟹、牛奶、牡蛎、蛤蜊、海蜇、鸭肉、猪皮等。这些食物多味甘、性凉，都有滋补机体阴气的功效，可适当配合补阴药膳有针对性地调养。忌吃辛辣刺激性食物，忌吃温热香燥食物，忌吃煎炸炒爆的食物，忌吃性热上火的食物，忌吃脂肪、糖类含量过高的食物。

食谱一：海参粥

取海参15克，大米60克，葱、姜末、盐各适量。将海参用温水泡发后洗净，切成小块，大米洗净入锅中，加入海参、葱、姜末、盐及水熬成粥即可。本粥具有滋阴养血之功效，可用于准爸爸清泻去火。

食谱二：淡菜薏仁墨鱼汤

取淡菜60克，干墨鱼100克，薏仁30克，枸杞子15克，猪瘦肉100克。将墨鱼浸软，洗净，连其内壳切成4~5段；淡菜浸软后，洗净；猪瘦肉亦洗净切块。三者一齐入沙锅，加清水适量，大火煮沸后，文火煮3小时，最后调味即可。本汤具有滋阴补肾之功效，准妈妈可以在孕前进补，以调理体质，有助于孕育健康宝宝。

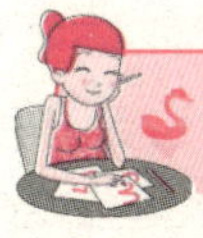

补血养血——血虚体质调养方案

血虚是指血液生成不足或血的濡养功能减退的一种病理状态，是血液失常的一种表现。血液是人体生命活动的重要物质基础，因为失血过多，或久病阴血虚耗，或脾胃功能失常，水谷精微不能化

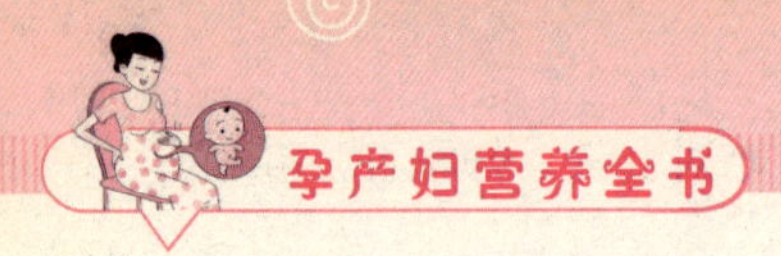

生血液等，都可能导致血虚。

血虚体质的人，表现为瘦弱且面色苍白，唇色、指甲缺少血色而颜色淡白，并且还有头晕眼花、心悸失眠、手足发麻、舌淡苔白、脉细无力等症状。女性还会伴有月经颜色淡且量少的特点。基于此，血虚体质的人平时应常吃补血养血的食物，如菠菜、花生、莲藕、黑木耳、鸡肉、猪肉、羊肉、海参等。水果可选用桑葚、葡萄、红枣、桂圆等。

食谱一：枸杞肉丁

取猪肉250克，枸杞子15克，番茄酱50克，料酒、食盐、湿淀粉、白糖、白醋各适量。将肉洗净后切成小丁，用刀背拍松，加酒、盐、湿淀粉拌匀，用六七成热的油略炸后捞出，待油热后复炸并捞出，油沸再炸至酥膨起；枸杞子磨成浆，调入番茄酱、糖、白醋，成酸甜卤汁后倒入余油中，炒浓后放入肉丁，拌匀即可。此菜有补益肾精之功效，可供孕前夫妻滋养阴血之用。

食谱二：墨鱼骨炖鸡

取墨鱼、当归各30克，鸡肉100克，精盐适量。把鸡肉切丁，当归切片，墨鱼骨打碎用纱布包好，装入陶罐内，加清水500毫升、精盐适量，上蒸笼蒸熟，每日服食1次。一般3~5次可见效。墨鱼骨有收敛止血的作用，当归和鸡肉都是补血佳品，不仅可以作为孕前调养体质，还对血虚型月经过多颇具疗效。

值得一提的是，鱼浑身是宝，是治疗血虚血燥的佳品。墨鱼是女性一种颇为理想的保健食品，女子一生不论经、孕、产、乳各期，食用墨鱼治疗血虚血燥皆有益。取鲜墨鱼2只洗净，与猪瘦肉250克炖熟，食盐调味，每日1次，据记载，不仅可以帮助女性孕前调理体质，还有养血、明目、通经、安胎、利产、止血、催乳和止崩漏等功效。

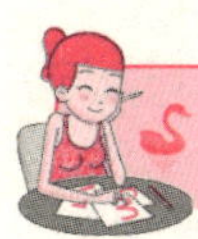

温补养气——气虚体质调养方案

所谓气，是人体最基本的物质，由肾中的精气、脾胃吸收运化后的水谷之气和肺吸入的空气几部分结合而成。人体由于元气不足而引起的一系列病理变化，称为气虚。气虚体质指人的气力不足，体力和精力都感到缺乏，稍微劳作便有疲劳之感，机体免疫功能和抗病能力都比较低下。气虚体质主要表现在脏腑的功能比较弱，尤其是肺脏和脾脏的功能。气虚体质者形体比较松弛，不挺拔，面色多苍白或者发黄。因为气虚，所以经常会感到疲倦、怠惰，整个人比较慵懒，说话也有气无力。

总体说来，气虚体质多身倦乏力，少气懒言，常自汗出。形体消瘦或偏胖，体倦乏力，面色苍白，语声低怯，且动则尤甚，心悸食少，舌淡苔白，脉虚弱，是其基本特征。若患病则诸症加重，或伴有气短懒言、咳喘无力；或食少腹胀、大便溏泄；或脱肛、子宫脱垂；或心悸怔忡、精神疲惫；或腰膝酸软、小便频多，男子滑精早泄、女子白带清稀。

因肺主一身之气，肾藏元气，脾胃为“气血生化之源”，所以，气虚之人宜补气养气，脾、胃、肺、肾皆当温补。补气食物有：牛肉、鸡肉、猪肉、糯米、大豆、白扁豆、红枣、鲫鱼、鲤鱼、鹌鹑、黄鳝、虾、蘑菇等，可经常交替选食。

食谱一：枸杞莲子汤

取莲子150克，枸杞子25克，白糖适量。将莲子用开水泡软后剥去外皮，去莲心，再用热水洗两遍；枸杞子用冷水淘洗干净待用。锅内加适量清水，放莲子、白糖煮沸10分钟后，放入枸杞子再煮10分钟，即可盛碗，佐餐食之。本汤有补中益气之功效，可以帮助夫妻在“计划”生育期间补肾固精，养心安神。

食谱二：益脾饼

取白术20克，鸡内金10克，干姜4克，红枣175克，面粉350克，食盐、食用油各适量。将白术、干姜用纱布包起扎紧，放入沙锅内，下洗净去核的红枣，加适量水，先旺火烧沸，转文火熬1小时左右，药汁留用；枣肉取出捣成泥，与面粉、研成细粉的鸡内金、食盐、药汁等和成软面团。然后分成小面团，擀成薄饼，文火烙煎，作三餐主食用。此饼有健脾、益气、开胃之功效，可以改善女性脾弱气虚以及运化失常。

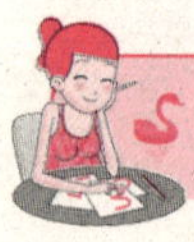

理气解郁——肝郁体质调养方案

肝郁，病证名，肝气郁结之证，多由情志抑郁，气机阻滞所致。肝有疏泄的功能，喜升发舒畅。如因情志不舒，恼怒伤肝，或其他原因影响气机升发和疏泄，都会引起肝郁病证。

现代社会，男女各顶半边天，特别是“白骨精”（白领、骨干、精英），工作压力大，心情烦躁，情绪焦虑，加上夜生活丰富，日夜颠倒，跟中医推崇的“日出而作，日落而息”的养生方式恰恰相反，所以肝郁气滞的人相当多。日常生活中多表现为经前两乳胀痛、情绪不稳、小腹胀痛、舌红苔白、脉弦。肝郁不舒可能导致内分泌异常，现代女性常见的经前综合征、经前痤疮、便秘等情况，均与此相关。此外，如月经不调、神经官能症、慢性肝脏疾患、肝脾肿大、消化不良等病症，也常和肝气郁结有关。

对于都市人来说，要有意识地放慢生活的脚步，注意起居环境的改善和饮食调理，不暴饮暴食、不酗酒，少吃肥腻食物、甜品，以保持良好的消化功能，养成良好的生活习惯及健康的生活方式，

这对于日常保健异常重要。

食谱一：郁芍兔肉汤

取兔肉100克，白芍15克，郁金12克，陈皮5克，食盐适量。将兔肉洗净切块，与白芍、郁金、陈皮一起入锅，加水，文火煮2小时，再加食盐调味即可，食肉饮汤。本汤可以帮助夫妻在孕前补气益肝、缓解孕前情志不舒等状态。

食谱二：茉莉花糖茶

取茉莉花5克，白糖10克。将茉莉花、白糖入杯，用沸水冲泡15~30分钟即可。本茶有理气解郁之功效，可以辅助女性在孕前充分调整心态，为孕育宝宝打下健康基础。

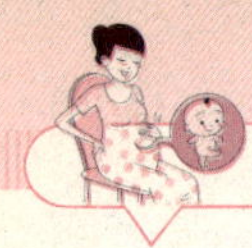

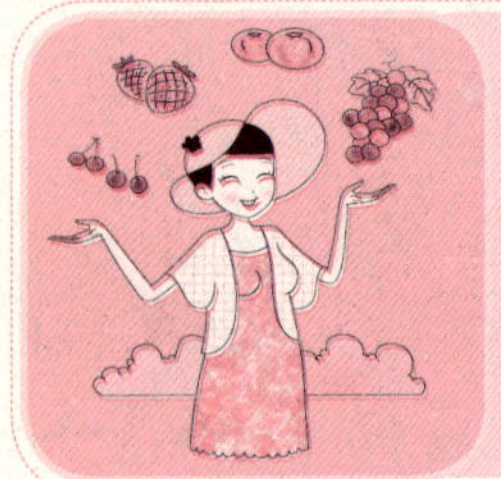

孕前六建议：孕前半年的饮食宜忌

婴儿的健康与受孕当时父母亲的健康状况息息相关。而健康会受到饮食相当大的影响，在生育健康的下一代时，饮食所扮演的角色更为重要，从准备怀孕、顺利受孕到生出一个健康的小宝宝，每个阶段的饮食都不可忽略。在此提出六项建议，让你在孕前健体养神，为优生打下坚实的基础。

营养均衡——饮食搭配力求“杂”

有些人偏食，遇到喜欢吃的东西就大吃一顿，遇到不喜欢吃的东西一口也不吃。这种做法是错误的。如果长期存在这种情况，就会导致不同程度的营养失衡，而营养失衡会严重影响宝宝的生长发育。

男性一般比较爱吃肉而不喜欢吃青菜。虽然精子的生成需要优质蛋白质，但是如果蛋白质摄入过多，而维生素摄入不足，就容易造成酸性环境，使精子的质量受到影响，反而会降低生育能力。

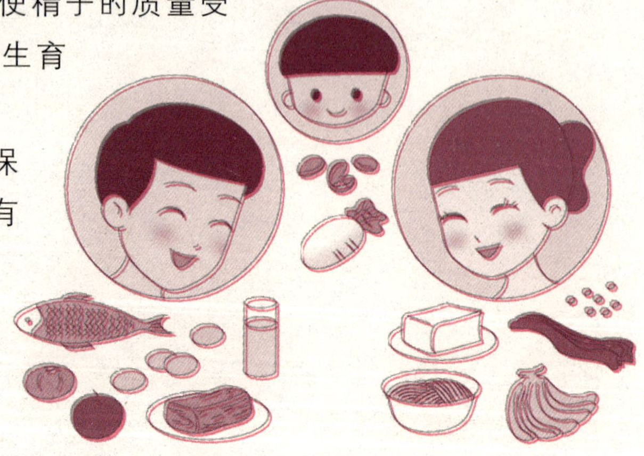

而有的女性为了保持身材苗条，不吃含有脂肪的食物，只吃蔬菜和水果，这样会导致营养不良，会影响卵子的活动能力，

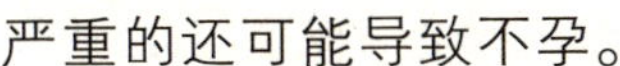

严重的还可能导致不孕。

不同身体状况的夫妇必须根据自己的实际情况，补充所需要的蛋白质、脂肪、糖类、维生素与矿物质等。所以，孕前一定要纠正不良的饮食习惯，有目的地调整饮食，在平时多储存一些自身体内含量低的营养素。

在一日三餐饮食中，最好尽量吃得“杂”一些，要做到粗粮和细粮充分搭配，荤菜和素菜合理进食，既要保证身体每天的营养，又要补充身体所缺乏的营养素。

首先，要养成良好的饮食习惯。不同食物中所含的营养成分不同，含量也不等，因此应该尽量吃得杂一些，不偏食，不忌嘴，保证营养均衡全面。

其次，在饮食中加强营养，特别是蛋白质、矿物质和维生素的摄入。正餐之外，还要多吃水果。男性多食蔬菜和水果，可以提高生育能力。一般来说，男性都是不喜欢吃蔬菜和水果的。如果长时间摄入不足，会导致维生素缺乏，会影响精子的生成，使精子数量减少或者影响精子的正常活动能力，严重的还可能导致不育。

当然，也要注意防止过犹不及。比如，女性一般都喜欢吃水果，认为那样会对皮肤好，还可以充分补充维生素，就把水果当成主食。其实，这种做法也是不科学的。虽然水果含有丰富的维生素，但是也含有大量的糖分，过多摄入会使体内的血糖升高，还会影响其他营养素的摄入。

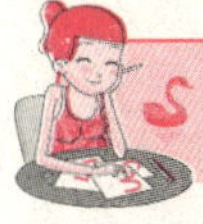

微量元素——不可小视的胎儿生长素

育龄女性如果在孕前体内微量元素储备不足，怀孕后就会更容易缺乏，而微量元素对胎儿的生长发育又非常重要。因此，在你准备怀孕时，别忘了补充微量元素。男性也不例外，研究证明，微量元素对男性的生殖内分泌功能有重要影响，特别是影响到精液的质量。为了给胎儿创造一个良好的孕育空间，最好从孕前3个月起就开始服用专门针对孕育的特殊需要而研制的微量营养素补充剂。但要注意，切忌滥补。

孕前应注意补充的微量元素：

碘　碘是合成甲状腺素的重要原料。碘缺乏必然导致甲状腺激素减少，造成胎儿发育期大脑皮质中主管语言、听觉和智力的部分不能得到完全分化和发育，增加呆小病的发病可能。目前，对于呆小病一般尚无特效的治疗方法，所以孕前必须重视预防。

饮食中应多补充一些含碘较多的食物，如海带、紫菜等。

锌　锌能参与人体核酸和蛋白质的代谢过程。缺锌会导致胚胎发育受到很大影响，形成各种各样的先天畸形。

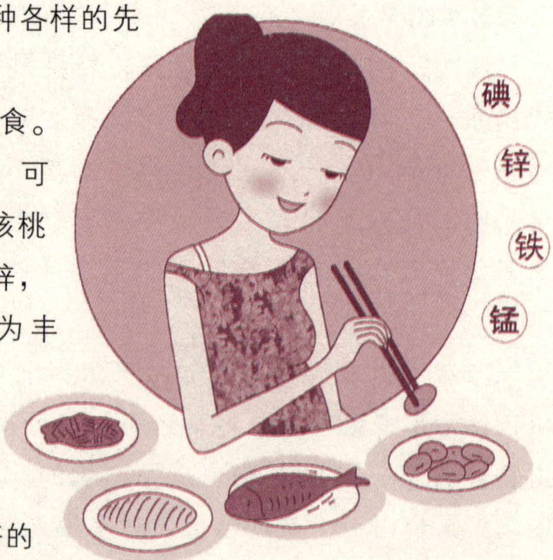

在怀孕前后都不应偏食。瘦肉、肝、蛋、奶制品、可可、莲子、花生、芝麻、核桃等食物中都含有一定量的锌，但动物性食物内含量更为丰富。另外，从准备怀孕前半年必须戒酒，以免酒精增加体内锌的消耗。

碘
锌
铁
锰

锰　缺锰可以造成显著的智力低下，母体缺锰能使后代产生多种畸变，尤其是对骨骼的影响最大，常出现胎儿关节严重变形，而且胎儿死亡率较高。

一般来说，以谷类和蔬菜为主食的人不会发生锰缺乏，但如果经常吃加工得过于精细的米面，或以乳品、肉类为主食时，则往往会造成锰摄入不足。因此，孕前应适当多吃些水果、蔬菜和粗粮。

铁　人体缺铁就会出现缺铁性贫血。如果孕前贫血，孕后容易导致所生的婴儿红细胞体积比正常婴儿小19%，血红蛋白低20%。

孕期应多食一些含铁丰富的食物，如黑木耳、海带、芹菜、韭菜、芝麻、大麦、糯米、小米、黄豆、赤豆、蚕豆、绿豆等，特别是在动物肝脏、蛋黄中，铁含量更为丰富。

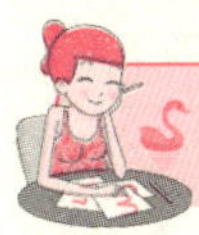

体重调整——体重异常影响胎儿发育

女性体重如果低于标准体重的15%，则为过瘦；如果高于标准体重的20%以上，则为过胖。过胖或过瘦都会使机体内分泌功能受到影响：体重过低，将影响胎儿发育和产后泌乳；体重超重或肥胖，是妊娠、分娩的不利因素，也是妊娠高血压、妊娠期糖尿病等疾病发生的危险因素。因此，准备怀孕的女性，无论身体过胖过瘦，都应积极进行调整，力争达到正常状态。

体态过瘦的女性 注意增加优质蛋白和富脂食物的摄取，如家禽肉类、蛋类、大豆制品及鱼类。

体态过胖的女性 除了积极进行减肥运动外，及早请教营养师，制订合理食谱，控制热量摄取，少吃油腻及甜腻食物，争取将体重减到正常范围。

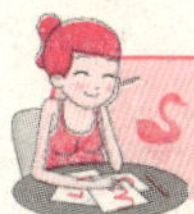

营造环境——孕前6个月巧吃妙喝排毒

中医认为，一些婴幼儿疾病，比如新生儿黄疸、鹅口疮等，是从母体带来的，因为母体“藏毒”，所以婴幼儿才会生病。备孕女性只有先行清除掉体内毒素，才能为胎儿创造更好的成长环境。那么，备孕女性如何自查身体毒素呢？方法很简单，比如便秘、过胖、黄褐斑、痤疮、口臭、皮肤瘙痒、湿疹等，都是身体“藏毒”的表征，只要我们平时稍加留意就可知道。

例如，排便次数明显减少，每2～3天或更长时间一次，自然毒素淤积；如果长期过量食用高脂肪、高热量食物，体重超过标准体

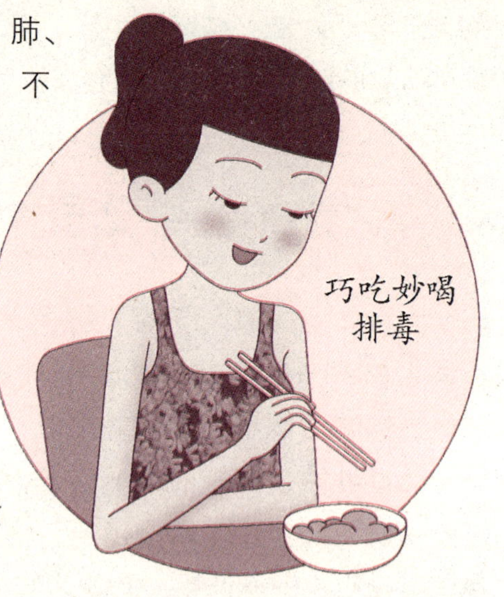

重的20%，体内毒素就会滋生；肺、脾、胃就会积热，导致口臭；不好的生活习惯、不良的情绪会使皮肤排毒功能减弱而引发瘙痒，等等。

如何才能清除体内的这些有害物质呢？现介绍几类可以帮助排出人体内毒素的食物，夫妇二人应在计划怀孕前6个月，从日常饮食中注意摄取：

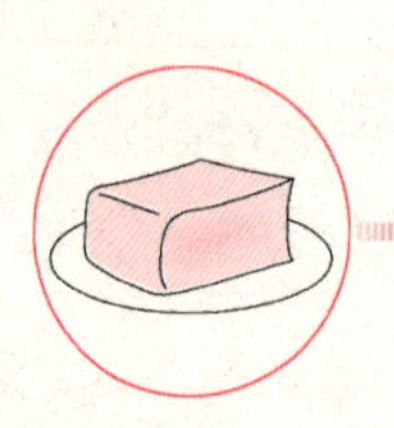

畜禽血 猪、鸭、鸡、鹅等动物血液中的血红蛋白被胃液分解后，可与侵入人体的烟尘发生反应，以促进淋巴细胞的吞噬功能。猪血中富含氨基酸、铁、铜、锌、铬、钴、钙、磷、钾、硅等人体必需的营养素，尤其适宜体弱及贫血者食用。每周应该安排吃1～2次畜禽血。

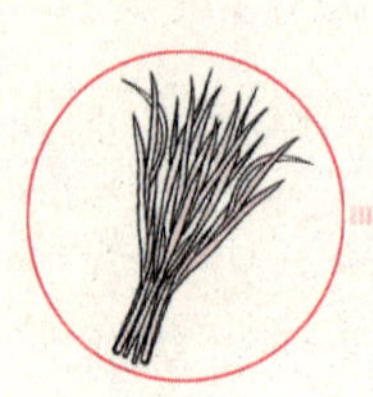

韭菜 韭菜又称起阳草，富含挥发油、硫化物、蛋白质、纤维素等营养素。韭菜温中益脾、壮阳固精，其粗纤维可帮助吸烟饮酒者排泄体内的毒物；但孕妇应慎食韭菜。

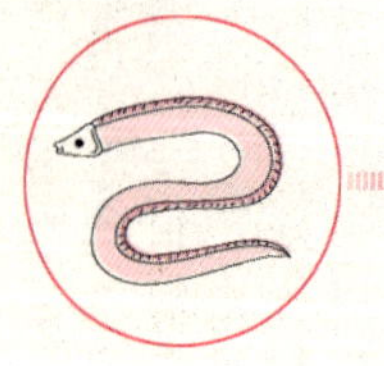

海鱼 海鱼含多种不饱和脂肪酸，能阻断人体对香烟的反应，增强身体免疫力。

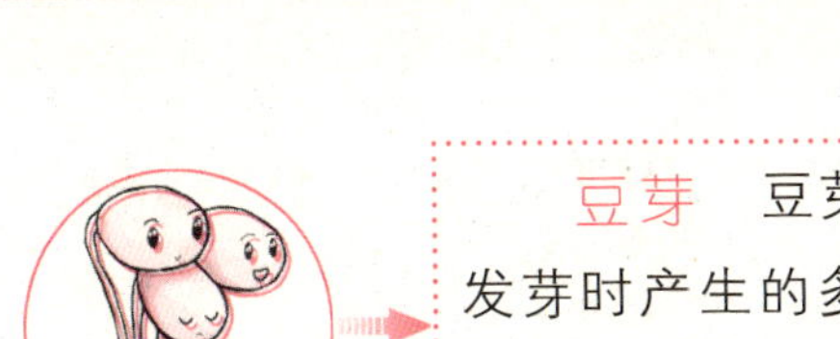

豆芽　豆芽贵在“发芽”。无论黄豆、绿豆，发芽时产生的多种维生素都能够消除体内的致畸物质，并且能促进性激素生成。

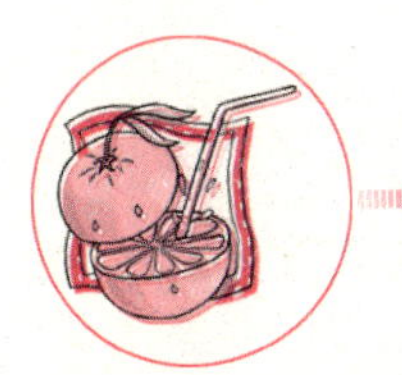

鲜蔬果汁　它们所含的生物活性物质能阻断亚硝胺对机体的危害，还能改变血液的酸碱度，有利于防病排毒。

日常生活中还有很多食物能够帮助人体排出毒素，孕前女性要有意识地多吃一些，同时一定要戒烟戒酒戒甜食。适当吃些苦味的茶或蔬菜是很有好处的，比如柠檬清肺净血、荔枝补肾排毒、大白菜稀释肠道毒素、苦瓜激发免疫力等。其他排毒食物还有海带、紫菜、红薯、糙米等。

饮食习惯——孕前3个月调整生活安排

许多到了生育年龄的妇女总认为营养是怀孕后的事，殊不知，怀孕前，营养习惯的改变、营养状态的调整对受孕也是非常有用的。人体每天都会通过呼吸、饮食及皮肤接触等方式从外界吸收“毒物”，长久下来，这些“毒物”在体内蓄积，当达到一定浓度时就会对健康造成危害，对于孕妇来说，这种危害更明显。比如，咖啡中含有的咖啡因会改变女性体内雌、孕激素的比例，从而间接地抑制受精卵在子宫内的着床和发育。茶、巧克力中也含咖啡因，因而应该适当少吃。除此之外，备孕女性应该注意不吃各种腌制酸菜，因其富含致胚胎畸变的亚硝胺；炊具尽量使用铁锅或不锈钢制品，避免使用铝制品及彩色搪瓷制品，以防铝和铅元素对人体细胞产生伤害；应避免各种原因引起的食物污染。良好的饮食习惯是备孕女性营养储备的重要保证。不同食物中所含的营养成分不尽相同，含量也不等。因此，应注意不偏食，尽量吃得杂一些，保证营养均衡全面。

孕前3个月要注意改掉不良的生活习惯。比如，吸烟，不但使本人身体受害，并且严重地影响精子的活力，使畸形精子增加。研究证实，日吸烟10支以上者，子女先天畸形增加2%；日吸烟30支以上者，畸形精子的比例超出20%。且吸烟时间越长，畸形精子越多。当然，这也并非不可救药。这项研究显示，丈夫中止吸烟半年后，精子即可恢复正常。妻子经常吸烟，也会影响卵子的健康发育，导致卵子的异常。孕妇吸烟，胎儿经母血吸收尼古丁并蓄积于肝脏中，埋下了肝癌的隐患。

酒也类似。备孕双方或一方经常饮酒，不但影响精子或卵子的发育，导致精子或卵子畸形，使得受精卵异常，并且影响受精卵的成功着床与胚胎发育，出现流产。同时，酒精可以经胎盘进入胎儿血液，形成胎儿宫内发育不良、中枢神经发育异常、智力低下等。

所以，至少应在开始尝试怀孕的3个月前便要有生活和饮食习惯的调整计划，道理很简单，受孕初期的3个月是胎儿成长的关键期，他们很容易受到外界环境的影响。因此，年轻的夫妇至少应在计划怀孕前半年戒烟戒酒，远离各种烟尘及有害物质。

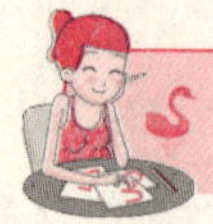

“食”得其反——不可不知的孕前“忌口”

平时我们可能有很多嗜好，比如有的人喜欢吸烟、饮酒、食用辛辣或高糖食物等。这些嗜好在平时似乎不是什么问题，而对于计划怀孕的夫妻，这些嗜好就会成为孕期保健的严重障碍。

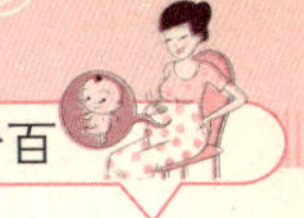

1 辛辣食物

辛辣食物会加重孕妇便秘或痔疮的症状，也会影响孕妇对胎儿营养的供给，甚至增加分娩的困难。因此在计划怀孕前3~6个月应停止吃辛辣食物。

2 高糖食物

怀孕前，夫妻双方尤其女方，若经常食用高糖食物，可能会引起糖代谢紊乱，甚至成为潜在的糖尿病患者；怀孕后，由于体内胎儿的需要，孕妇摄入量增加或继续维持怀孕前的饮食结构，则极易出现孕期糖尿病。孕期糖尿病不仅危害孕妇本人的健康，更重要的是危及孕妇体内胎儿的健康发育和成长，并极易出现早产、流产或死胎。

3 芹　菜

男性多吃芹菜会抑制睾丸酮的生成，从而有杀精作用，会减少精子数量。试验证明，有生育能力的年轻男性连续多日食用芹菜后，精子量会明显减少，甚至少到难以受孕的程度。

4 腌制食品

少进火腿、香肠、咸肉、腌鱼、咸菜等含有亚硝酸盐的腌制食品；不要吃熏烤食品如羊肉串等；少吃罐头食品；少喝饮料；洗蔬菜注意以浸洗方法去掉残留农药。

5 大豆制品

因为大豆中含有的某些化学物质与雌二醇（一种雌激素）的功能非常接近，因此食用大豆制品会影响男性生殖能力。

因此，计划怀孕的夫妻，为了生一个健康的宝宝，怀孕前应调整好饮食。

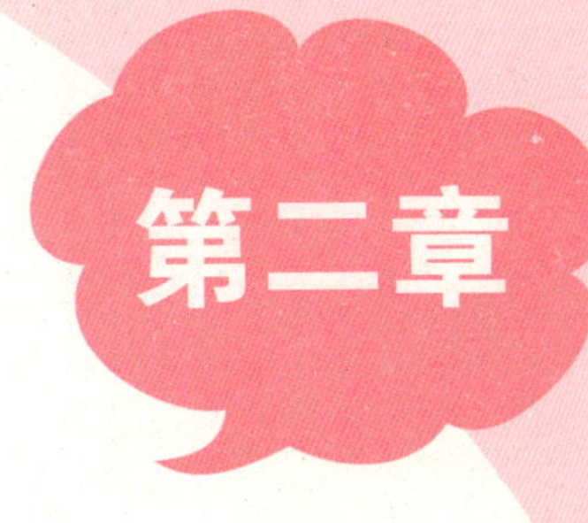

孕1月

主打营养素：叶酸

主打营养素：叶酸

主要食物源：准妈妈要常吃富含叶酸的食物，如面包、面条、白米和面粉等谷类食物，以及牛肝、菠菜、龙须菜、芦笋、豆类及苹果、柑橘、橙子等。

作用与功效：防止胎儿神经器官缺陷。补充叶酸可以防止贫血、早产，防止胎儿畸形，这在妊娠早期尤为重要，因为这个时期正是胎儿神经器官发育的关键。

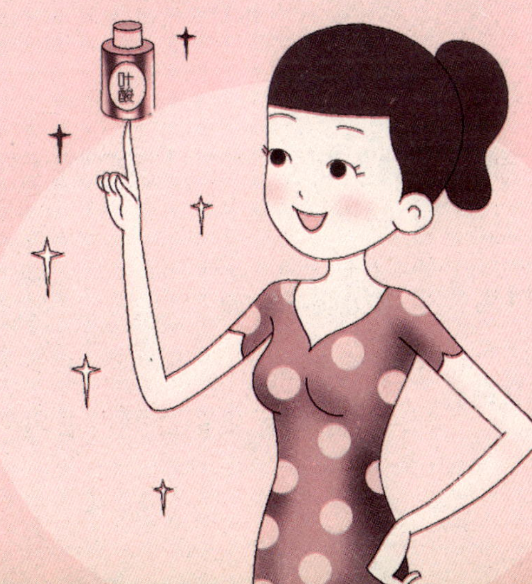

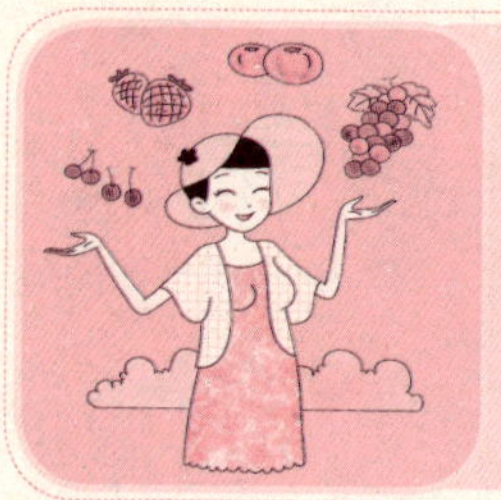

孕育档案：本月母子生理变化

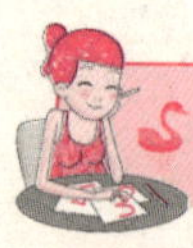

胎宝宝档案：本月胎儿身体变化

妊娠第1周	此时他（她）还只能以精子和卵子的“前体”状态存在于准妈妈体内
妊娠第2周	卵子已经在准妈妈体内经历了第一轮的“淘汰赛”，从“选手”中脱颖而出了
妊娠第3周	原始的胎盘开始形成，胎膜（绒毛膜）开始形成
妊娠第4周	这时胚胎小得很不起眼，身长0.36~1毫米，无法用肉眼看到，但通过超声波检查可以看到胎儿的“家”的原始形态，即胎囊。胚胎虽然还没有人的模样，但是性别在受精的那一刻就已决定，只是肉眼看不出来

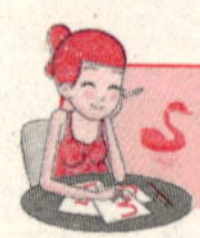

准妈妈档案：本月准妈妈身体变化

妊娠第1周	身体无明显变化
妊娠第2周	在本周周末，排卵期就会开始。一般在卵子排出15~18小时后受精最好，准妈妈要把握好时机

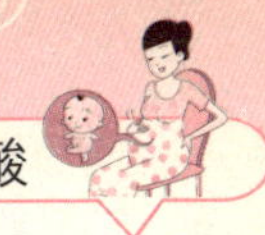

妊娠第3周	“一颗甜蜜的种子”已经形成，但准妈妈一般无自觉症状，有些准妈妈可能下腹部会出现轻微的痉挛和疼痛
妊娠第4周	◎准妈妈的子宫内膜受到卵巢分泌的激素影响，变得肥厚松软而且富有营养，血管扩张，水分充足 ◎受精卵不断分裂，移入子宫腔后形成一个实心细胞，称为桑胚体，这时的受精卵就叫胚泡

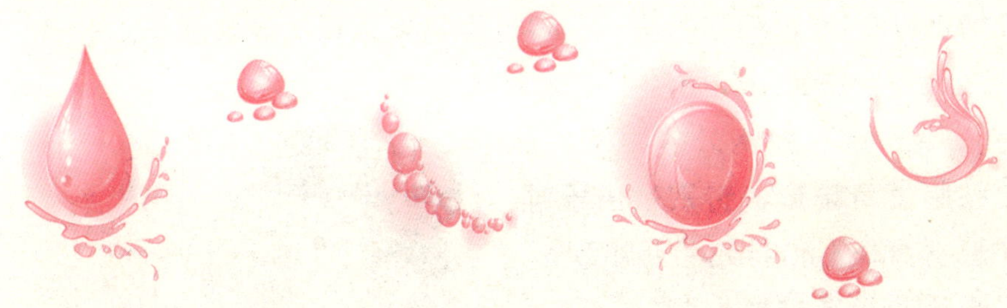

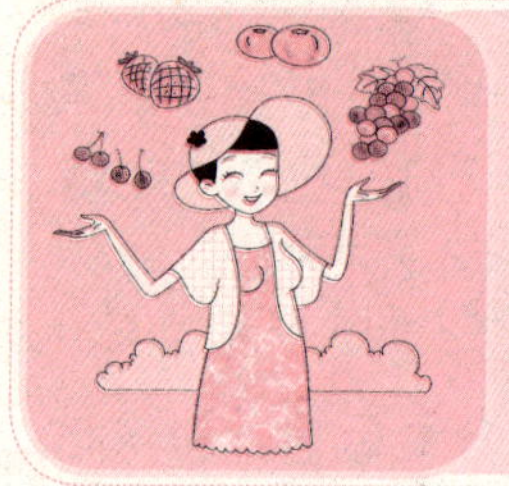

营养指南：本月准妈妈饮食宜忌

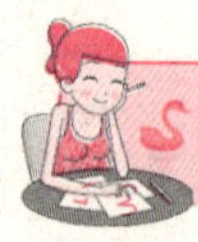

孕1月补充叶酸提升“孕”力

进入孕期的第4周，即1个月，在其后的2周内，胚胎的体积将会增加7000倍，细胞的快速分裂过程需要大量的叶酸参与。若孕妇缺乏叶酸，便会引起胚胎细胞分裂障碍，导致胚胎细胞分裂异常、胚胎细胞发育畸形，特别是由于神经管发育畸形，导致胎儿出现“无脑儿”或“脊柱裂”。因此，孕妇应特别注意加强叶酸的摄入量，每天多吃一些富含叶酸的水果，对孕妇会很有帮助的。

孕前开始，一般在怀孕前1个月至怀孕后3个月内服用叶酸增补剂，往往可使孕妇体内叶酸缺乏的情况得以纠正，但应该在医生的指导下服用。目前国家批准孕妇服用的叶酸增补剂只有“斯利安”片。每片“斯利安”片含有叶酸0.4毫克，孕妇每天服用1片即可。有些人却去药店购买“叶酸”片，它与“斯利安”片完全不同。“叶酸”片每片含叶酸5毫克，其叶酸含量是“斯利安”片的12.5倍，它主要用于治疗巨幼细胞性贫血。若

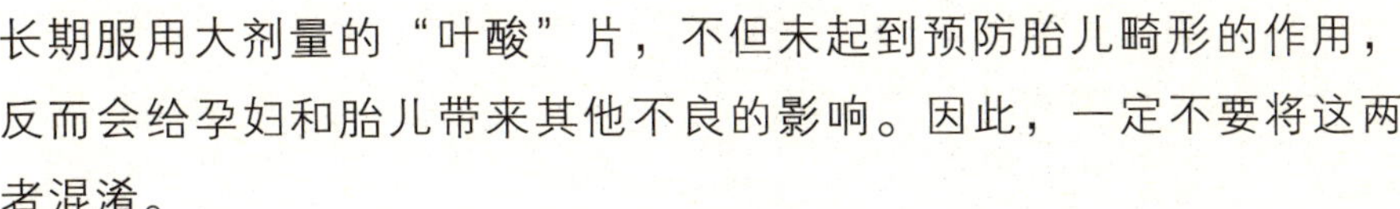

长期服用大剂量的“叶酸”片，不但未起到预防胎儿畸形的作用，反而会给孕妇和胎儿带来其他不良的影响。因此，一定不要将这两者混淆。

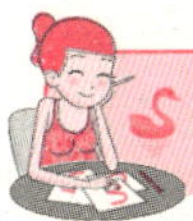

夫妻一起补叶酸，减少胎儿患病危险

准妈妈们在怀孕早期有时会疏忽大意，因为并不确定自己怀孕与否，可能会错过补充叶酸的最佳时机。有专家建议，可能怀孕或者计划要个小宝宝的女性应注意每天补充叶酸，以防止小宝宝来“报到”时，自己还没做好准备，措手不及。

对于计划想当爸爸的男性而言，叶酸不足会降低精液的浓度，还可能造成精子中染色体分离异常，会给未来的宝宝带来患严重疾病的极大可能性。

补充叶酸的关键时期　胎儿期内，脑的发育最早也最为迅速；孕早期（3～6周）正是胎儿中枢神经系统生长发育的关键时期。

妊娠第4周末胚胎就形成了原始脑泡，虽然在第8周时胎儿的身长只有3厘米左右，体重也只增加2克多，但是这时候脑细胞增殖迅速，最易受到致畸因素的影响。

如果在此关键时候补充叶酸，可使胎儿患神经管畸形的危险减少50%～70%。

每天补充600微克　人体内叶酸总量为5～6毫克，但人体不能自己合成叶酸，只能从食物中摄取，加以消化吸收。胎宝宝在准妈妈体内不断生长发育，准妈妈的叶酸通过胎盘转输给胎宝宝，随着胎盘组织与子宫的不断增长，叶酸的需求量越来越大，如不能有意识地补充，会使叶酸水平降低。

专家认为，准妈妈每天需补充600～800微克叶酸才能满足宝宝的生长需求和自身需要。含叶酸的食物很多，但由于叶酸遇光、遇热就不稳定，容易失去活性，所以人体真正能从食物中获得的叶酸并不多。如：蔬菜储藏2～3天后叶酸损失50%～70%；煲汤等烹饪方法会使食物中的叶酸损失50%～95%；盐水浸泡过的蔬菜，叶酸的成分也会损失很大。

因此，准妈妈们要改变一些烹调习惯，尽可能减少叶酸的流失，还要加强富含叶酸食物的摄入，必要时可补充叶酸制剂、叶酸片、多维元素片等。

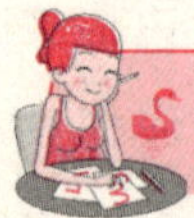

按照“三餐两点心”的方式进食

怀孕1个月的准妈妈往往不知道自己已经怀孕，而此时的胎宝宝也只能以精子和卵子的“前体”状态存在于准妈妈的体内，准妈妈的营养则会成就胎宝宝“精壮卵肥”的体魄。所以，为了确保体内胎儿的正常生长发育，准妈妈现在就应该调整自己的饮食习惯，要做到三次正餐定时定量，并开始按照“三餐两点心”的方式进食。

早餐　一定要吃早餐，而且要保证质量。最好有50克面包或饼干等主食，1个鸡蛋(或4～5片酱牛肉)，250毫升牛奶或豆浆，少量蔬菜，还可以适当搭配果酱或蜂蜜，做到营养均衡。改掉早餐吃油条的习惯，炸油条使用的明矾含有铝，铝可通过胎盘侵入胎儿大脑，影响胎儿智力发育。另外，每天清晨空腹喝一杯新鲜的白开水或矿泉水，可以起到洗涤体内器官的作用，而且对改善器官功能、防止一些疾病的发生都有很大的好处。

加点心：可选择酸奶、奶酪配苹果。如果早餐喝牛奶会肠胃不适，可在加餐时喝，最好配两片饼干。

中餐　要吃好，不要选择西式快餐。如果不得已而为之，别忘了给自己点一份蔬菜色拉；并且以果汁、矿泉水代替碳酸饮料。

加点心：可以吃坚果、豆制品或饼干。

晚餐　只要确保营养，可以适当少吃一些主食，以降低摄入的热量，但是不能缺少肉类和蔬菜。

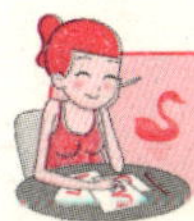

加强叶酸和其他营养素的摄入量

目前，叶酸被证实是怀孕早期女性不得不补的一种维生素，它属于B族维生素中的一种水溶性维生素，无法在体内累积，必须从食物中摄取。

一项研究结果表明，在妊娠初期摄取足够的叶酸可以预防贫血和产出畸形儿；同时可以使胎儿发生唇裂或腭裂的危险减少50%；而且还可以降低早产及低体重新生儿的危险性。除服用叶酸片剂外，还要注意在日常饮食中吃一些富含叶酸的食物，比如菠菜、芦笋等，深绿色的蔬菜普遍都含有丰富的叶酸，豆类、动物肝脏以及苹果、酵母等食物也含有叶酸。服用叶酸食品不必担心摄取过量，因为人体一般只能吸收食物所含叶酸量的一半左右。

当然，对于刚刚怀孕的孕妇来说，仅仅补充叶酸是不够的，在本月，还要加强补充以下几种重要的营养素：

蛋白质　蛋白质是组成人体组织、器官的基本物质，准妈妈如果缺乏这种营养素，就会造成胎儿生长缓慢、发育不良。对于妊娠1个月的准妈妈来说，蛋白质的供给不仅要充足，还要优质。准妈妈每天在饮食中应摄取蛋白质60～80克，以保证受精卵的正常发育。

含有蛋白质的食物很多，准妈妈应选择易消化吸收、利用率高的优质蛋白，如蛋类、乳类、鱼类、肉类及豆制品等。每天应保证250毫升牛奶、1～2个鸡蛋和100～200克肉类的摄入，每周还应吃1～2次鱼。

本月有妊娠反应的准妈妈可能不喜欢闻烹调肉类食物的气味，以至于不愿吃肉类食品。你可以将肉类食品加工成酸甜口味的菜肴，如糖醋排骨、叉烧肉等；也可以用豆腐、豆浆、素什锦等豆制品代替肉类食品；也可以选择鱼、虾等气味清淡的肉类以增进食欲。另外，多食用一些干果、豆类、蔬菜也是不错的选择。

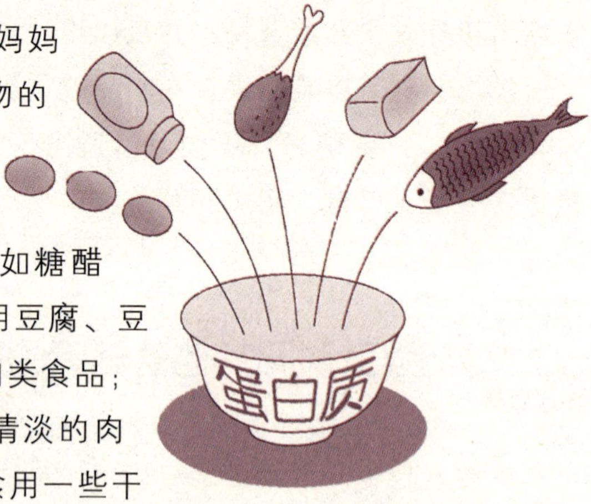

糖类和脂肪　妊娠第1个月，如果为孕期提供能量的糖类和脂肪供给不足，准妈妈会一直处于“饥饿”状态，这有可能导致胎儿大脑发育异常，出生后智商下降。因此，准妈妈本月应保证每天摄入150克以上的糖类和适量的脂肪酸。

糖类主要来源于蔗糖、面粉、大米、红薯、土豆、山药等粮食作物。蔗糖、果糖、葡萄糖、乳糖等简单糖类能迅速被消化道吸收，提供“应急能量”。在准妈妈呕吐严重造成低血糖时，可以补充这些糖类。淀粉（存在于谷物、土豆、豌豆等食物中）属于复杂糖类，机体需要将它们分解成简单糖类，再加以利用，因此，它们可以在一段时间内持续供应能量。玉米、全麦、燕麦、红薯等含有复杂的未加工的糖类，同时它们也是膳食纤维、维生素、矿物质等基本营养素的理想来源。

母体和胎儿需要的必需脂肪酸来自食物，特别是在植物油中含量较高。植物油是烹调的理想用油，植物油中的花生油、芝麻油、豆油等是必需脂肪酸的主要提供者。

为了使营养物质更好地吸收，在制作主食时应稍稍动一下脑

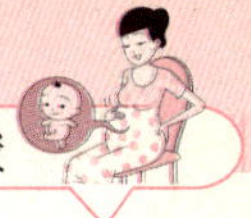

筋。如蒸米饭时，加入黄豆、花生米、豌豆等再做成豆饭；大米加花生、红枣、绿豆或赤豆等做成豆粥；煮大米粥时加入一把小米或燕麦，做成二米粥。煮小米粥时加入切成菱形小块的红薯或山药等都是不错的搭配。这些食物可以提供互补的植物蛋白质、淀粉、纤维素等，有利于准妈妈对营养物质的吸收利用。

水和矿物质 准妈妈摄入适量的矿物质对保证早期胚胎器官的正常发育有重要作用。在整个孕期，孕妈妈体内的液体将大大增加，因此饮水一定要充足，每天要喝5～6杯水。从本月开始，你就要养成“杯不离手”的习惯，外出办事也应把水带上。

含锌、钙、磷、铜高的食物有肉类、蛋类、奶类、豆类、海带、黑木耳、花生、核桃、芝麻等；白开水、果汁、用某些植物花自制的茶饮都可以作为孕期的饮品。

你可以准备一台榨汁机，自制一些新鲜的果蔬汁，如草莓汁、黄瓜汁、柠檬汁等。榨汁时应加入适量的白开水或矿泉水，比例以1：1为好，你也可以自己摸索。尽量不要过滤并抛弃果渣、菜渣，一起喝掉为好，这样可以为你提供膳食纤维。还可以根据自己的口味加入蜂蜜、白糖、盐等调味品。做出的果汁要现榨现喝，不宜久放。

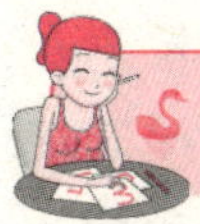

增强营养，不要轻易服用补品

准妈妈需要增加营养是人所共知的常识，但是，并非所有营养品都适合准妈妈。不加选择地盲目进补，对准妈妈是很危险的。曾有一位妇女，在其怀孕后，家人给她买来桂圆、黄芪、人参、蜂王浆等各种滋补品，但是她吃了以后却出现了漏红现象，经医生检查诊断为乱用补品造成的先兆流产。

有人可能会问：为什么进补会造成先兆流产呢?原来，从中医学的角度看，妇女怀孕后，由于阴血聚以养胎，多数人有阴血偏虚的证候，而阴虚则会滋生内热，出现口干、口苦、大便干结、小便短赤等阴虚火旺的症状。如果这些症状不严重，通过准妈妈自身对阴阳的调节会自然消失；如果症状严重，有经验的大夫会很小心地选择一些不会对准妈妈和胎儿产生危害的清热凉血的药物进行治疗。而人参、桂圆属于甘温之物，会加剧准妈妈阴虚火旺的症状，在这个时候是不能吃的。前面提到的那位准妈妈，由于生理上的变化，本来就有些阴虚阳亢，又吃了不少甘温的补品，这无异于火上浇油，使内热陡然上升，迫血妄行以至于伤胎漏红，引起先兆流产。所以，准妈妈不应听信“桂圆力大可保胎，食之将来孩子可眼大、漂亮”等说法，孕期应禁食桂圆。对人参和蜂王浆，若准妈妈的确气血亏虚需要使用，也必须严格按照医嘱使用。

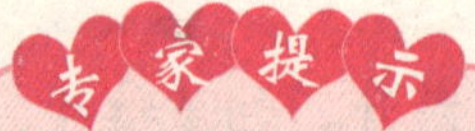
专家提示

有一些准妈妈由于缺乏医学知识而盲目进补，结果不仅没有起到保健作用，反而还造成了难产。如：有些地方的准妈妈习惯食用黄芪或黄芪炖鸡，这些东西虽可起到强壮胎儿的作用，但由于黄芪具有益气、升提的作用，会扰乱妊娠后期胎儿正常下降的生理规律，从而使产程延长或导致难产。

因此，准妈妈可以吃多样化食物以保证蛋白质、维生素以及铜、铁、锌等微量元素摄入充足，但不要乱用补药，否则会使阴阳气血失调，脏腑功能受到干扰，出现各种不适症状，甚至造成严重后果。准妈妈进补的总原则是：增强营养，不轻易服用补品。

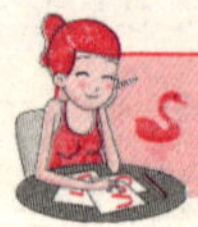

让奶粉为准妈妈上份健康保险

现在越来越多的孕妇选择喝孕妇奶粉，这是因为孕妇奶粉营养丰富，每100克孕妇奶粉中一般含乳脂肪18%，蛋白质22%，糖54%，水分不超过3%。它还含有足够的维生素和矿物质，所以，从现在就必须重视起来，这是给自己和胎宝宝上的一份健康保险。

准妈妈吃孕妇奶粉可谓好处多多，可是现在媒体报道不少奶粉质量出现问题。怎么选购安全而且适合孕妇的奶粉呢？这可关系到孕妇和胎宝宝的健康。选择合适的孕妇奶粉，最好把握以下几个要点：

选择大品牌 大品牌一般实力雄厚，各方面的条件比较成熟，也更看重产品的信誉度，因此产品质量比较可靠，比较有保证。

阅读营养素标注 孕妇奶粉的种类很多，不同厂家生产的孕妇奶粉所含营养素也不完全相同，购买奶粉时仔细阅读营养素标注，看看其是否适合、满足你的需要。

仔细看包装 正规厂家的包装应该完整无损，平滑整齐，图案清晰，印刷质量高；包装上清楚地标有商标、生产厂名、生产日期、生产批号、净含量、营养成分表、执行标准、适用对象、食用方法等。准妈妈在选购时要逐一检查，发现任何一项内容标得含糊不清，都不能购买。

售价是否合理 由于孕妇奶粉所含的营养素比较齐全，适当添加国家规定的特殊配方营养素，如叶酸、二十二碳六烯酸（DHA）等，能更好地满足孕妇的营养需求。因此，销售价格一般不会太低，而有一些小厂家生产的产品价格较低，但不能为准妈妈全面补充营养，准妈妈在购买时需谨慎，不要为了贪图便宜而购买假冒伪劣产品。

从声音中判断其优劣 虽然奶粉装在袋中看不见，但可以用手捏住包装摇动，听听是否会发出“沙沙”的声音，并声音清晰。

闻气味和尝味道 优质的奶粉具有奶香味和轻微的植物油味，无异味，并且甜度适中。

查看奶粉的色泽 优质的孕妇奶粉颜色一般为乳白色或乳黄色，颗粒均匀一致，产品中无可见杂质，无结块现象。而且，把奶粉放入杯中用温开水冲调，如果是优质奶粉，静置数分钟后，水与

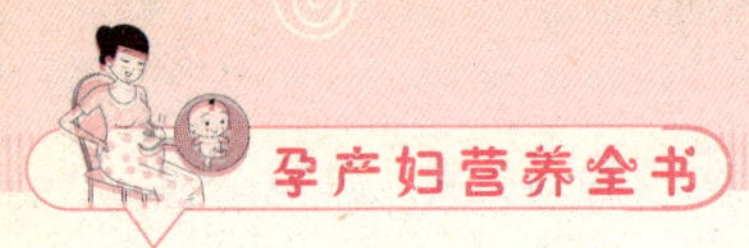

奶粉就会溶在一起，没有沉淀。

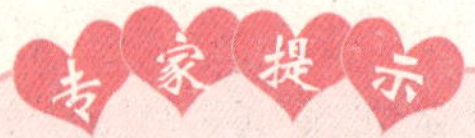
专家提示

孕妇奶粉好处虽然多，但并不是所有的准妈妈都适合喝孕妇奶粉。患有妊娠期糖尿病的准妈妈最好在选择孕妇奶粉之前征求一下医生的意见，体重超标、体重增长过快的准妈妈在选择孕妇奶粉之前也应该慎重考虑，因为孕妇奶粉与多种维生素相比，脂肪含量及热量都相对较高。

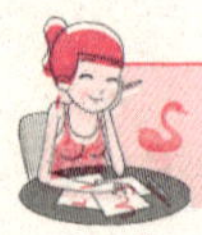

准妈妈禁忌食物清单

众人皆知，正确的饮食才是保证身体健康的基础，而在这个特殊的“孕”阶段，准妈妈更要学会挑选食物，千万不要等到身体亮起“红灯”时才有所警觉。要做到合理地饮食，要知道哪些食物需要“忌口”。

忌油炸食品　很多家庭每日早餐总是有一些油炸食品上桌，如油条、油饼、油炸花生米等。有些丈夫为了让怀孕妻子得到丰富的营养，也常常买一些油炸食品给妻子食用。准妈妈偶尔食用油炸食品无关大局，但如果长期食用则对健康不利，这是因为：

（1）吃油炸食品，易产生饱胀感，影响食欲，会导致下一顿饮食量减少。准妈妈进食减少就会影响身体的营养补充，这对母子健康不利。

（2）有些油炸食品如油条、油饼，其面团是由明矾水和成的。明矾的化学成分是钾铝矾。炸油条时，每500克面粉就要用15克明矾。如果准妈妈每天吃2根油条，就等于吃了3克明矾。这样，天天吃油条，积蓄起来摄入铝的量就相当惊人了。人体过多摄入铝，会引起脱发、记忆力减退等症状。准妈妈摄入铝过多，不仅影响自己

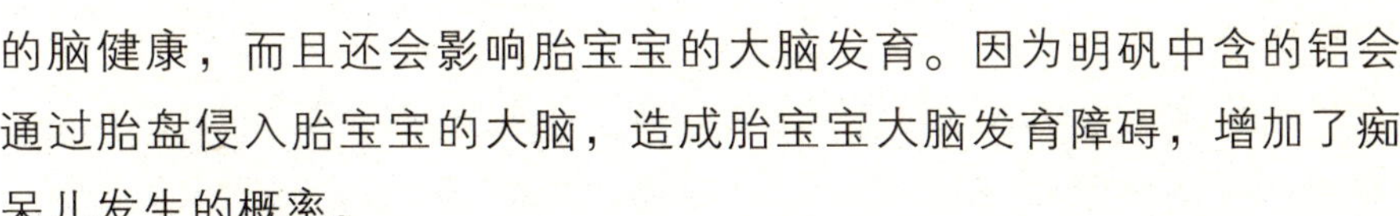

的脑健康，而且还会影响胎宝宝的大脑发育。因为明矾中含的铝会通过胎盘侵入胎宝宝的大脑，造成胎宝宝大脑发育障碍，增加了痴呆儿发生的概率。

（3）营养学家认为，食用油经反复加热、煮沸、炸制食品，油可变质，并含有大量致癌的有毒物质。常食用这种油炸过的食品会将有毒物质带入体内，有害身体健康，更会伤害胎宝宝。

（4）从食物本身来讲，高温下油炸会使食物中维生素和其他营养素受到较大的破坏，营养价值降低，而且其含脂肪太多。在妊娠晚期时，准妈妈更要控制对脂肪和糖类食物的摄入量，以防胎宝宝过胖，增加分娩时的困难。我国古代胎教学说认为，如果准妈妈“多食煎品，或滋味辛酸，或嗜欲无节……皆能令子受患”。另外，准妈妈过多地摄入脂肪，会使胎宝宝大脑沟回减少，导致大脑皮质的面积缩小，这样就可能直接影响胎宝宝的“信息储存量”，造成胎宝宝智力发育迟缓。所以，准妈妈一定要注意少食油炸食品。

忌摄取过多的盐分　不少准妈妈在妊娠期间由于妊娠反应而致口淡无味，喜进咸食，而准妈妈在生理上的特殊变化容易引起体内水钠潴留。因此，有的专家警告，过咸食物对准妈妈和胎宝宝有害。这是因为，如果进食盐分太多，会加重准妈妈体内水钠潴留而出现水肿，增加心和肾脏的负担，还会诱发妊娠高血压综合征，不利于胎宝宝生长发育。因此，准妈妈必须严格限制食盐摄入量。

忌贪吃冷饮　准妈妈在怀孕期，胃肠对冷热的刺激非常敏感，多吃冷饮会使胃肠血管突然收缩，胃液分泌减少，消化功能降低，从而引起食欲不振、消化不良、腹泻，甚至胃部痉挛，出现剧烈腹痛现象。

准妈妈的鼻、咽、气管等呼吸道黏膜往往充血并有水肿，如果贪食冷饮，充血的血管突然收缩，血流减少，可致局部抵抗力降低，使潜伏在咽喉、气管、鼻腔、口腔里的细菌与病毒乘机而入，引起咽喉痛哑、咳嗽、头痛等，严重时还能引起上呼吸道感染或诱发扁桃体炎等。

胎宝宝对冷的刺激也很敏感，当孕期喝冷水或吃冷饮时，胎宝宝会在子宫内躁动不安，胎动会变得频繁。因此，准妈妈吃冷饮一定要有节制，切不可因贪食而影响自身的健康和引起胎宝宝的不安。

忌食用五种蔬菜

（1）青番茄：青番茄因含有龙葵碱，对胃肠黏膜有较强的刺激作用，对中枢神经有麻痹作用，因此会引起呕吐、头晕、流涎等症状，生食危害更大。

（2）无根豆芽：目前市场上出售的无根豆芽多数是以激素和化肥催发的，无根豆芽是国家食品卫生管理部门明文禁止销售和食用的蔬菜之一。

（3）发芽和变青的土豆：这类土豆与青番茄一样含有龙葵碱，不应食用。

（4）新鲜黄花菜：集市上的鲜黄花菜虽然新鲜，但因含有秋水仙碱，进入人体后，经氧化作用会使人出现腹痛、腹泻、呕吐等中毒症状。若将新鲜黄花菜在水中充分浸泡，使秋水仙碱最大限度地溶于水，便不会产生上述症状了。

（5）变色的紫菜：若凉水浸泡后的紫菜呈蓝紫色，说明该菜在干燥、包装前已被有毒物所污染，这种紫菜对人体有害，不能食用。

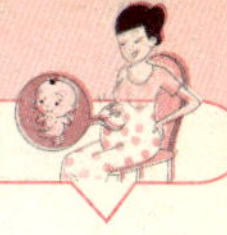

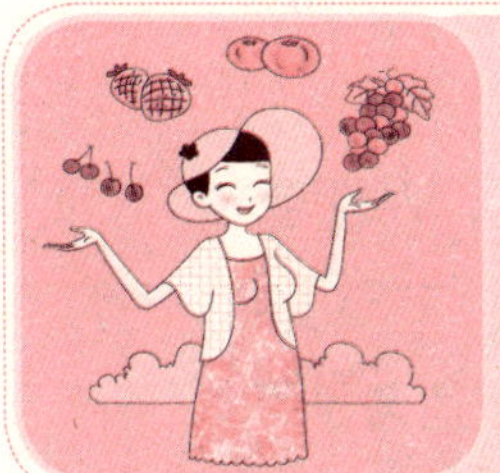

营养食谱：本月准妈妈饮食推荐

番茄焖青豆

原料：番茄1个，青豆300克，火腿肠50克，食用油、盐、胡椒粉、鸡精、白糖各适量。

做法：番茄入沸水烫过，撕皮切丁。火腿肠切成丁。锅内放油烧至六七成热时，下青豆略炒，加适量清水、盐和白糖，烧开后，用中火煮至青豆松软、汁少时，放番茄丁、火腿丁合炒，用鸡精、胡椒粉调味即成。

功效：此菜能提供优质的植物蛋白质和丰富的维生素。

金玉满堂

原料：玉米粒罐头2罐，虾仁50克，红腰豆25克，青豆15克，色拉油、精盐、味精、白糖、淀粉、香油各适量。

做法：玉米粒同虾仁、青豆、红腰豆均汆水。净锅加底油，把原料放入锅中，加入调味料翻炒，勾芡，淋香油出锅即成。

功效：本品具有补肾健脾的作用。

草莓绿豆粥

原料：糯米250克，绿豆100克，草莓250克，白糖适量。

做法：绿豆淘洗干净，用清水浸泡4小时；草莓择洗干净。糯米淘洗后，与泡好的绿豆一并放入锅内，加入适量清水，用旺火烧沸后，转微火煮至米粒开花、绿豆酥烂时，加入草莓、白糖搅匀，稍煮一会儿即成。

功效：此粥含有蛋白质、糖类、钙、磷、铁、锌、维生素C、维生素E等多种营养素。中医认为，此粥酸甜化阴养胃，适于早期妊娠的准妈妈食用，特别适合在夏季、初秋食用，还具有清热解毒、消暑利水等作用。

番茄鱼片

原料：净鱼肉150克，黄瓜1根，番茄酱50克，鸡蛋、料酒、精盐、味精、白糖、湿淀粉各适量。

做法：将鱼肉洗净，切成片，用精盐、味精、蛋清和淀粉调匀码味；黄瓜切片。锅内放油烧热，放入鱼片滑散，至鱼片呈白色时捞出，控干。锅内留底油，加番茄酱炒出红色后，加入清汤烧沸，酌加盐和白糖，再放入鱼片和黄瓜片，最后用湿淀粉勾芡收汁即可。

功效：番茄有蔬菜中的“维生素仓库”的美称，所含维生素量多且质优，与鱼片做成菜，营养十分丰富，孕早期准妈妈可多食用。

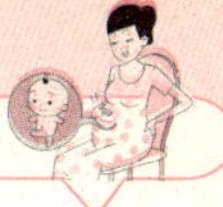

黑米粥

原料：黑米30克，粳米70克，红枣、银耳、芝麻、黄豆各适量。

做法：黄豆用温水浸泡1小时，换水洗净；银耳泡软后择去老蒂；红枣去核。先将黑米与粳米一起放入清水中淘洗干净，加清水适量，煮约1小时后，加入黄豆、红枣、银耳及洗净的芝麻，继续煮约30分钟即成。根据口味，可以在食用时加入白糖。

功效：补气养血，保产育胎。常食此粥，有利于准妈妈及胎宝宝的健康，尤其对胎宝宝的大脑发育有着特殊作用。

胡萝卜炒肉丝

原料：胡萝卜250克，猪肉100克，花生油30毫升，酱油15毫升，醋、精盐、味精、香油、葱花、姜末、香菜段各适量。

做法：将胡萝卜洗净切丝，猪肉洗净切丝。锅中加入油，下入葱花、姜末炝锅，再加入肉丝煸炒至断生，然后下入胡萝卜丝及酱油、醋、盐，炒熟后放入香菜段、香油、味精，炒匀出锅即成。

功效：胡萝卜和猪肉均富含叶酸。

蕉薯浇蜂蜜

原料：香蕉、土豆、草莓、蜂蜜各适量。

做法：将香蕉去皮，用汤匙捣碎。土豆洗净，去皮，入电饭锅中蒸至熟软，取出压成泥状，放凉备用。将香蕉泥与土豆泥混合，摆上草莓，淋上蜂蜜即可。

功效：香蕉及土豆富含叶酸。怀孕前期多摄取叶酸食物，对于胎儿血管神经的发育很有帮助。

多味油菜心

原料：油菜心10棵（约重500克），四川豆瓣酱20 克，花生酱20克，白糖15克，熟花生油50毫升，大蒜、葱、姜末、醋各少许，味精适量。

做法：将豆瓣酱、糖、醋、蒜、葱、姜、味精同放一碗内，用筷子拌匀，边拌边淋入熟花生油，然后再加入用冷开水拌成糊状的花生酱，制成调味酱。将每棵油菜心一剖四瓣，投入沸水内煮至深绿色，捞出沥干水分，装入盘内。用油菜心蘸调味酱吃。

功效：每100克油菜含叶酸30毫克以上。四川豆瓣酱、花生酱也富含叶酸。此菜还含有较多的蛋白质、钙和维生素C。

猕猴桃色拉

原料：猕猴桃、桂圆各3~5个，菠萝半个，鲜荔枝5颗，樱桃少许，橙汁1瓶。

做法：将桂圆去皮去核，菠萝去皮切小块，鲜荔枝去壳、去核，猕猴桃洗净用小刀拉去皮，切小块；然后将以上各料放入盆内，倒入橙汁搅拌，红樱桃放最上边装点即可。

功效：猕猴桃含有丰富的叶酸，叶酸是健康体魄的必需营养素之一，能避免胚胎发育时出现神经管畸形。

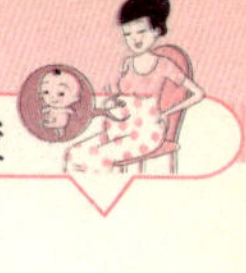

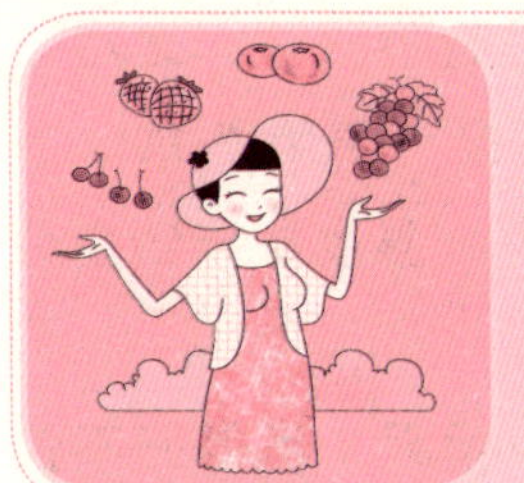

养护技巧：本月给准妈妈的生活提醒

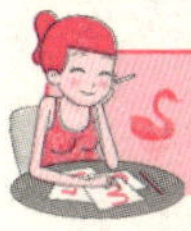

正确应对孕初期疲倦乏力

“唉！怎么一下子就累了”、“好像一直睡不够”、“不知道为什么，疲倦的感觉总是挥之不去”等，这是孕初准妈妈的常见困扰。怀孕第1个月，许多准妈妈都不知道自己怀孕了，而身体极易产生疲倦感，浑身乏力，或没有兴趣做事情，整天昏昏欲睡，提不起精神。甚至很多准妈妈会感觉自己一天到晚都好累，尤其是上班族的准妈妈，都怀疑自己是否还能继续工作。在早孕阶段，如果准妈妈体内缺乏铁、蛋白质和足够的热量，这种疲倦感会更为明显。不过，不要过分担心，这是孕早期的正常反应之一。那么，有没有一种魔法，只要轻轻施展，就能让身体和心灵恢复到最佳状态呢？

消除疲劳的方式虽然有上百种，不过准妈妈多了小生命要孕育，所以在选择消除疲劳的方式时还要考虑到安全问题。

（1）要保持均衡饮食。食物具有消除疲劳、提振精神、舒缓压力等功用。孕产科专家认为：怀孕期间受到激素分泌的影响，有些准妈妈会出现恶心、呕吐等肠胃症状，建议准妈妈采取少食多餐且健康均衡的饮食方式，必要时还得配合特殊的饮食。如有些准妈妈会出现生理性贫血，就得额外增加铁质的摄取。

（2）准妈妈应该避免摄取过多油炸类、淀粉类、富含糖类食品。无论多么疲倦难当，也不要以咖啡、可乐、浓茶、糖果、甜腻的食品来提神，因为这些食物只会带给准妈妈短暂的兴奋，之后血糖就会直线下降，增加准妈妈的身体负担，让疲劳更为严重。当然，在整个孕期也要避免增加过多的体重，因为肥胖也是导致疲劳的主要原因之一。

（3）保持充足睡眠。准妈妈应保持优质的睡眠，睡得好不仅可以消除一整天的疲劳，醒来后还能拥有绝佳的状态去面对新的事物。在怀孕期间想要拥有优质的睡眠，的确不是件容易的事。所以，准妈妈们应了解整个孕期的变化，针对这些变化做些适当的应变。如怀孕初期、后期容易有尿频的状况，睡前要少喝水，先去洗手间将膀胱排空，这样就能降低半夜起床的概率。

（4）当情绪低落或遭遇困难时，不妨找丈夫、家人、朋友诉苦，将不愉快的情绪及问题慢慢地道出。虽然对方不见得能有效帮您解决问题，不过在说的过程中，可以让您重新整理问题，对方也会给您适当的温暖与回馈，让您感受到温暖，重新恢复饱满、愉悦的精神。

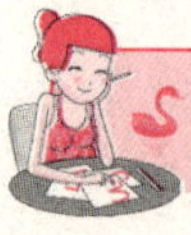

尽量不使用任何药物

妊娠第1个月是胎儿神经器官、四肢、眼睛开始分化的重要时期，在此期间，准妈妈尽量不要使用任何药物，因为一些药物在这一期间会对胎儿造成影响，甚至导致胎儿畸形和胎儿神经系统发育障碍。

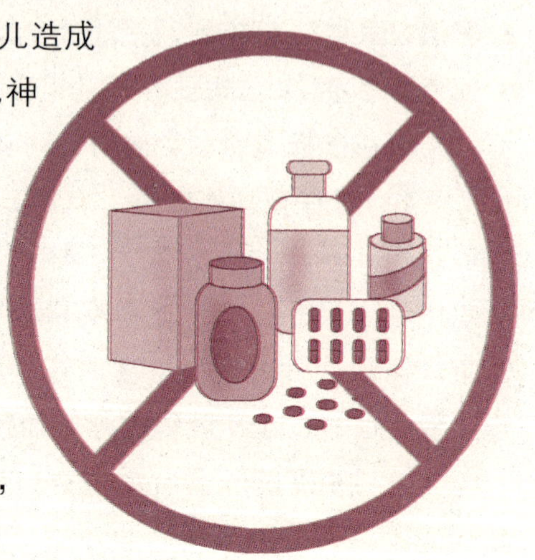

据调查，绝大多数准妈妈在妊娠期间或多或少地用过药，其中有一部分准妈妈是未经医生开处方而自行服药的。对这些非处方用药，医务人员无法控制，准妈妈自己也不知其害，故无法避免有害作用的发生。

孕期最常见的是因感冒、头痛、发热而服用阿司匹林、复方阿司匹林（APC）或复方扑尔敏等退热止痛药。这类含有阿司匹林的药物如果在怀孕早期服用，可能会引起胎宝宝骨骼畸形或导致心血管、神经系统及肾脏的先天性缺陷；如在妊娠晚期或临产前服用，可使预产期延长、分娩期出血、宫缩无力及死胎、死产率增加。此外，适当地服些维生素C和叶酸，可以预防和减少先天性畸形的发生，但如果大剂量或长期服用，尤其是使用过期、变质的维生素C，可影响生殖功能或引起死胎。其他如使用维生素A、维生素D、维生素K或不适当地服用镇静药以及抗过敏药，甚至止咳药等，均可能对胚胎或胎宝宝造成损害。

所以，在妊娠期间应尽量避免用药，可用可不用的药坚持不用。确因有病必须服药者，一定要在医生的指导下使用。

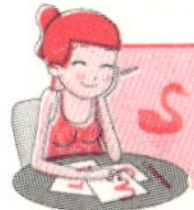

孕早期，洗澡蕴涵大学问

在本月，准妈妈的阴道分泌物会增多，所以准妈妈一定要注意个人卫生，如果很少洗澡，皮肤上的污垢会成为感染源，不仅容易患化脓性皮肤病，而且还容易引起其他感染性疾病。因此，准妈妈更要经常洗澡，最好能每天清洗一次，这样既能保持身体清洁，又能促进血液循环，还有助于恢复体力。若条件不允许，可以每天用水擦一次澡。妊娠期间一定要天天清洗外阴，保持清洁，预防感染。

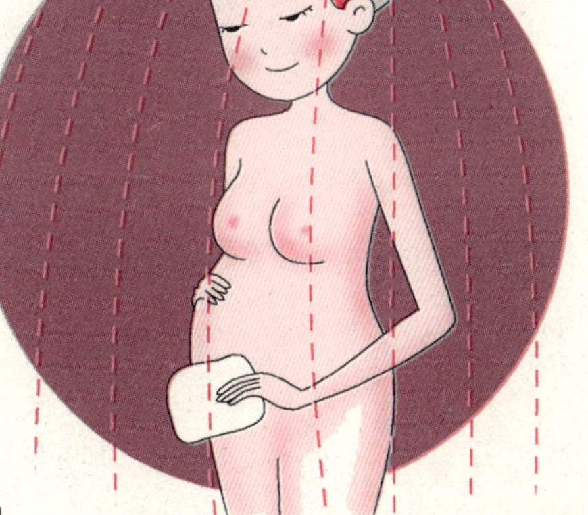

一般正常的育龄妇女，阴道内分泌的糖原在阴道杆菌的作用下分解成乳酸，使阴道内保持一定的酸度，防止致病菌的

生长繁殖。怀孕以后，尤其是在妊娠后期，子宫颈渐渐变短，阴道对致病菌的抵抗力减弱，容易引起感染。所以，准妈妈洗澡最好淋浴，切忌坐入浴盆、浴池内，或到公共浴池去洗池浴，以免脏水进入阴道、子宫腔，引起感染或早产，影响母子安危。

另外，在洗澡时要特别注意防止滑倒。由于准妈妈身体笨重，身体重心改变，稳定性不好，浴池的地面又较滑，稍不注意就容易滑倒，一旦滑倒会产生严重后果，流产、早产都有可能会发生，所以要特别小心。

准妈妈洗澡时水温不宜过高，时间不宜过长，尤其是冬季，更不能时间太长。据实验发现：准妈妈在39℃热水中洗浴15分钟或在41℃热水中洗浴10分钟，体内温度就可随之升高至39℃。这样的温度可以影响到胎宝宝脑细胞的正常发育，而且会将分裂中的细胞杀死，引起胎宝宝畸形。若准妈妈经常用高于40℃水温的热水洗澡，还可能损伤胎宝宝关节或导致肌肉组织萎缩。另外，热水浴与桑拿产生的高温会损伤胎宝宝的中枢神经系统；同时，关门闭户的洗澡间内雾气腾腾，空气中含氧量较低，长时间处在这种环境内会引起诸多不适。

因此，准妈妈在洗澡时应注意水温不可过高，一般不应超过38℃，洗浴时间不能太长，不宜超过10分钟，若过长会引起胎宝宝缺氧，对发育中的胎宝宝产生不良影响。

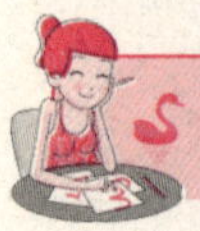

准妈妈要早点远离三种日用品

生活中是离不开日用品的，它给人们的生活带来了便利，不过有些便利是不适合孕期用的，这里来看看准妈妈应早点远离的三种日用品。

洗涤剂　现在日用洗涤剂很多，洗衣、洗发都有各种各样的洗涤剂。但是，准妈妈在妊娠早期不宜多用洗涤剂。

洗涤剂中的一些化学成分能够使受精卵变性或坏死。准妈妈在妊娠早期过多使用洗衣粉、洗发精、洗浴精会被皮肤吸收，贮存在体内，使受精卵外层细胞膜变性，造成流产。若妇女经常使用洗涤剂，体内吸收达到一定浓度，在受精48小时后，即可使受精卵变性、死亡，这也是不孕的原因之一。

风油精　夏天，风油精是人们喜欢随身备用的物品，它具有提神醒脑、祛风镇痛、驱蚊止痒等功效。然而，它的主要成分——樟脑却具有一定的毒性作用，尤其对怀孕前3个月的孕妇危害更大。

风油精所含的樟脑进入人体后，一般正常人体内的葡萄糖磷酸脱氢酶会很快地与之结合，使其变成无毒物质，然后随小便一起排出体外，所以不会发生不良反应。然而由于生理上的变化，孕妇体内的葡萄糖磷酸脱氢酶的含量降低，怀孕3个月内如果过多地使用风油精，樟脑就会通过胎盘屏障进入羊膜腔内作用于胎儿，严重时会导致流产。

在刚出生的新生儿体内，也缺乏葡萄糖磷酸脱氢酶，产妇如大量地使用风油精，樟脑会随气味透过新生儿娇嫩的肌肤和黏膜渗入血液中，使红细胞破裂，溶解成胆红素。血液中的胆红素含量过高，还会通过脑膜与脑细胞结合，引起婴儿黄疸症，出现全身发黄、口唇青紫、棕色小便、不吃奶、哭声微弱、嗜睡等症状，严重的还会出现抽风、惊厥等神经症状，即使经过治疗也可能使婴儿脑功能受损。所以，孕产妇不要使用风油精。

化妆品　爱美是女人的天性，爱美的女性都喜欢化妆，准妈妈也不例外。因为化妆以后，你会显得更加年轻漂亮，容光焕发。可是，当你怀孕之后，就要警惕某些化妆品中包含的有害化学成分了。那么，准妈妈应该禁用哪些化妆品呢?

（1）口红：口红由各种油脂、蜡质、颜料和香料等组成。其中油脂通常采用羊毛脂，羊毛脂除了会吸附空气中各种对人体有害的重金属微量元素外，还可能吸附大肠杆菌进入胎宝宝体内，而且还有一定的渗透性。准妈妈涂抹口红以后，空气中的一些有害物质就容易被吸附在嘴唇上，并随着唾液侵入体内，使准妈妈腹中的胎宝宝受害。鉴于此，准妈妈最好不涂口红，尤其是不要长期涂口红。

（2）冷烫精：据法国医学专家多年研究，妇女怀孕后，不但头发非常脆弱，而且极易脱落。若是再用化学冷烫精烫发，更会加剧头发脱落。此外，化学冷烫精还会影响准妈妈体内胎宝宝的正常生长发育，少数妇女还会对其产生过敏反应。因此，准妈妈不宜使用化学冷烫精。

（3）染发剂：据国外医学专家调查，染发剂不仅会引起皮肤癌，而且还会引起乳腺癌，导致胎宝宝畸形。所以准妈妈不宜使用染发剂。

另外，有些化妆品的质量令人担忧。广东省卫生防疫站曾经抽查了100种市场销售的化妆品，经化验发现：部分化妆品含有铅、汞、砷等对人体有害的元素，不少黑发乳和染发水一类的化妆品含有高量的铅，有一部分还含有高量的铜，而且部分化妆品含有相当惊人数量的细菌。尤其是大部分化妆品未经有关部门进行安全性的检验。因此，请准妈妈远离化妆品，避免对本身健康和后代造成危害。

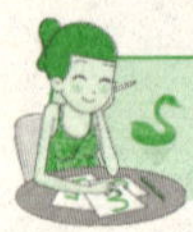

本月准爸爸的爱妻清单

怀孕的第一个月就是确认准妈妈怀孕的时候。通常这时候准妈妈的生理状况会发生一些微妙的变化：比如胃口跟以前有点不一样了，常常提不起劲。在确认已怀孕的情况下，准爸爸就得开始爱心旅程了，并全心遵守爱心守则：

（1）陪妻子到医院确认是否受孕成功，并在医生的指导下准备叶酸及所需补充的维生素，督促妻子每天按时按量服用。

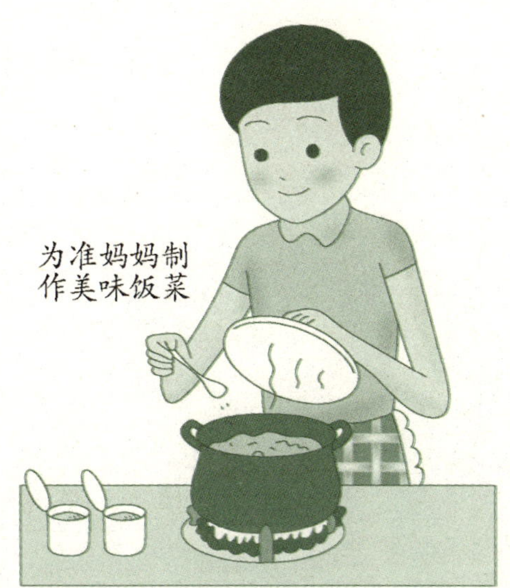

（2）戒烟、戒酒，因为烟、酒都会对胎宝宝的成长造成不良影响。

（3）准备关于孕期指南及育儿方面的书籍。

（4）和妻子一起制订一个孕期日程表，罗列每个月该做的事情。

（5）节制自己的性欲，避免怀孕3个月内进行性生活。

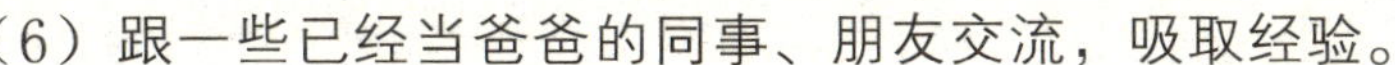

（6）跟一些已经当爸爸的同事、朋友交流，吸取经验。

（7）帮妻子做家务。帮妻子做一些比较花力气的事，如搬重物、上街采购等。

（8）常为妻子换口味。女性怀孕时，最重要的就是维持均衡的营养，丈夫如果能在妻子怀孕时为妻子经常变换不同口味的菜色，不但能满足妻子的口福，也能使妻子摄取足够的营养。

（9）为妻子创造良好的环境。环境的绿化、美化、净化是胎宝宝健康发育的必要条件，应力求排除环境污染和噪音危害。为妻子创造一个安静、温馨的生活环境，是丈夫义不容辞的责任。

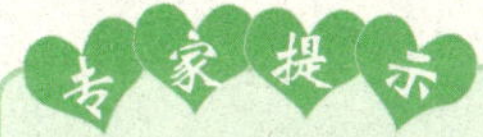

准爸爸还应注意妻子的性情和心理变化，多体贴照顾妻子，不与妻子斤斤计较，注意调节婆媳关系，尽量多花些时间陪妻子消遣娱乐。

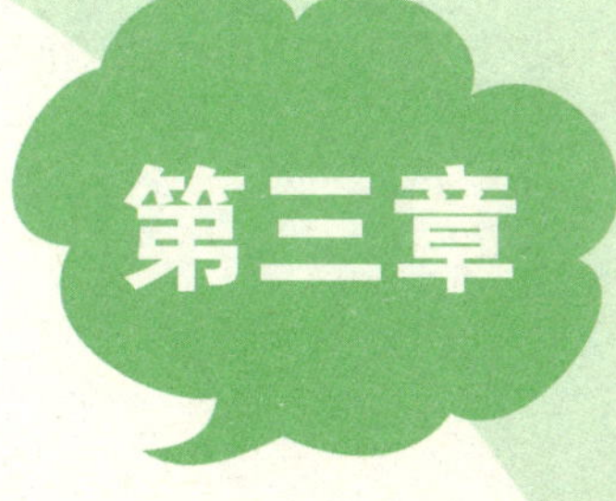

孕2月

主打营养素：维生素C、维生素B_6

主打营养素：维生素C、维生素B_6

主要食物源：生活中的维生素C来源于新鲜的水果、蔬菜，比如柠檬、草莓、苹果、青椒、菜花、白菜、番茄、黄瓜、菠菜等。维生素B_6在麦芽糖中含量最高，每天吃1~2勺麦芽糖不仅可以抑制妊娠呕吐，而且能使孕妇精力充沛。富含维生素B_6的食品还有香蕉、土豆、黄豆、胡萝卜、核桃、花生、菠菜等植物性食品。动物性食品中以瘦肉、鸡肉、鸡蛋、鱼等含量较多。

作用与功效：缓解牙龈出血，抑制妊娠呕吐。

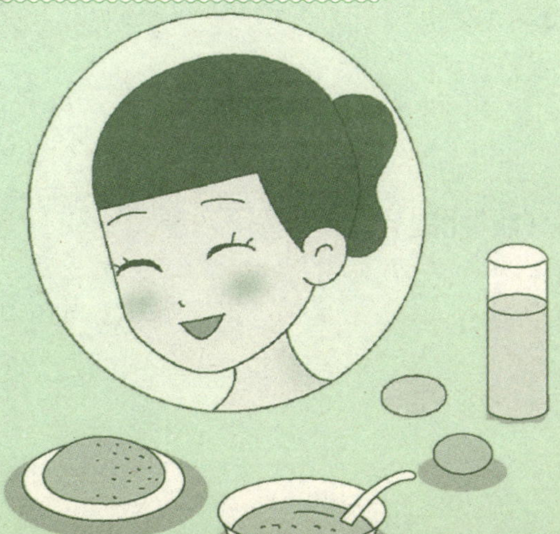

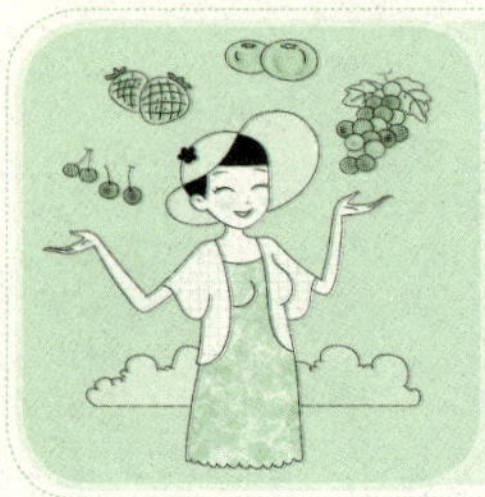

孕育档案：本月母子生理变化

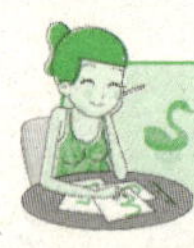

胎宝宝档案：本月胎儿身体变化

妊娠第5周	◎在本周，胚胎已有苹果子大小，身长约0.6厘米 ◎这时，胚胎有三层，称为三胚层。三胚层是胎体发育的始基。三胚层的每一层都将形成身体的不同器官。在胚胎的头的两侧有两片折叠的组织，它们将来会发育成耳朵；三胚层的最里层将来会发育成肺、肝脏、甲状腺、胰腺、泌尿系统和膀胱；中层将变成骨骼、肌肉、心脏、睾丸（或卵巢）、肾、脾、血管、血细胞和皮肤的真皮；最外层将发育成皮肤、汗腺、乳头、乳房、毛发、指甲、牙釉质和晶状体。这三个细胞层会分化成一个完整的人体
妊娠第6周	◎胚胎长到了1厘米，背部微微弯曲，跟小蝌蚪很相似 ◎眼睛的眼泡和晶状体开始生长，手和脚的胚芽也开始出现 ◎手臂、肝、胰脏、甲状腺、肺和心脏的早期形态出现了

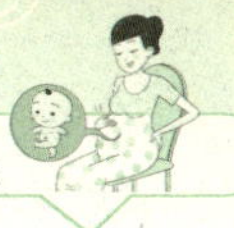

妊娠第7周	◎胚胎长到了1.2~1.6厘米，胎宝宝的头变大，弯向胸部。面部正在形成 ◎鼻孔和手脚的初期形态都会出现，神经系统的轮廓已接近完成，骨细胞开始发育 ◎胚胎有两肺、肠、肝、两肾以及内生殖器官，但尚未完全成形
妊娠第8周	◎胚胎从头顶到臀部的长度是2厘米 ◎有了嗅觉，眼睛里有了色素，胳膊、腿和脖子长得更长一些了，胎宝宝的两手放在腹部，膝盖向下弯曲，姿势就像是在游泳

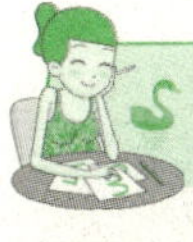

准妈妈档案：本月准妈妈身体变化

妊娠第5周	◎逐渐增大的子宫会压迫膀胱，使准妈妈频繁产生尿意，乳白色的阴道分泌物也会增加 ◎受激素的影响，准妈妈的肚子或者腰部常处于绷紧状态，肠道的蠕动变得非常缓慢，进而引起便秘 ◎乳房变化明显，乳头变得很敏感，并有刺痛感，乳头的颜色加深，乳房下方的血管越来越明显，这周后的准妈妈在体形上的变化逐渐明显
妊娠第6周	◎外形特征不明显 ◎早孕反应越来越明显，尤其在早晨起来或空腹时会有一阵阵的恶心或呕吐，甚至会出现食欲不振、浑身无力、唾液减少等症状

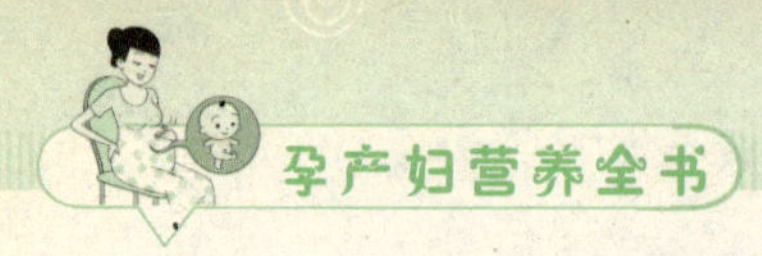

妊娠第7周	◎体重稍有增加，孕期反应仍在持续 ◎早上和傍晚会感觉特别疲劳，经常想去小便，心情也会很焦虑 ◎乳房明显增大，还会伴有难受的刺痛感
妊娠第8周	◎早孕反应仍在继续，准妈妈成了卫生间的常客 ◎变得容易出汗，头发也长得比原来快了，指甲长得更快，还容易折断，牙龈变得更容易肿胀和出血

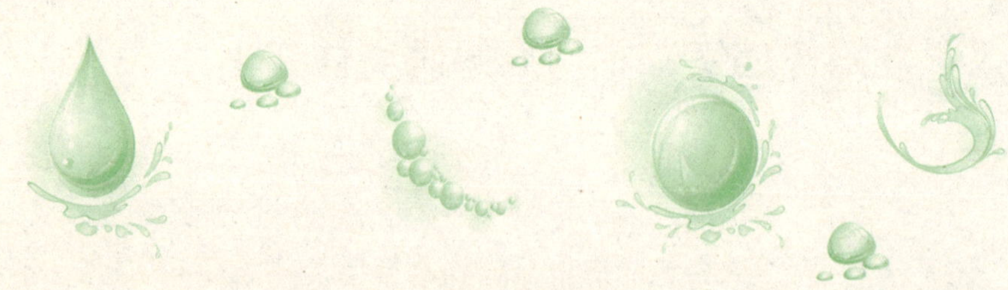

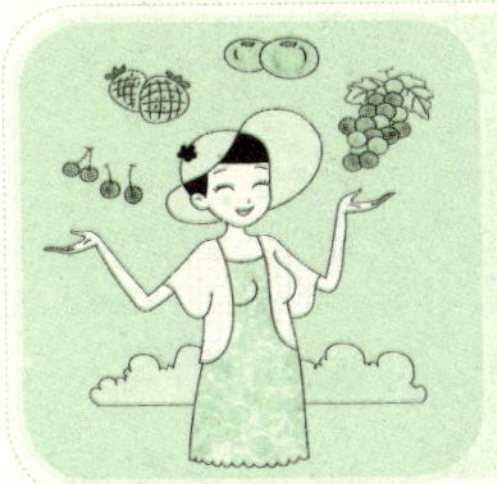

营养指南：本月准妈妈饮食宜忌

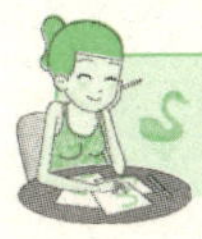

孕2月维生素C、维生素B_6两者兼补

维生素C又称抗坏血酸，可促进胎儿生长。怀孕期间，胎儿靠从母体获取大量的维生素C来维持骨骼、牙齿的正常发育及造血系统的功能，以致母体血浆中的维生素C含量逐渐下降。维生素C通过胎盘是一个主动转运过程，因此胎儿血中维生素C的水平比母体高2~4倍。而母体维生素C的水平却比非孕期低50%。胎儿对维生素C的分解率较高，故应适当增加维生素C的补给量。

一项研究证实，人脑是人体含维生素C最多的地方，所以孕妇充足地摄取维生素C，可以促进胎儿脑部发育，但是维生素C利用率低，容易因摄入不足而引起维生素C的缺乏。另外，维生素C遇热、碱、氧后容易被破坏，所以一般蔬菜仅烹调就会损失30%~50%，因此，孕妇除每日摄入足量的维生素C（100毫克）以外，还要注意合理的烹调，以防造成维生素C缺乏。孕妇缺乏维生素C易贫血、出血，也可导致早产、流产。建议准妈妈孕早期每天摄入100毫克维生素C，孕中期、孕晚期每天摄入130毫克维生素C。

除了维生素C之外，维生素B_6也不可忽视。研究表明，维生素B_6可由母体以吡哆醇的形式传送到胎儿，而在胎儿体内将这些物质转化为磷酸吡哆醛。磷酸吡哆醛参与核酸代谢及蛋白质的合成。

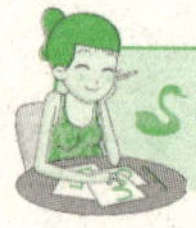

三顿正餐要保证“合理”

良好、充足的营养，才能促进胎儿大脑发育，才能适应孕妇在妊娠期生理上的变化，也才能使母子健康。而本月是胎儿器官形成的关键时期，最原始的大脑已经建立。为确保营养，准妈妈一定要做到三餐合理分配。

要保证吃早餐 如果孕妇不吃早餐，不仅饿了自己，也饿了胎儿，不利于自身的健康和胎儿的发育。

为了克服早餐不吃饭的习惯，准妈妈可稍早点起床，早饭前活动一段时间，比如散步、做操和参加家务劳动等，激活器官活动功能，加强前一天晚上剩余热量的消耗，以产生饥饿感，促进食欲。

早晨起床后，可以饮一杯温开水。温开水的刺激和冲洗作用，可激活器官功能，使肠胃活跃起来。体内血液被水稀释后，可增加流动性。养成晨起大便的习惯，排出肠内废物，也有利于进食早餐。

要重视午餐的质量 很多准妈妈是上班族，中午没有时间回家，只能选择吃快餐。快餐虽然方便易食，但品种单一，营养不全，以肉类、糖类及油脂类居多，而且无法保证食材的新鲜和卫生，大多采用煎炸及高浓度配料等烹调方法，存在热量过多、盐分过多、食用油过多、味精过多等问题，对准妈妈和胎宝宝不利。

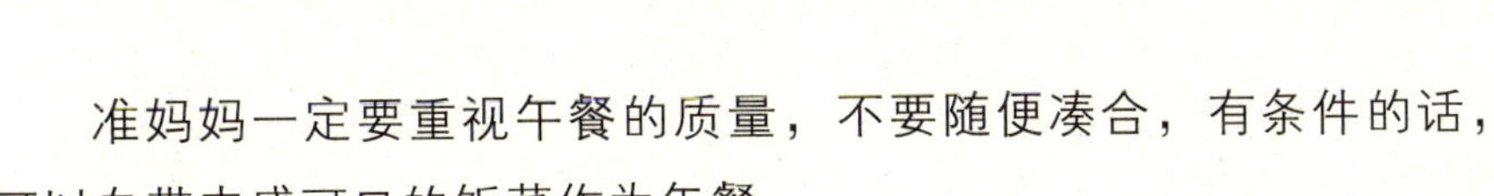

准妈妈一定要重视午餐的质量，不要随便凑合，有条件的话，可以自带丰盛可口的饭菜作为午餐。

晚餐不宜吃多　有些孕妇白天忙忙碌碌，到了晚上就大吃特吃，这对健康是极不利的。

晚餐既是对下午劳动消耗的补充，又是对夜间休息时营养物质需求的供给。但是，晚餐后人的活动有限，晚间人体对营养物质的需求量并不大，特别是睡眠时，只要能提供较少的营养物质，使身体能够维持基础代谢就够了。所以，晚餐不必吃得过于丰盛。晚餐吃得过饱，营养摄入过多，还会增加肠胃负担，特别是饭后不久就睡觉，人在睡眠时肠胃活动减弱，更不利于消化食物。

准妈妈晚餐进食宜少，并以稀软清淡为原则，这样有利于消化，也有利于睡眠，还可为胎儿正常发育提供条件。

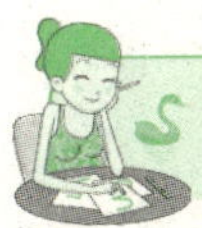

以蛋白质为主，附加其他营养素

从孕期第2个月开始，准妈妈将出现早孕反应，反应的程度因人而异。表现有恶心、乏力、食欲不振、食欲异常、爱吃酸食等情况。

在这一时期，胚胎每天生长仅1克左右，需要的营养不多，可是饮食的质量十分重要。因此，准妈妈的饮食应以蛋白质为主。除了要重视营养的均衡之外，在制作的方式上最好能多清炖，少煎炸。按照营养学家的观点，准妈妈最好每日摄取蛋白质100克左右，以利于胎宝宝大脑的生长发育，通常动物蛋白质的营养价值较高，如家禽、龟、鸡蛋等。还应注意维生素A、维生素D、维生素B_2的摄入。动物的肝脏、蛋类、鱼类含较多维生素A、维生素D。新鲜蔬菜和水果含较多维生素C。米、面粉、花生、蛋黄、鱼类等含较多B族维生素。

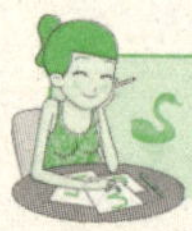

根据自己的食欲状况进餐

孕早期准妈妈吃不下东西的时候，还可以适当改变一下平时的生活方式和习惯，不拘泥于一日三餐，可根据自己的食欲状况进餐。如果早晨起床时常有恶心、呕吐的现象，可以先喝点水，到户外去呼吸新鲜空气，待恶心的感觉减少后再进餐也不迟；或者准备一些平时喜欢吃的面包、饼干，起床前先吃一两片，缓解一下恶心的感觉也可以。

少吃多餐对孕早期的准妈妈来说是再合适不过了。如果早晨恶心，而下午食欲好，就可以在下午适当增加进餐的次数和数量。

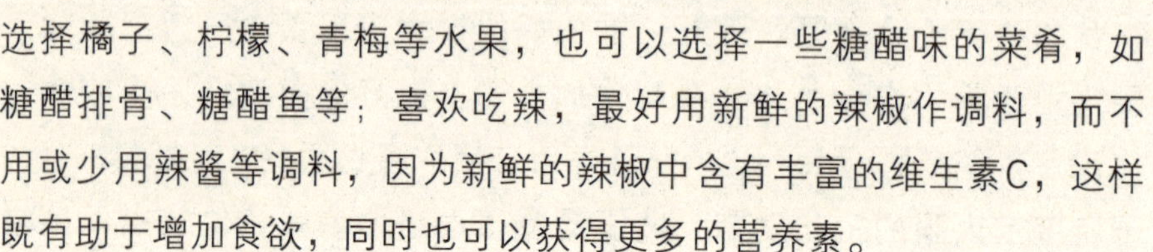

还有一些准妈妈会改变平时的口味，特别喜欢吃酸，或者特别喜欢吃辣，有时还会特别想吃某种食物，这都属于正常现象，不必过于克制自己。喜欢吃酸，可以选择橘子、柠檬、青梅等水果，也可以选择一些糖醋味的菜肴，如糖醋排骨、糖醋鱼等；喜欢吃辣，最好用新鲜的辣椒作调料，而不用或少用辣酱等调料，因为新鲜的辣椒中含有丰富的维生素C，这样既有助于增加食欲，同时也可以获得更多的营养素。

对于孕早期有妊娠反应的准妈妈来说，什么时候想吃就什么时候吃；能吃多少就吃多少；想吃什么就吃什么，并且尽量多吃一点，每天最好能吃150克左右的主食。当然，这些食物首先要保证对准妈妈和胎宝宝来说都是安全的。

有些准妈妈妊娠反应特别严重，吃什么吐什么，甚至喝水也吐，闻到饭、菜的味道就引起强烈的恶心呕吐。由于不能进食，准

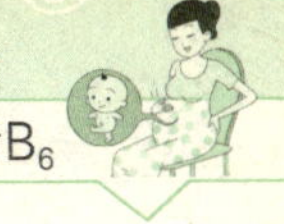

妈妈很快便消瘦，体重减轻，十分虚弱。这时最好去医院进行治疗，通过静脉输液的方法补充水分和各种营养素，但决不可随意服用减轻呕吐反应的药物，以免对胎宝宝造成不利的影响。

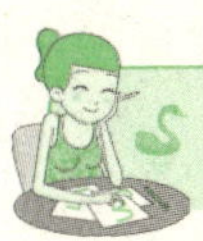

准妈妈莫因呕吐而多食酸食

孕妇在妊娠早期会出现择食、食欲不振、恶心、呕吐等早孕症状，还有不少人嗜好酸性饮食。研究发现，妊娠早期的胎儿酸性度低，母体摄入的酸性药物或其他酸性物质容易大量聚集在胎儿的组织中，影响胚胎细胞的正常分裂增殖和生长发育，容易诱发遗传物质突变，导致胎儿畸形。在妊娠后期，由于胎儿趋于成熟，其组织细胞内的酸碱度与母体相接近，受影响的风险相应小些，因此，准妈妈在妊娠初期，不宜服用酸性药物、饮用酸性饮料或多食酸性食物。

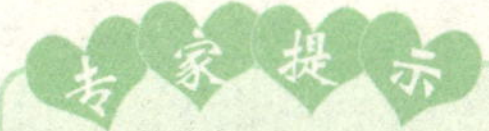

如果准妈妈确实喜欢食用酸性食物，应该选择营养丰富而且无害的天然酸性食物，如樱桃、杨梅、石榴、橘子、草莓、酸枣、葡萄、番茄等新鲜水果和蔬菜，这些食品既可以改善孕后发生的胃肠道不适，又能增进食欲和增加营养，可谓一举两得。

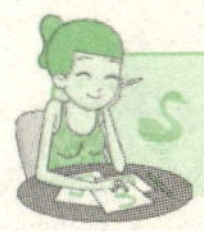

山楂，开胃消食但孕期不宜多食

众所周知，山楂（亦称红果）是一种天然食物，酸甜可口，食用后有开胃消食的作用，大多数人都爱吃，尤其是准妈妈，怀孕后常有恶心、呕吐、食欲不振等早孕反应，爱吃酸甜类的零食。但是千万要注意，山楂及其制品（如山楂糕、山楂条等）不要多吃。现已证明，山楂对准妈妈的子宫有刺激作用，可促使子宫收缩，倘若准妈妈过量食用山楂食品，就有可能导致流产。尤其是过去有过自然流产史或是怀孕后有先兆流产症状的准妈妈，更要格外注意，不要食用山楂食品。

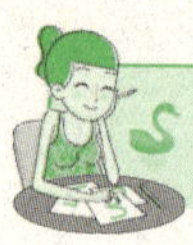

缓解孕期呕吐的食物

妊娠进入第 2 个月，大部分准妈妈往往容易出现轻度恶心、呕吐、食欲不振、择食、厌油、烧心、疲倦等早孕反应。这些反应会影响准妈妈的正常饮食，进而妨碍营养物质的消化、吸收，专家建议改善孕期呕吐应多吃以下食物：

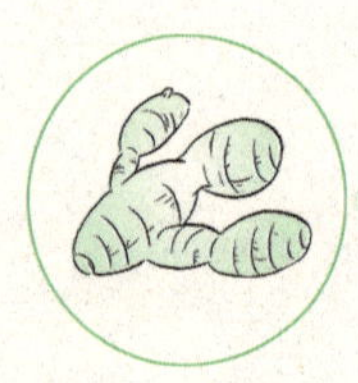

姜　姜性温味辛，有温中、止呕、化痰的作用。古书《药性论》记载其“止呕吐不下食”。可以将其切成薄片，加糖、盐稍渍，感觉恶心欲吐时口含或嚼食一片。

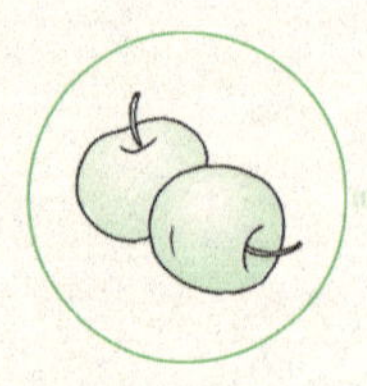

苹果　苹果性平味甘，具有生津润肺、健脾益胃、养心之功效。现代营养学研究发现，苹果的营养很丰富，含有果糖、葡萄糖、维生素C、维生素B_1、维生素B_2、胡萝卜素以及钙、磷、铁、柠檬酸、酒石酸等。从代谢性质来看，苹果是一种碱性食物，可以调节水盐和电解质的平衡，中和体内由于妊娠呕吐产生的酸性代谢产物，预防因呕吐而出现的酸中毒。

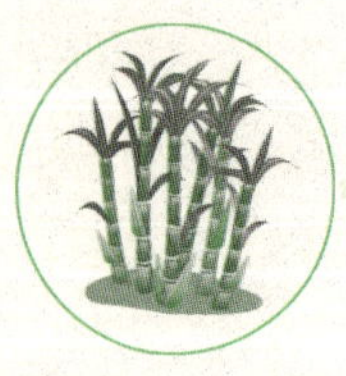

甘蔗　甘蔗性寒味甘，有止呕作用。《随息居饮食谱》记载甘蔗能“止虚呕”。妊娠呕吐者，可用甘蔗汁1盅（30～50毫升），加姜汁5滴，晨起空腹慢饮，喜食酸甜的准妈妈最适宜。

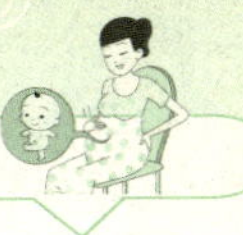

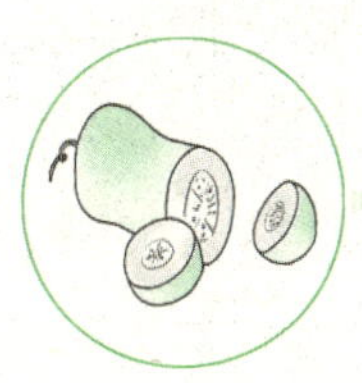

冬瓜 冬瓜性凉味甘淡，妊娠恶阻属胃热者，宜用冬瓜煨食，它有清热、化痰、和胃的作用。清代食医王孟英说冬瓜“清热、养胃、生津、涤垢、治烦”。

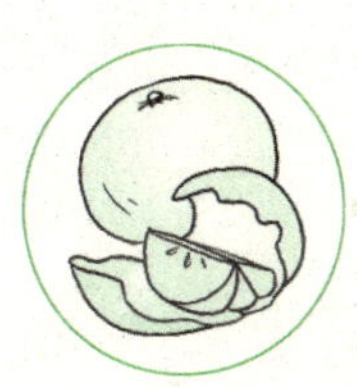

橘子皮 橘子皮有理气化痰的作用。《本草纲目》中说它“疗呕逆反胃嘈杂，时吐清水”。痰浊中阻的妊娠恶阻、恶心欲呕、呕吐黏液清痰、舌苔浊腻者，最宜用橘子皮泡茶饮。

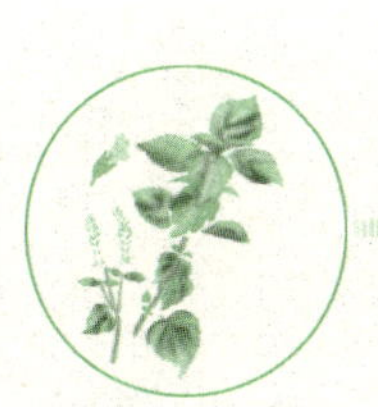

紫苏叶 紫苏叶性温味辛。《本草汇言》中说它能“散寒气、安胎气、化痰气，乃治气之神药也”，胃寒及痰浊型妊娠恶阻者食用最宜。可用鲜紫苏叶2～3片泡茶饮，也可在烹调鱼、肉、虾、蟹时加入鲜紫苏叶4～5片，古人称它为“杀一切鱼肉毒之要药”。此外，妊娠胎动不安者也宜服之。

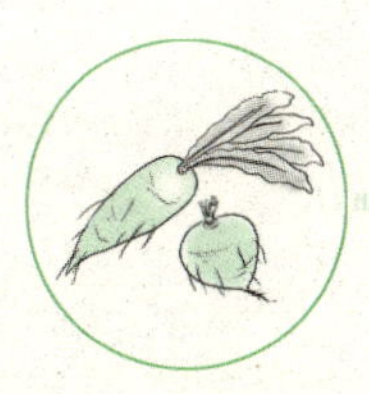

萝卜 萝卜性凉味甘辛，有清热、化痰、下气的作用。明代名医李时珍认为萝卜“主吞酸”，也有古方介绍：“治食物作酸：萝卜生嚼数片。”《普济方》亦载：“治翻胃吐食：萝卜捶碎，蜜煎，细细嚼咽。”对于妊娠初期胃热呕吐、恶心吞酸的恶阻反应者，宜生嚼数片萝卜，或捶碎绞汁饮服，不必用“蜜煎”。

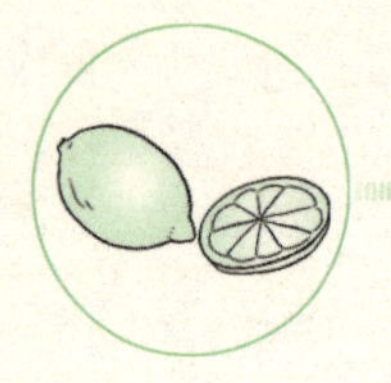

柠檬　柠檬性平味极酸，孕期妊娠恶阻和胎动不安者宜食之。柠檬有止呕和安胎之功，《食物考》即有记载："柠檬，孕妇宜食，能安胎。"《岭南随笔》说它能"治哕"。《纲目拾遗》认为它"腌食，下气和胃"。由于两广地区中医著述《粤语》记载："柠檬，宜母子，味极酸，孕妇肝虚食之，故曰宜母"，所以在广西民间柠檬又称"宜母果"。

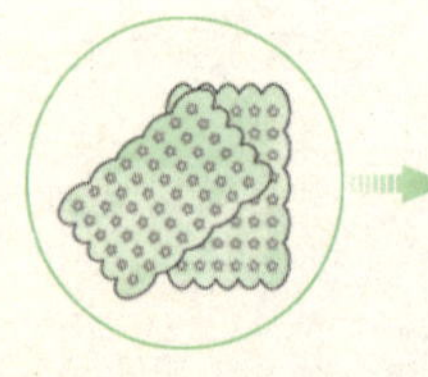

苏打饼干　苏打饼干是碱性的，可以中和部分胃酸，对于胃酸较多、反胃欲吐的人来说是不错的食物。

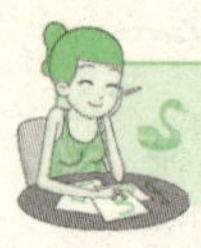

胎宝宝的三大补脑食物

本月是胎宝宝大脑发育的重要时期，所以准妈妈应多吃一些补脑的食物，这里为你推荐三大补脑食品——核桃、海鱼、黑木耳。

多吃核桃、海鱼、黑木耳有助于胎宝宝的神经系统发育。核桃仁富含油脂及蛋白质、粗纤维、胡萝卜素、维生素B_1、维生素B_2、烟酸、铁、维生素E等营养物质，是一种健脑益智的美味果品。海鱼含丰富的蛋白质、碘、钙、铁、磷等物质，还含亚油酸、烟酸、维生素B_2、维生素B_1等营养物质。黑木耳含有丰富的蛋白质、铁、磷、B族维生素等健脑需要的营养素，其中维生素B_1含量较蔬菜高得多。

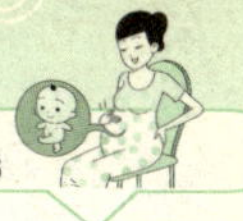

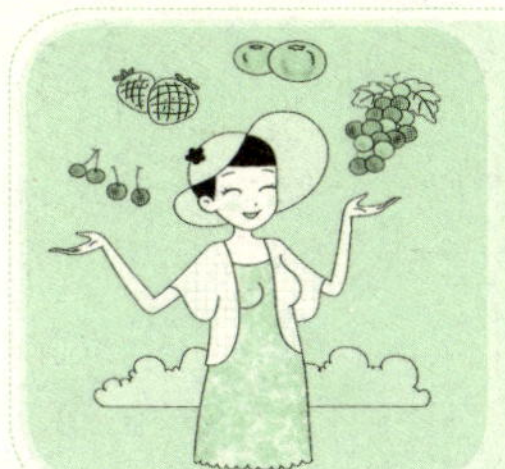

营养食谱：本月准妈妈饮食推荐

开胃三丝

原料：新鲜黄瓜1根，大鸭梨2个，山楂糕适量，白糖、香油各适量。

做法：将黄瓜去蒂、洗净，用凉开水冲一下，切成细丝，放入盘内。山楂糕切成细丝，放在黄瓜丝上。鸭梨去蒂，削去外皮，去核，切成细丝，放入盘内，与黄瓜丝、山楂糕丝轻轻拌均，将白糖均匀地撒入盘中，再滴入几滴香油，调拌均匀即可食用。

功效：此菜富含蛋白质和维生素C、维生素D、维生素B_{12}和胡萝卜素，还含叶酸、钙、锌、磷、碘、铁等物质，能提供准妈妈所需的营养成分。

蛋醋止呕汤

原料：鸡蛋2个，白糖、米醋各适量。

做法：将鸡蛋磕入碗内，用筷子打匀，加入白糖、米醋，再搅匀。锅中加入水，上旺火烧沸，倒入碗内鸡蛋液，煮沸即可食用。

功效：鸡蛋富含蛋白质，米醋可促进消化，减少油腻，减轻恶心。此汤适用于准妈妈有妊娠呕吐者。

什锦甜粥

原料：小米200克，粳米100克，绿豆、花生仁、红枣、核桃仁、葡萄干各50克，红糖适量。

做法：将小米、粳米、绿豆、花生仁、红枣、核桃仁、葡萄干用水淘洗干净。将洗净的绿豆放入锅内，加少量水，煮至七成熟时，加入开水，将小米、粳米、花生仁、红枣、核桃仁、葡萄干放入，再加红糖，调匀，烧开后改用小火煮至熟烂即成。

功效：红枣富含维生素C及蛋白质等多种成分，被称为“天然维生素丸”。葡萄干有补气血、强筋骨、宁心神和止渴安胎的作用，核桃仁富含维生素B_2，是健脑益智的食品，小米含维生素B_2也较多。怀孕早期的妇女食此粥，能获得全面合理的营养补充，有利于胎宝宝各器官的生长发育。

拌二笋

原料：净春笋150克，净莴笋250克，酱油30毫升，香油适量，白糖5克，姜、味精、精盐各适量。

做法：将姜洗净，切成末；春笋切成4厘米左右的段，一剖两片，再切成手指粗的条块；莴笋切成条形滚刀块。锅上旺火，加入清水，下入笋条烧沸，改用小火煮几分钟，捞出沥水，放入盘内；莴笋放入碗内，加入精盐拌腌几分钟，挤去盐水，也放入盘中与笋条拌匀。把酱油、白糖、味精、姜末同放入一个小碗内调匀，浇在二笋上，淋入香油拌匀即成。

功效：此菜含有丰富的维生素B_1、维生素B_2等营养物质，有利于缓解妊娠呕吐，适合准妈妈食用。

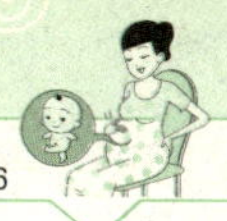

松子鲫鱼汤

原料：松子一小撮，鲜鲫鱼1条，生姜、葱、食盐各适量。

做法：将松子放入鲜鲫鱼腹中，放进沙锅里，加水用小火煮开，加入生姜、葱、食盐后即可食用。

功效：生津开胃，抑制呕吐，促进食欲，补充营养。

松子枣泥糕

原料：糯米100克，粳米粉50克，红枣100克，豆沙馅40克，板油丁40克，松子仁10克，白糖适量。

做法：把红枣洗净，入锅用水煮烂，晾凉，用筛去掉皮和核，成枣泥；将原汤和枣泥一起投入锅内，放入白糖、豆沙馅一起熬；待白糖溶化，离火晾凉，放入粳米粉和糯米，再加入板油丁拌匀，倒在抹过油的大盘内；上屉用大火蒸40分钟，取出，撒上松子仁即可。

功效：这款松子枣泥糕软糯香甜，富含维生素C和维生素B_1等营养物质，适合孕早期的准妈妈食用。红枣性温味甘，能补中益气，使精神安定平静等功效。

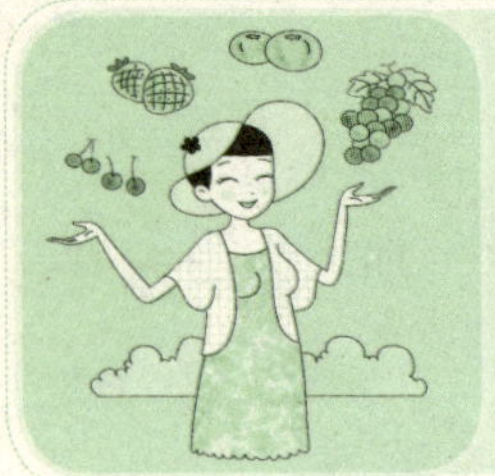

养护技巧：本月给准妈妈的生活提醒

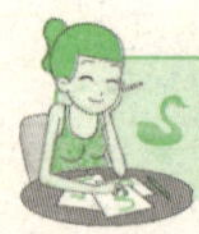

准妈妈孕2月要谨慎护胎

“二月之时，儿精成于胞里，当慎护之，勿惊动也。”意思是说，妊娠两个月时，胎儿的精气在母体的宫内生成，必须谨慎护理，不要随便惊动他（她）。这时的胚胎不仅形态上已产生了巨变，而且还能够感受到外界的刺激，孕妇切不可认为怀孕不久，胎儿尚未成形而掉以轻心。

妊娠两个月是胚胎发育最关键的时刻，这时的胚胎对致畸因素特别敏感，因此要慎之再慎，绝不可滥用化学药品或接触对胎儿有不良影响的物质，准妈妈要在思想上确立母子同安的观念，精心保护胎儿。

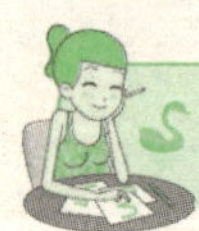

孕2月出现早孕反应的原因

妇女在怀孕早期会出现食欲不振、厌食、轻度恶心、呕吐、头晕、倦怠甚至低热等早孕反应，这是孕妇特有的正常生理反应。早孕反应一般在妊娠第6周出现，以后逐渐明显，在第9~11周最重，

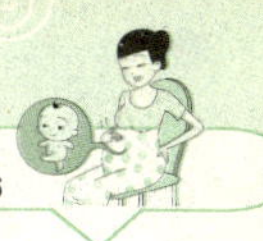

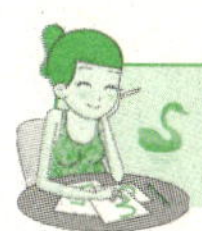

准妈妈也要穿出韵味来

总的来说，孕期的服装以宽松、舒适、美观大方为原则。那么，孕早期如何穿才既方便又健康呢?

上衣　上衣的质料应该是柔软的，样式简单宽松，穿着后上肢可以自如地活动。上衣既不能束缚胸部也不能压迫腹部，这样对胎儿的生长才有利。

有的孕妈妈在孕期容易过敏，所以，在条件许可的情况下，最好选择天然的面料来制作服装。由于体形会比平时丰满许多，所以你会有添置服装的需要，但是鉴于这些衣服在孕期结束后就没有用处了，所以最好不要盲目添置或买太昂贵的准妈妈装。

新买来的衣服尤其是内衣一定要清洗并用阳光暴晒之后再穿，这样可以降低接触有害染料的概率，被细菌侵害的可能也会小得多。

裤子和裙子　春夏时节，长裙较为合适，秋冬季节最好穿长裤。紧身裤不论什么季节都不适合穿。背带裤不用束腰带，是许多准妈妈喜欢的一种裤装，内裤最好使用全棉制品，吸水性强，透气透汗。

孕期的身材难免会显得臃肿，在别人看来这是十分正常的，所以千万不要为了美为难肚子里的宝宝，只要在孕期结束后进行产后体形恢复锻炼，你的身材很快会恢复原样的。

袜子　妊娠期间，由于子宫的压迫，下肢静脉压明显提高，孕

妇容易出现下肢、外阴的静脉曲张或痔疮，并且伴有局部的肿痛，足踝部明显肿胀，这时不能穿丝袜了，最好穿比较大的袜子，棉质的透气较好，同时配一双弹力长筒袜，因为弹力袜有消除疲劳、防止脚踝肿胀和静脉曲张的作用。

鞋子　随着胎宝宝的发育成长，准妈妈的行动会日趋笨拙，鞋子过大或穿不合脚的拖鞋会使自己行动不便，踩上异物容易摔倒，从而增加流产和早产的风险；而瘦小的鞋或硬底鞋，则会影响脚及下肢血液循环，引起脚部疼痛，加重脚及下肢水肿。穿高跟鞋对准妈妈也不合适，因为穿上高跟鞋后会使人的身体前倾，改变身体重心，加重各个肌群特别是腹部和腿部肌肉的负担。穿平底鞋就会使身体的震动直接传到脚后跟上，若是站立、行走得久一些，准妈妈也容易出现疲倦或脚跟痛，所以从本月开始，建议准妈妈换上鞋前部较为柔软、宽松，面料富有弹性，坡度适中并且鞋底可以起到防滑作用的软底鞋，比如羊皮鞋、布鞋等。

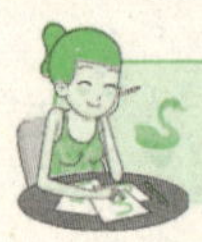

准妈妈开车安全注意事项

在怀孕早期，由于体内激素的变化，准妈妈的心理状态会变得不稳定，而且注意力分散，容易突然间产生疲倦，所以，如果你是有车一族，在孕早期还是把老公当“免费司机”吧！

系好安全带

到了孕中期就可以适当开车出行了，但要注意时间，避免长途、长时间驾驶。驾车时一定要系上安全带，注意不要将安全带紧紧地勒住腹部，避免在凹凸不平或弯曲的路上行驶，以防紧急刹车碰撞腹部。

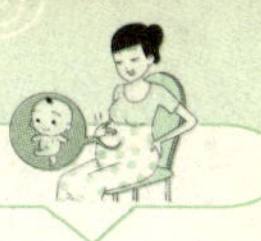

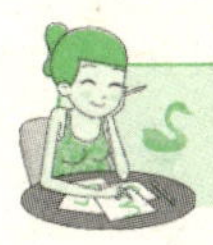

外出谨慎，确保母胎平安

现今，大多数孕妇都是职业女性，即使怀孕也要照常上班，直至分娩临近为止。孕妇上、下班时难免要在烈日下或寒风暴雨中等候公共汽车，因此，孕妇应该常备风衣、帽子或雨伞。

如果孕妇乘坐公共交通工具，遇到太拥挤的车辆时，最好等候下一班乘客较少的车。假如没有找到座位，孕妇切记要紧握吊环或扶手，以减轻腰部负担。

在高层建筑中，孕妇最好选择乘电梯或自动电梯，尽量避免上下楼梯。因为上下楼梯时，身体的重心不稳定，会加重子宫的负担，可能会影响胎儿。此外，孕妇上下楼梯时，容易因重心不稳踩错台阶而失去平衡，造成意外。因此，孕妇上楼梯时要握着扶手，慢慢地拾级而上；下楼梯时要站稳脚，一步步慢慢向下走。

孕妇还要尽量少到人多拥挤的地方，以免被人碰撞。当然，作为丈夫最好能够陪同妻子一起外出，以便加以照顾。

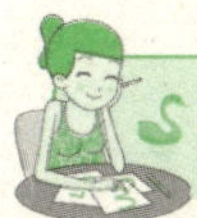

本月准爸爸的爱妻清单

怀孕的第二个月是胎宝宝各器官分化发育的敏感时期，准妈妈要特别注意远离一些容易对胎宝宝致畸的元素；比如辐射、X光线、化学药品等。这个月，有些准妈妈开始了强烈的妊娠反应，身体虚弱的准妈妈更要注意休息，过度劳累容易引起先兆流产。所以准爸爸这个月应做到以下几点：

（1）温柔体贴地对待妻子，安抚她不安的情绪。

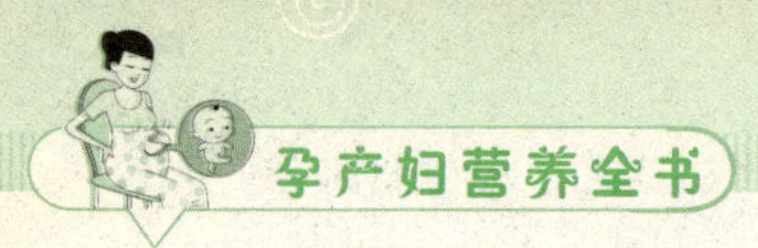

（2）对有妊娠反应的准妈妈，准爸爸要更加悉心关照，在妻子反应时多给予协助，为她准备一些可以接受的食物。

（3）主动承担一些家务，减轻妻子的体力劳动消耗，保证她有充分的休息和睡眠。

（4）把房间布置得干净、温馨，可以添置一些妻子喜欢的物品和宝宝海报。

（5）给妻子添置防辐射衣、电脑防辐射屏等用品，叮嘱妻子远离家中的辐射源：微波炉、电脑、电热毯等。

（6）为妻子做一些爱吃且营养丰富的饭菜。

第四章

孕3月

主打营养素：镁、维生素A

主打营养素：镁、维生素A

主要食物源：花生粉、芝麻、大豆粉(黄豆粉、黑豆粉、青豆粉)、麦麸和麦胚；坚果、花生酱、全谷物(燕麦、大麦、小麦和荞麦)、全麦粉和酵母。

此外，还可以从香蕉、牛肉、面包、干酪、雏鸡、玉米、玉米粉、鱼及海产品、羊肉、肝、橄榄、猪肉、稻米、大多数绿叶蔬菜中摄取。

作用与功效：促进胎宝宝生长发育。镁不仅对胎儿肌肉的健康至关重要，而且也有助于骨骼的正常发育。胎儿发育的整个过程都需要维生素A，它能保证胎儿皮肤、胃肠道和肺部的健康。

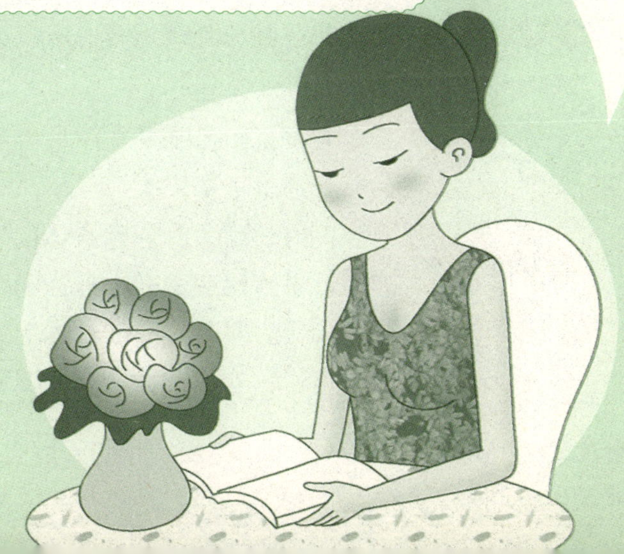

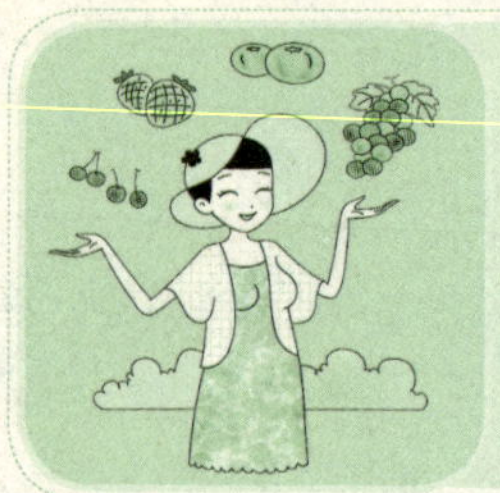

孕育档案：本月母子生理变化

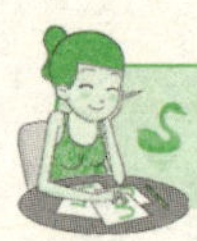

胎宝宝档案：本月胎儿身体变化

妊娠第9周	◎胎儿身长约2.5厘米，胚胎期的小尾巴在这时候消失 ◎胎儿的手臂和腿会逐渐长长，手指和脚趾也会长出来，脖子也会清晰 ◎虽然逐渐和人的模样相似，但由于这一时期的男孩和女孩的生殖器在外表上是一样的，所以无法区别是男是女
妊娠第10周	◎胎儿身长约4厘米，形状像扁豆荚 ◎胎儿的头虽然小了一些，但仍占整个身体长度的一半左右。由于大脑的发育，他（她）的前额位于头部的上端，高高地向前凸出，随后宝宝凸起的前额会后缩，让他（她）看上去更像一个人 ◎胎儿手腕和脚踝发育完成，并清晰可见，且手臂更长，肘部更弯曲
妊娠第11周	◎胎儿身长4~6厘米，体重达到10~12克。宝宝的成长速度在本周最惊人 ◎头部的长度大约占到身体的一半，下巴出现，脖子变长，生殖器变清晰，牙齿和皮肤毛囊的出现都是在这个阶段。同时，胎儿的骨骼细胞发育加快，肢体加长，随着钙盐的沉积，骨骼变硬

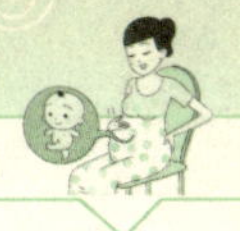

妊娠第12周	◎胎儿身长6~6.5厘米，体重达到14克 ◎这周胎儿的软骨组织骨架出现，肝开始制造血细胞，也开始分泌胆汁，肺已经完全形成，甲状腺和胰脏也会出现。脑下垂体激素开始生成，消化器官也开始收缩起作用 ◎手指和脚趾之间分开，指甲和毛根出现，而且内部生殖器也在发育

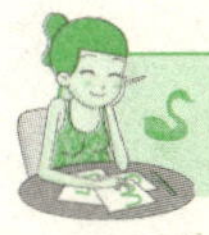

准妈妈档案：本月准妈妈身体变化

妊娠第9周	◎尽管从身体外观上还看不出怀孕的迹象，但是准妈妈已感觉到腰部越来越紧，常感到腿部紧绷发疼，腰部酸痛 ◎大量激素的分泌，使皮肤开始粗糙，乳房肿大，摸起来发硬、发痛，请不要过分担心，这都是孕期正常现象
妊娠第10周	◎准妈妈的肚子越来越大，身体开始变形，情绪波动也很大，变得特别敏感，常会因一点小事大动肝火 ◎乳房开始胀大，而且腰围也增加了，但是别人还是无法察觉。在本周还会出现腰部、腿部或臀部疼痛的症状，不过这都是妊娠期的早期反应，只要注意生活调理，不会有什么大碍
妊娠第11周	◎由于子宫不断地增大，血液需求量随之增加，血液量增多后，准妈妈的排汗量也随之增加。手和脚变得更加温暖，也会感到比平时更容易口渴，这个迹象表示准妈妈的身体需要更多的水分 ◎准妈妈在这期间体重通常会增加。不过，有些准妈妈由于妊娠反应大体重反而会减轻

妊娠第12周	◎本周准妈妈可能会发现在自己的脸上出现一些黄褐斑，不必太担心，这些都是怀孕的特征，随着分娩的结束，斑块会逐渐变淡或消失 ◎乳房会更加的膨胀，乳头和乳晕的色素加深，同时阴道有乳白色的分泌物流出

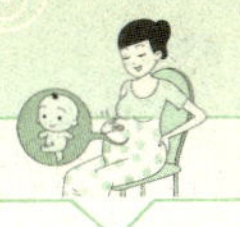

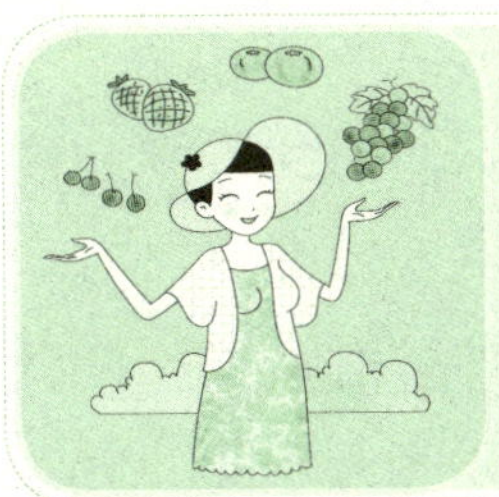

营养指南：本月准妈妈饮食宜忌

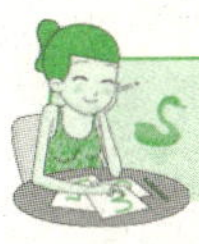

饮食有道：本月准妈妈饮食原则

妊娠进入第3个月，大多数准妈妈仍在受着妊娠反应的困扰，胃口不佳。这个阶段，准妈妈不用刻意让自己多吃些什么，与其每天对着鸡鸭鱼肉发愁，不如多选择自己喜欢的食物，以增进食欲。对于油腻、抑制食欲的食物，大可不必勉强吃下去。那么，本月准妈妈应如何调节自己的饮食呢？

调整食盐量　从进入本月开始，孕妇的食盐量要控制在每日5～6克。因为盐中含有大量的钠，孕期如果体内钠含量过高，血液中的钠和水会由于渗透压的改变，渗入到组织间隙中形成水肿。水肿加重可使血压升高，甚至引起心力衰竭等疾病。

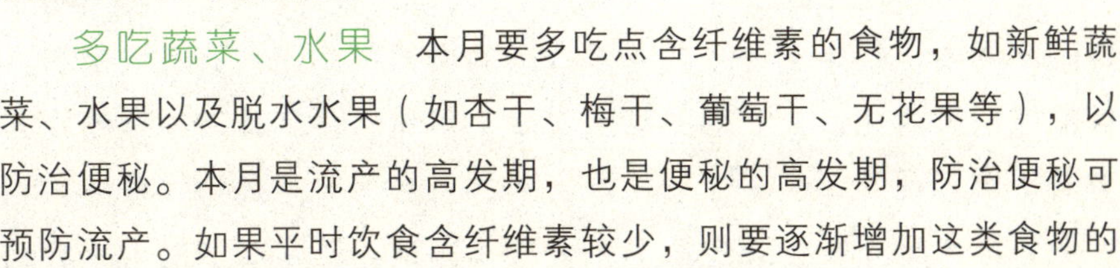

多吃蔬菜、水果　本月要多吃点含纤维素的食物，如新鲜蔬菜、水果以及脱水水果（如杏干、梅干、葡萄干、无花果等），以防治便秘。本月是流产的高发期，也是便秘的高发期，防治便秘可预防流产。如果平时饮食含纤维素较少，则要逐渐增加这类食物的摄入量，否则就会引发便秘。

补充钙和维生素　妊娠反应较重的准妈妈，本月尤其要注意加强钙和维生素D的补充，每天钙的补充量应在800毫克左右。多喝牛奶，因为它富含钙质，可以使尿液中的钠排泄增多，降低血容量以消除水肿，还可以防治妊娠高血压，并有益于胎儿骨骼发育。

适量饮水　早餐前半个小时喝200毫升新鲜的温开水，可以温润胃肠，使消化液得到充分的分泌，以促进食欲；刺激肠胃蠕动，有利于定时排便，防止痔疮和便秘；使血液稀释，血管扩张，从而加快血液循环，补充细胞夜间丢失的水分。而平时可以适量饮用开水、水果和蔬菜汁。

总之，本月准妈妈应根据自己的胃口进食，不必刻意多吃或少吃什么。“少吃多餐，能吃就吃”是本月准妈妈饮食的主要方针。这个月，如果进食的口味有所改变也不必忌讳，吃些酸的食品可能会增进食欲。

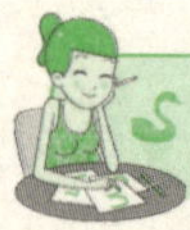

饮食要做到“荤素搭配，取长补短”

有的妇女怀孕后长期不吃荤食，全素食，这是不对的。因为植物性食物含蛋白质少，且质量差，所含矿物质也有限，显然不能满足准妈妈自身健康和胎宝宝生长发育的需要。动物性食物则富含优良蛋白质、脂溶性维生素和丰富的矿物质，恰好可以弥补素食在这方面的缺陷，尤其是瘦肉、禽类、鱼及海产品等。

除上面的一些区别外，植物性食物较动物性食物少一种叫做牛磺酸的物质。临床发现，缺乏牛磺酸的准妈妈生出的孩子均患有严重的视网膜退化症，个别的甚至失明。可见，牛磺酸对儿童的视力有着不可忽视的影响。而动物性食品大多含有一定量的牛磺酸，再加上人体自身亦能合成少量的牛磺酸，因此，正常饮食的人不会出

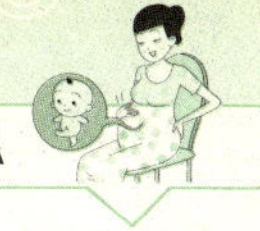

现牛磺酸缺乏的现象，但是对于准妈妈来讲则不然，准妈妈对牛磺酸的需要量比平时增加，此时自身合成牛磺酸的能力又有限，因此，从外界摄取牛磺酸就显得十分必要了。当然，饮食正常的准妈妈，所摄入的牛磺酸仍可满足需要，但是，如果准妈妈偏吃素食，摄入量不足，就会影响胎宝宝的视力发育，因此，准妈妈要注意适量摄入动物性食物，不可偏素食。

另外，维生素B_{12}主要来源于动物性食物，如肝、瘦肉、蛋类及鱼虾等，多数植物性食物不含维生素B_{12}或含量甚少，因此，长期吃素的准妈妈易发生维生素B_{12}缺乏症。准妈妈缺乏维生素B_{12}会出现巨幼红细胞性贫血，新生儿也有可能患贫血，而且会使胎宝宝畸变率增高。

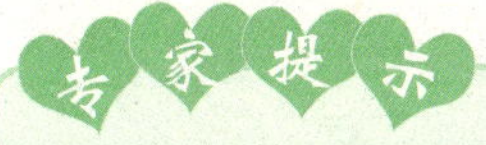

妇幼保健医生建议那些已怀孕而又不想吃荤食的准妈妈，为了自身的健康，为了胎宝宝的正常生长发育，应荤素搭配，取长补短。

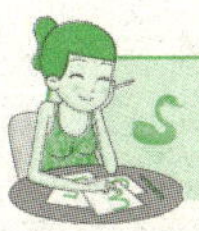

贫血的准妈妈要注意补铁了

准妈妈较易发生轻度缺铁性贫血，如果贫血加重，则会出现早产、生出低体重儿或者死产。为了预防妊娠贫血，孕期必须摄入足量的含铁食品，准妈妈们将补充的铁储存6个月后传递给婴儿。实验结果表明，怀孕期间补充铁，对孕妇相当有益。

缺铁性贫血是孕妇中较为常见的病症，导致这种病的主要原因有三：一是妇女怀孕后母体内需血量明显增加，比未孕时约增加45%，故对铁的需要量也相应的增加。二是胎儿自身造血及身体的生长发育都需要大量的铁，这些铁当然只能靠母体供给。三是分娩时的出血及孩子出生后的乳汁分泌也需要消耗铁，所以应在孕期

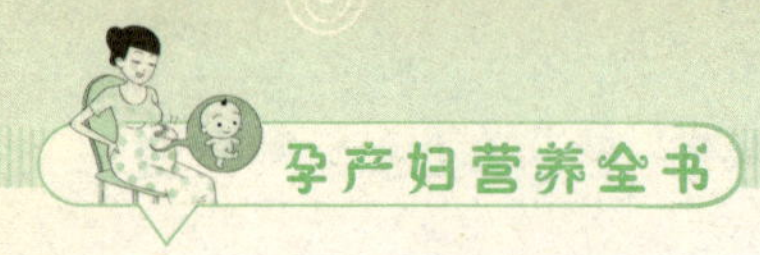

储备一定量的铁。

为了满足母亲和孩子的健康，怀孕期间要多吃富含铁的食物，如动物肝脏、血、鱼肉、禽类、豆类及绿色蔬菜，以预防孕期缺铁性贫血。

怀孕中、晚期，孕妇对铁需要量更大了，如果从食物中摄取不能满足需要，那么就容易出现孕妇贫血和胎儿贫血。孕期保健中发现得了贫血的孕妇，要在医生的指导下补充铁剂。铁剂是治疗贫血的特效药，一般服用铁剂10天左右，贫血症状就会开始逐渐减轻，连续服用2～3个月，贫血可得到纠正。服药要坚持，不可间断，而且在贫血被纠正后还应继续服药1～2个月，但此时每天服药1次即可。

研究表明，补充铁元素也并非多多益善，一定要做到适度补铁。怀孕期间过量补铁的母亲所生的孩子很有可能行为反常。体内铁含量过高比高胆固醇更危险，极容易诱发妊娠合并心脏病或者乙型肝炎等疾患，因此，孕妇在补充铁元素时一定要合理。

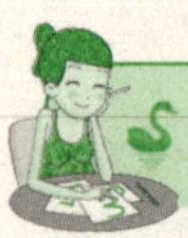

孕期喝水的四大铁律

由于排汗量的增加，准妈妈会时常感到口渴，口渴犹如田地龟裂后需要浇水一样，是缺水的表现，是大脑中枢发出补水的救援信号。口渴说明体内水分已经失衡，脑细胞脱水已经到了一定的程度，所以，在这里提醒所有的准妈妈不要等到口渴了再去饮水，饮水应每隔2小时一次，每日8次，共1600毫升。

另外，准妈妈还要注意不是所有的水都能喝，喝水应遵循以下四大铁律：

铁律一：不要喝久沸或反复煮沸的开水

例如大锅炉里的水，因为水在反复沸腾后，水中的亚硝酸银、亚硝酸根离子以及砷等有害物质的浓度相对增加。喝了久沸的开水以后，会导致血液中的低铁血红蛋白变成不能携带氧的高铁血蛋白，从而引起血液中毒。

铁律二：不要喝没有烧开的自来水和放置过久的开水

自来水中的氯与水中残留的有机物相互作用，会产生一种叫“三羟基”的致癌物质。准妈妈也不能喝在热水瓶中贮存超过24小时的开水，因为随着瓶内水温的逐渐下降，水中含氯的有机物会不断地被分解成为有害的亚硝酸盐，这对准妈妈身体的内环境极为不利。

铁律三：不要喝保温杯沏的茶水

茶水中含有大量的茶碱、芳香油和多种维生素。如果将茶叶浸泡在保温杯中，多种维生素被大量破坏，茶水苦涩，有害物质增多，饮用后易引起消化系统及神经系统紊乱。

铁律四：不要喝工业生产中的废水

工业废水即使经过高温煮沸，水中的有毒化学物质仍然存在。

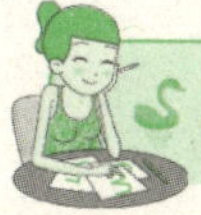

巧吃番茄，黄褐斑“不见面”

准妈妈脸上经常会生色斑，这是一件令人烦恼的事。别发愁，因为你的情绪越不好，色斑就越深；也不要乱吃药或抹外用药，否则可能会影响胎儿发育。

其实，番茄就是一种能够让妊娠斑“不见面”的好食物。只要吃法得当，就可收到奇效，番茄祛斑的原理在于它富含番茄红素和维生素C，它们都是天然的抗氧化物质，经常吃有助于祛斑养颜。

炒番茄

原料：番茄2个，青蒜、芝麻、青椒、葱花各适量。

做法：将番茄洗净，用烤箱烤软，去皮，做成番茄酱；芝麻炒香；炒锅加植物油，葱花爆香，下入切碎的青椒和青蒜略炒，加入番茄酱一同煸炒片刻即成。

功效：开胃助消化。而且其中的番茄红素又可随脂肪被人体充分吸收，同时芝麻、植物油中含有很多维生素E，它也是重要的抗氧化营养素。

番茄蒸水蛋

原料：番茄、鸡蛋各适量。

做法：番茄去皮切小丁，急火快炒5秒钟；鸡蛋打散、调味、加水，小火蒸至约七成熟时加入番茄丁，继续蒸熟即成。

功效：番茄蒸水蛋非常滑嫩，酸而不腻，如果作为正餐的主菜，还可以即兴加上些肉末或肉松，味道会更好，营养也会更加均衡。

番茄生菜色拉

原料：番茄200克，生菜100克，色拉酱适量(若能自家用植物油、蛋黄调制色拉酱，食疗效果会更好)。

做法：番茄用开水烫过，去皮，切块；生菜洗净，切成稍小的片，与番茄混合，调以色拉酱即成。

功效：这道菜不仅生吃方便，而且最大限度地保留了原料中的番茄红素和维生素C，祛斑效力大，因而成为孕期祛斑美食的特别推荐菜。

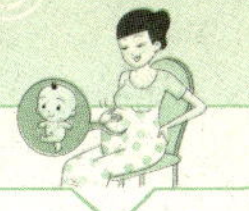

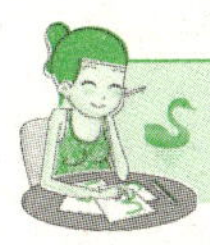

豆制品——准妈妈的绿色牛乳

有的准妈妈不习惯吃豆类和豆制品，这对供给胎宝宝足够的健脑营养素很不利，因为豆类是重要的健脑食品，如果准妈妈能多吃些豆类食品，对胎宝宝健脑十分有益。

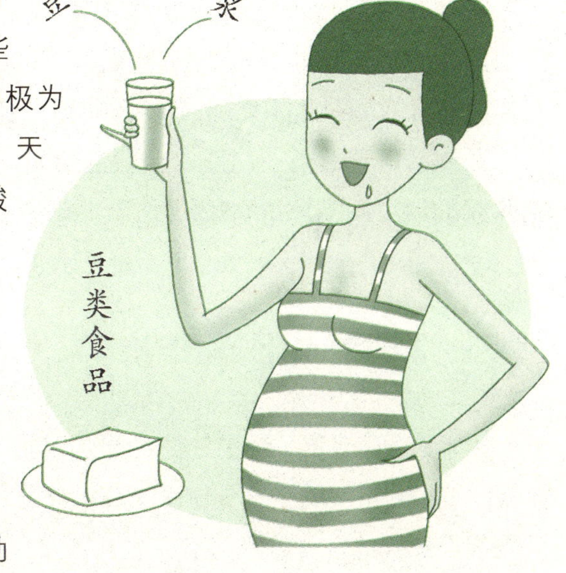

大豆中富含氨基酸和钙，正好弥补米、面中这些营养的不足，比如，脑中极为重要的营养物质谷氨酸、天冬氨酸、赖氨酸、精氨酸等在大豆中的含量分别是米中的6倍、6倍、12倍、10倍，可见含量之高，对健脑作用之大。

大豆中蛋白质含量占40%，不仅含量高，而且多为适合人体智力活动需要的植物蛋白。因此，从蛋白质角度看，大豆也是高级健脑品。大豆含脂肪量也很高，约占20%。在这些脂肪中，油酸、亚油酸、亚麻酸等优质不饱和脂肪酸又占80%以上，这就更说明，大豆确实是高级健脑食品。此外，100克大豆中含钙240毫克，含铁9.4毫克，含磷70毫克，含维生素B_1 0.85毫克，含维生素B_2 0.3毫克，含烟酸2.2毫克，这些营养素都是智力活动所必需的。

与黄豆相近的还有毛豆，毛豆是尚未成熟的大豆，含有较多的维生素C，煮熟后也是健脑的好食品。豆制品中，首先值得提倡的是发酵大豆，也叫豆豉，其维生素B_1含量很高，比一般大豆高一倍左右。豆豉另外所含的维生素B_2在谷氨酸代谢中起着非常重要的作用，而谷氨酸是人脑的重要物质，可提高人的记忆力。

豆腐也是豆制品的一种，其蛋白质含量为5.3%，脂肪含量为19%，100克豆腐中含钙120毫克，维生素B_1、维生素B_2的含量也很高，因此，豆腐是非常好的健脑食品。其他如油炸豆腐、冻豆腐、豆腐干、豆腐片(丝)、卤豆腐干等都为健脑食品，可交替食用。

豆浆和豆乳的不饱和脂肪酸含量都相当高，可以说是比牛奶更好的健脑食品。准妈妈应经常喝豆浆，或与牛奶交替食用。

既然大豆对健脑有如此重要的作用，那么就算准妈妈怀孕前不习惯吃豆制品，孕后也应从胎宝宝健脑出发，改变原有的习惯，努力多吃些豆类和豆制品。

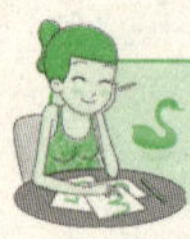

准妈妈请多吃玉米

玉米的营养丰富，含蛋白质、脂肪、糖类、维生素和矿物质等多种营养素，其中它特有的胶原蛋白占30%，球蛋白和白蛋白占20%~22%。特别值得一提的是黄玉米含有较多的维生素A，对人的智力、视力都有好处。

玉米中的维生素较多，对防止细胞氧化、衰老有益处，从而有益于智力。玉米中粗纤维较多，食后能宽肠及消除便秘，也间接有利于智力的开发。甜玉米中，蛋白质的氨基酸组成中以健脑的天冬氨酸、谷氨酸含量较高，脂肪中的脂肪酸主要是亚油酸、油酸等聚不饱和脂肪酸。这些营养物质都有利于智力发展。

玉米有健脑作用，如果准妈妈不吃玉米，显然是一大错，将会影响胎宝宝的大脑发育。因此，准妈妈应适当有意地在饮食中补充玉米，以利于胎宝宝健脑。

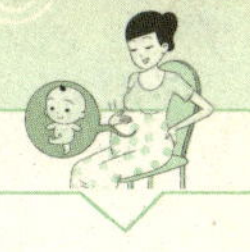

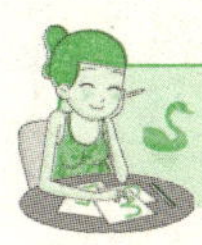

桂圆对准妈妈来说是一种“禁果”

桂圆含有多种营养物质，有补血安神、健脑益智、补心养脾的功效，是健脑增智的传统食物。但是桂圆对于准妈妈，特别是对妊娠早期的准妈妈来说，是一种“禁果”。桂圆虽然能滋补气血、益心脾，但它性温、味甘，能助火化燥，凡具有阴虚内热的人都不宜食用。

中医将准妈妈的主要生理变化概括为：“阳常有余，阴常不足。”因为准妈妈受孕后，阴血聚以养胎，故大多导致阴血偏虚。阴虚常常滋生内热，准妈妈往往出现大便燥结、口苦口干、心悸燥热、舌质偏红等胎热盛、肝火旺的症状。医家通常有“胎前宜凉”的说法，故不宜食用桂圆。

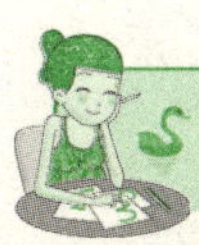

准妈妈要和咖啡说“拜拜”

对正常人来说，偶尔喝杯咖啡没什么不可，况且咖啡可以提神醒脑、减轻疲劳感，但是咖啡、可可、茶叶、巧克力和可乐型饮料中均含有咖啡因，准妈妈大量饮用后，会出现恶心、呕吐、头痛、心跳加快等症状。咖啡因还会通过胎盘进入胎宝宝体内，使胎宝宝兴奋，影响胎宝宝大脑、心脏和肝脏等器官的正常发育，使胎宝宝出生后体重偏轻。因此，建议计划怀孕的女性与已经怀孕的准妈妈尽量少喝或者最好不喝此类饮料。

平时准妈妈可以饮用开水、鲜果汁和牛奶，这样既补充了水分，又补充了蛋白质、钙、维生素等营养成分，对准妈妈和胎宝宝均有益处。

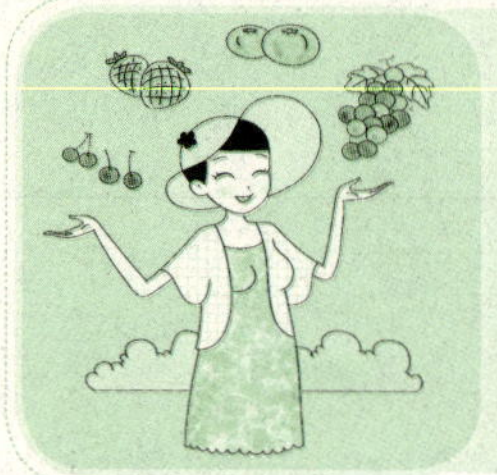

营养食谱：本月准妈妈饮食推荐

肉炒黄瓜干

原料：猪瘦肉150克，黄瓜干200克，色拉油、料酒、酱油、白糖、精盐、味精、葱花、水淀粉各适量。

做法：将猪瘦肉切成薄片；黄瓜干用清水泡软洗净，挤干水分备用。炒锅上火烧热，加入适量底油，放入肉片煸炒至变色，下葱花爆香，烹料酒，加入酱油，放入黄瓜干煸炒片刻，添少许汤，加精盐、味精、白糖，调好口味，翻炒使入味均匀，用水淀粉勾薄芡，淋明油，出锅装盘即可食用。

功效：本菜富含优良蛋白质、维生素及其他营养物质，适合准妈妈食用。

炒红薯泥

原料：熟红薯150克，瓜子仁、核桃仁各5克，白糖40克，猪油25克。

做法：将红薯去皮，弄成泥状，放到碗内加水拌匀，把白糖、瓜子仁、核桃仁剁碎放入调匀。将锅放火上，倒入猪油，将红薯泥放入，用勺炒搅，炒至不粘锅、不粘勺时，盛在盘内，即可食用。

功效：这道甜食含胡萝卜素1080微克，蛋白质4克，脂肪4克，热量565千卡（2363.96千焦）。

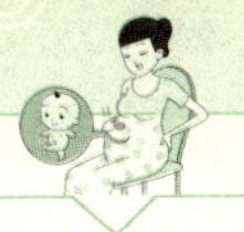

番茄蛋汤

原料：番茄150克，鸡蛋2个，虾米10克，香菜少许，色拉油、精盐、味精、香油各适量。

做法：将番茄洗净，用开水略烫一下，切成小块(橘子瓣形)。虾米去杂质用温水泡好。香菜择洗干净，切成细末。将鸡蛋磕入碗内，用筷子朝一个方向搅拌。锅置火上，烧热后倒入色拉油，待油热冒烟时，放入番茄炒几下，加开水，再放虾米，开锅后，将鸡蛋液慢慢地淋入锅中，汤沸蛋花浮起，撒入香菜末，放入盐、味精、香油，盛入汤碗中即成。

功效：番茄含维生素C、钙、磷及胡萝卜素、维生素B_1、苹果酸、柠檬酸、盐酸腺嘌呤、番茄碱、葫芦巴碱、胆碱、精氨酸、谷胱甘肽等成分，有抗癌、抗炎、降压、止血等功效。鸡蛋营养丰富，有养血安胎的作用。

鲫鱼姜仁汤

原料：鲫鱼1条（约重400克），生姜6克，砂仁15克，猪油、精盐、味精各适量。

做法：将鲫鱼去鳞，剖腹去内脏，洗净。把砂仁冲洗干净，沥干，研成末，放入鱼腹内。将生姜去皮，洗净，切成细丝。取一炖盅，将鱼放入盅内，再加入姜丝，盖好盅盖，加水炖2小时，加入猪油、精盐、味精调味，再稍炖片刻，出锅即成。

功效：鲫鱼除营养丰富外，还有治疗子宫下垂的作用，有利于安胎，可防治先兆流产和习惯性流产。对于妇女妊娠期间呕吐不止、胎动不安有较好的疗效。

干烹虾仁

原料：虾仁250克，料酒5毫升，鸡蛋清 20克，淀粉少许，盐 2克，植物油 50毫升，大葱少许，酱油 20毫升，姜少许。

做法：将葱、姜切末，淀粉加水调湿；在虾仁中放入鸡蛋清、淀粉、盐拌匀，浸渍半小时；锅内放入植物油烧热后，放入虾仁，边炸边用筷子分开，以免粘连，炸至虾仁呈浅红色时捞出，沥去油；将炸虾仁的油倒出，再将虾仁放入锅里，再倒入酱油、料酒、葱、姜末烹一下即成。

功效：本菜不仅可以帮助准妈妈补充镁，还能使菜营养更丰富。患有过敏性皮肤病、对虾过敏者不宜食用。

虾米炒菠菜

原料：菠菜250克，虾米10克，荤油10克，葱、姜、盐等适量。

做法：将菠菜择洗干净，切成3.3厘米长的段，与虾米、葱和姜放在一起；将炒锅放火上，倒入荤油，待油热时，将菠菜和配菜一起下锅，用勺煸炒，放入盐等作料，煸炒几下，待菠菜呈碧绿色时，起锅盛盘即成。

功效：此菜肴含胡萝卜素6497微克，蛋白质7克，脂肪10克，热量148千卡（619.23千焦）。

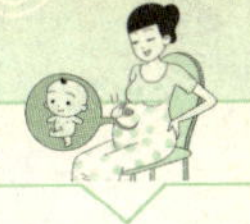

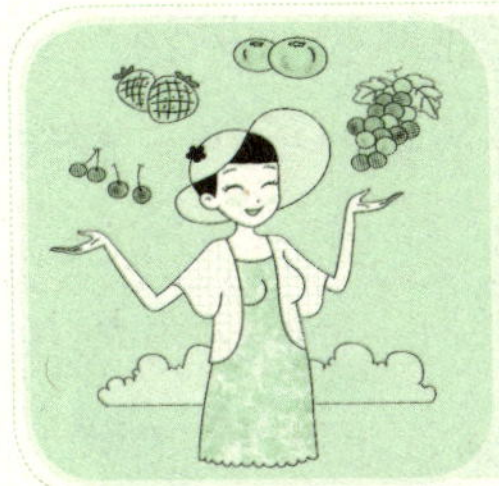

养护技巧：本月给准妈妈的生活提醒

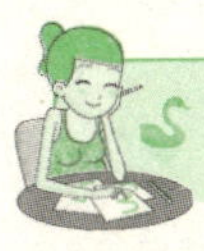

莫穿纤维内衣，谨防皮肤病

随着生活水平的提高和现代科学技术的发展，人们的衣着也发生了很大的变化，各种布料涌入市场，很多人穿上了化纤类内衣。化纤类品种繁多，像腈纶、锦纶、涤纶、膨体纱等，这些衣料舒适、美观、耐用，易于洗涤，深受广大消费者的喜爱。但是临床医生却发现有些人穿上化纤内衣后，在身体与内衣接触的地方，如胸部、腋窝、后背、臀部等处，皮肤都会出现小颗粒状丘疹、片状红斑，且伴有瘙痒和不适的感觉。在治疗时为控制瘙痒和防止皮肤抓破感染，患者常被嘱服用一些镇静药、脱敏药或消炎药。这些药物对一般人无甚妨碍，但如果准妈妈经常服这些药物（特别是妊娠早期），则会影响胎宝宝的生长发育，甚至导致胎宝宝畸形。

化纤类的纤维堵塞乳腺管是造成妇女乳汁分泌不足的原因之一。日本东京公立女子大学前谷西光教授对150名缺奶或少奶的哺乳期妇女用按摩的方法取其乳汁，用现代化扫描电子显微镜进行分析，发现乳汁中有极细的羊毛、化学纤维，其中有纤维者占受检人数的80%以上。所以，为了防止乳腺管被堵塞，妊娠期妇女最好不要穿化纤类内衣，尤其是戴化纤类胸罩，也不要贴身穿腈纶衣、人造羊毛衫、毛线衣、羽绒衣等，而应选用长纤维织成的、质地柔和、厚实的纯棉织品，并勤换洗内衣，临穿前抖掉内衣上可能存留的纤维，避免纤维摩擦脱落进入乳腺管。

另外，还要注意新内衣一定要先洗涤后再穿。因为服装在制作过程中会使用多种添加剂，像防缩用的甲醛树脂、增白用的荧光增白剂、为了挺立而上的浆，这些化学物质均对人体皮肤有刺激作用。服装在储藏过程中，为了防蛀、防霉而放入的防虫剂、消毒剂，对人体皮肤也有刺激作用，所以新内衣应该洗干净后再穿。

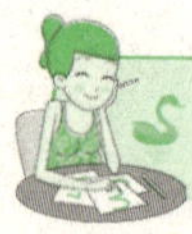

准妈妈的靓肤保养秘诀

妊娠期间因为激素的关系，很多准妈妈的皮肤会失去光泽或者皮肤的类型有所改变，因为皮肤变得敏感了，稍不注意，就会变得粗糙，所以虽说是在妊娠期，也不要懈怠皮肤保养，应以一个漂亮的、有魅力的准妈妈形象度过妊娠期。准妈妈把自己收拾得干干净净的，自己就会心情愉快，对产后皮肤功能的恢复也有好处。

护脸　妊娠期的美容主要是洗脸，早晚两次，使用平时常用的香皂或洗面奶擦出泡沫来，仔细地洗，洗干净以后，抹上护肤品。容易出汗的夏季，要增加洗脸次数，勤洗脸，不仅可去掉油垢，也可使人心情舒畅。由于激素的作用，很多准妈妈脸上容易长雀斑，一般在产后就会慢慢消失，不必十分介意。

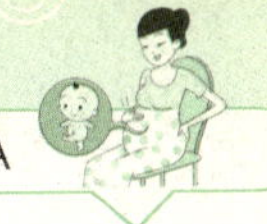

由于受紫外线照射容易引出雀斑，所以不要让强烈的直射阳光照在脸上。散步或外出时，要戴帽子，在脸上抹些防晒膏保护皮肤。

脸部按摩　妊娠期每天进行脸部按摩是非常重要的，既可加快皮肤的血液流通，增进皮肤的新陈代谢，又能预防皮肤病，保护皮肤的细嫩，使皮肤的机能在产后早日恢复。妊娠以前一直坚持按摩的人，应该做得更勤一些；以前没有做过的人，从知道已经妊娠的时候起，就要开始做。按摩的要领如下：先用洁面膏擦掉脸上的污垢；用香皂或洗面奶把脸洗干净，用毛巾将水擦干；在脸上均匀地搽按摩膏，然后用中指和无名指从脸的中部向上侧做螺旋式按摩，坚持5～10分钟；按摩完了，用热毛巾擦拭，再涂上爽肤水和面霜即可。

擦搓脸和手　平时将双手互相擦搓，主要是手背部，经过20~30次的擦搓，手会发热，再把双手的手心部放在两侧脸上，上下擦搓，力不要大，但要落实，上下擦搓约50次即可。擦搓时，要用手指擦搓眼窝、鼻翼和耳部，将脸全面擦过。这样做的目的主要是促进手和脸部皮肤血液循环，增强皮肤的抵抗力。

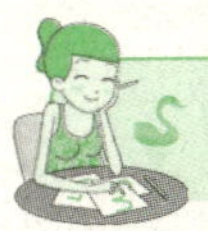

准妈妈要做到“笑之有度”

俗话说：“笑一笑，十年少。”这是有一定道理的。笑，对人来讲无疑是件有益的事情，但笑也要有度，不可经常大笑，特别是对于准妈妈来讲，更应该注意，否则会乐极生悲。准妈妈大笑时会使腹部剧烈抽搐，妊娠初期会导致流产，妊娠晚期会诱发早产。有的年轻女性在妊娠初期还不知道自己已怀孕，遇到开心的事会放声大笑，而在她们高兴得忘乎所以时，流产便发生了。因此，准妈妈要加倍注意和格外小心，切不可大笑不止。

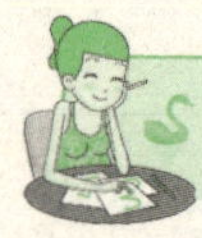

夏季使用空调的“三大注意”

夏天到了，准妈妈们会感觉到外面酷热难熬，有些人就喜欢待在空调屋子里。准妈妈在使用空调时，冷气不能太强，冷气如果开得太强会使皮肤收缩，反复出现这种情形也会使子宫收缩，会有导致流产、早产的可能。此外，皮肤过度收缩也会成为患病的原因。空调会使空气质量下降，因为要保持温度，房间一般都比较封闭，随着空气质量变差与温度、湿度的变化，可能会产生适合许多细菌生长的环境。另外，室内外温度差别比较大，也容易发生感冒。因此，准妈妈在使用空调时应注意以下事项：

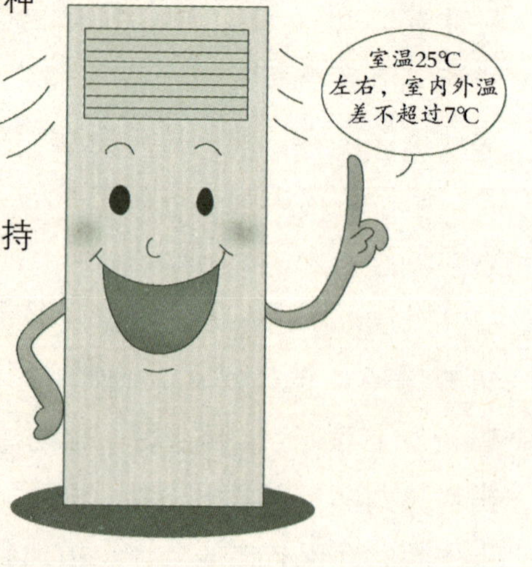

(1)家用空调每年可请专业人士进行一次全面清洗和消毒，特别是室内机的蒸发器，必须使用合格的消毒剂和正确的配比方法，由专业人员操作。消毒后，把消毒剂残液清洗干净，防止残液挥发对健康造成影响。在空调使用期间，应经常清洗过滤网(用清水直接冲洗即可)，最好每周一次。

(2)开启空调前，先开窗通风10分钟，尽量使室外新鲜空气进入室内。空调开启一段时间后，关闭空调，再开窗通风20～30分钟，如此反复，使室内外空气形成对流，让有害气体排出室外。

(3)室内温度最好控制在25℃左右，室内外温差不宜超过7℃；冷风出口处不要直接对着人和办公桌。

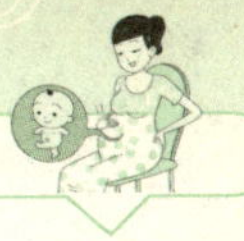

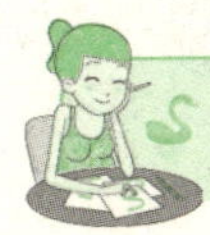

三种准备，定时预防“凉席病”

夏天睡了凉席后，手臂、双腿出现红斑和丘疹，这种情况很有可能就是“凉席皮炎”。“凉席皮炎”的发病原因主要有两个：一是因凉席材料而导致的凉席过敏症。一般来说，用绳、苇、草编成的凉席容易使人过敏，而使用竹、藤编制的凉席过敏者少；二是受螨虫叮咬而导致的皮肤炎症，常常可见针头大小的淤点。

要预防“凉席皮炎”，首先必须选择好凉席。成人选用凉席最好不要选草席，因为草席既容易生螨虫，本身又常常是过敏源。凡是有过皮肤过敏史的人，最好选用精编细织的竹、藤凉席。

其次，要保持凉席的清洁卫生。在每年首次使用凉席前，必须对凉席进行高温消毒（开水烫洗），再放到阳光下暴晒，这样才能将肉眼不易看见的螨虫及其虫卵杀死。

最后，夏季人体较易出汗，皮屑和尘灰就容易侵入凉席缝隙中，加之潮湿环境，就可能滋生螨虫，所以在使用过程中要做到“一天一擦洗，一周一晾晒”。一旦发生“凉席皮炎”不可随意搔抓。如果是过敏，最好脱离过敏源，同时在医生指导下正确用药。

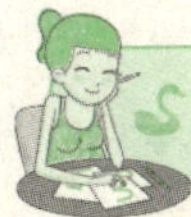

本月准爸爸的爱妻清单

怀孕3个月，准妈妈的妊娠反应有所减弱，胃口会有很大的变化，而且体形也开始出现变化，准爸爸可要注意：

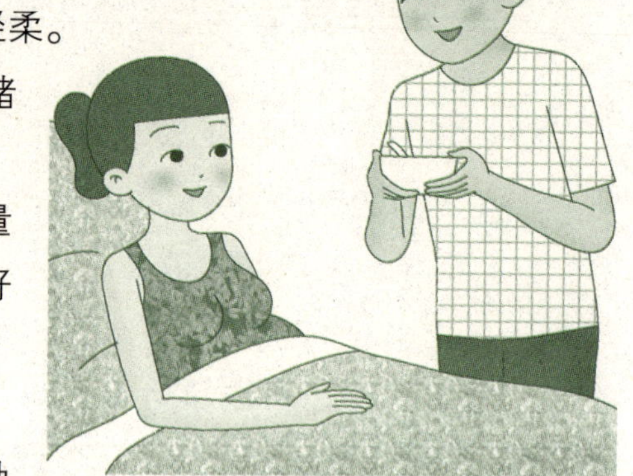

(1)这一阶段最容易发生流产，准爸爸除了尽量多做家务外，还应注意控制性欲，尽量减少性生活，偶尔为之也应该注意动作轻柔。

(2)帮助妻子保持良好情绪非常重要，妻子由于早孕反应，心理变得很脆弱，准爸爸要尽量多抽时间陪伴她，让她保持好心情。

(3)理解妻子的早孕反应，经常为她做些可口饭菜，鼓励她尽量多吃一些，为身体补充一些营养，同时为她买些有助于减轻恶心、呕吐的小食品，如柠檬、薄荷、梅子等。

第五章

孕4月

主打营养素：锌

主打营养素：锌

主要食物源：富含锌的食物有牡蛎、肝脏、口蘑、芝麻、扇贝等，尤其在牡蛎中含量很高。另外有牛肉、乳酪、蛋、豆类、鱼、果仁、麦芽、粗粮。

作用与功效：防止胎宝宝发育不良。这个月准妈妈需要增加锌的摄入量。缺锌会造成准妈妈味觉、嗅觉异常，食欲减退，消化和吸收不良，免疫力降低。准妈妈缺锌，会影响胎宝宝在子宫内的生长，会使胎儿的脑、心脏等重要器官发育不良。

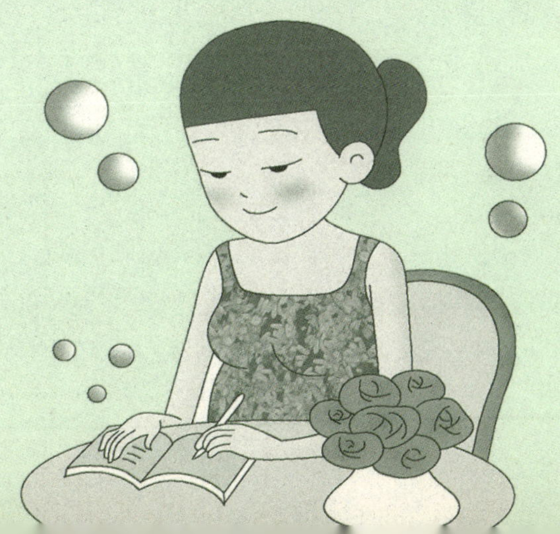

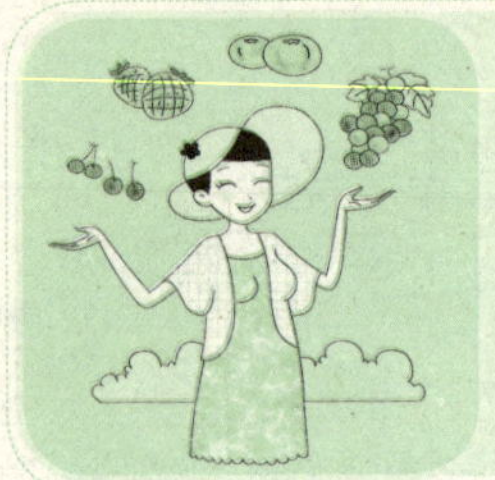

孕育档案：本月母子生理变化

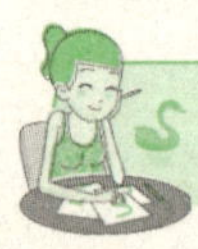

胎宝宝档案：本月胎儿身体变化

妊娠第13周	◎这时胎宝宝身长已有7.0~7.8厘米，体重18~20克 ◎头部的生长速度比身体的其他部位慢 ◎在脐带里生长的内脏进入腹腔内，指纹出现，指甲、声带和乳牙牙根开始生长
妊娠第14周	◎胎宝宝身长有8.0~9.5厘米，体重约28克 ◎此时宝宝的头发也开始迅速生长，头发的密度和颜色在宝宝出生后会发生改变
妊娠第15周	◎胎儿身长约有10厘米，体重45~50克。皮肤薄而透明，血管清晰，整个皮肤被毳毛覆盖。开始长出眉毛和头发 ◎胎儿已经开始在子宫中打嗝了，这是胎儿开始呼吸的前兆 ◎这时候胎宝宝的腿长超过了胳膊，手的指甲完全形成，指部的关节也开始运动了。更令人惊喜的是，在本周可以通过B超分辨孩子的性别了

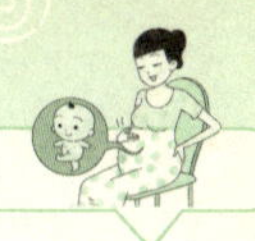

妊娠第16周	◎胎儿的身长约有12厘米，体重增加到约60克，此时看上去像一个梨 ◎胎儿在妈妈的子宫中会玩耍了，最好的玩具就是脐带，他（她）有时会拉它，有时用手抓它，将脐带拉紧到只能有少量空气进入。但是不必太担心，胎儿自己也有分寸，他（她）不会让自己一点空气和养分都没有的

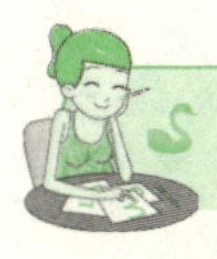

准妈妈档案：本月准妈妈身体变化

妊娠第13周	◎腹部开始隆起，乳房和腰围也发生了明显的变化，平时穿的衣服已变得不合身，再过不久就要穿上孕妇装了 ◎从外表看上去，已经有标准孕妇的美丽了。当然，这时的孕妇腹部、大腿内侧和臀部都会出现妊娠纹，有的人很明显，有的人却一点也没有。出现妊娠纹的准妈妈，这时不妨适当地做一些体育锻炼，以增加皮肤对牵拉的抗力
妊娠第14周	◎身体和心理都已经适应了怀孕的状态，并感到舒适了很多。裤子和裙子会勒到腰部，只有宽松的衣服穿起来才舒适 ◎因消化不良导致胀气的情况增多；一些准妈妈会出现皮肤或肌肉松弛现象；一些准妈妈会出现牙龈发炎等症状；乳房明显增大了很多，需要更换更大尺寸的乳罩

妊娠第15周	◎随着子宫的增大，支撑子宫的韧带增长，准妈妈会感到腹部和腹股沟疼痛 ◎准妈妈的乳晕颜色变深，乳房增大，呈暗褐色，在乳房里已经形成了初乳。随着初乳的形成，乳头会分泌出灰白色的乳汁，这是多种内分泌激素的参与和协同作用促进了乳腺发育所致
妊娠第16周	◎准妈妈的肚子圆圆地鼓出来，穿孕妇装会比较舒服。子宫开始向腹部方向增大，接近椭圆形 ◎体重开始增加，身体已经适应了妊娠，有可能会感冒或发生呼吸道感染

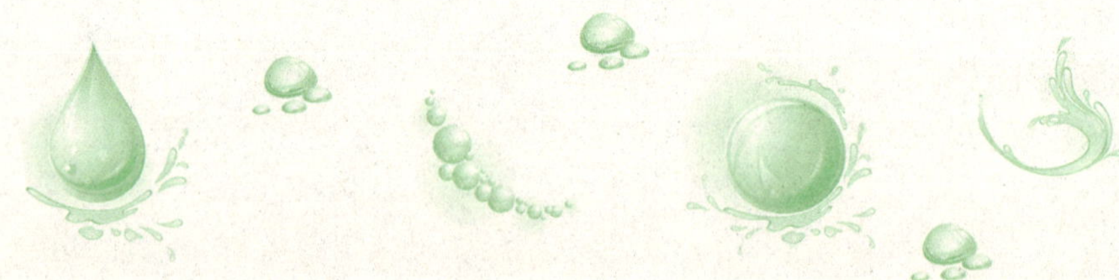

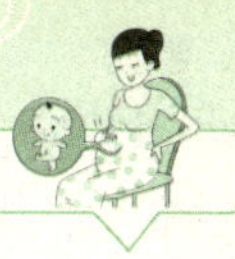

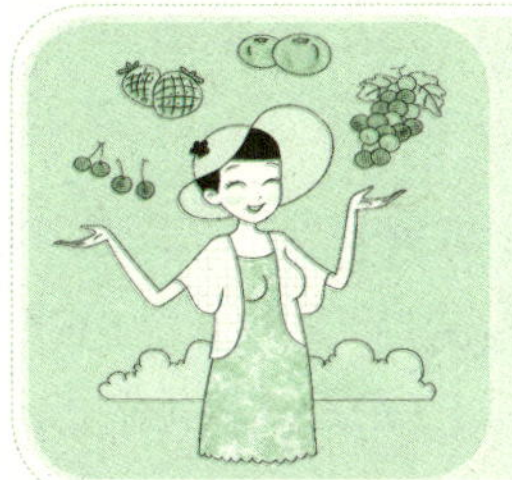

营养指南：本月准妈妈饮食宜忌

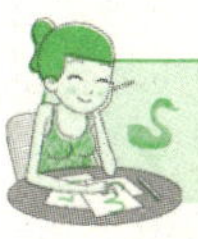

准妈妈不能忽视的补锌大全

缺锌是现代人普遍存在的问题，中国人的膳食结构和饮食习惯使得每天的锌摄入量仅为人体正常需要量的40%~60%，这是远远不够的。人体含锌量虽然不多，约1.5克，但它是人体必需的微量元素，直接参与人体的细胞生物代谢，人体内的氧化酶、蛋白分解酶、碳酸水解酶等都依赖锌原子来发挥作用。怀孕的妇女担负着双份的补锌需要，缺锌的情况更普遍一些，所以应该经常做检查，在医生的指导下适量补锌。对正常人而言，一个成人每日摄入16~20毫克的锌，基本上就可以维持机体的需要，而孕妇的需要量则要高出一倍才行，也就是说孕妇每日需要补充40毫克的锌，达不到这个量，就会缺锌了。

从怀孕初期开始，胎儿对锌的需要便迅速增加，平时胎盘及胎儿每日需要0.75~1毫克的锌。母体血清的锌水平在妊娠期呈逐渐下降趋势，这种情况一方面是由于血液稀释的缘故，另一方面是由于血清蛋白含量下降。

如果孕妇缺锌，有可能导致胎儿大脑皮质边缘部海马区发育不良，严重影响胎儿出生后的智力及记忆力。还可能造成胎儿出生后身材矮小、体重不增、毛发稀萎枯黄、皮肤粗糙、味觉功能异常，出现拒食或异食症（如吃泥土或火柴棍、纸张、烟头、沙粒等）。同时，孕妇缺锌容易患感冒、肺炎、支气管炎及腹泻等多种疾病，而且整个孕期持续食欲不振。临床研究已经证明，有的胎儿中枢神经系统先天性畸形、宫内生长迟缓，以及出生后脑功能不全，都与孕妇缺锌有关。

此外，血锌水平还会影响孕妇子宫的收缩。血锌水平正常，子宫收缩有力；反之，子宫收缩无力，影响正常分娩。孕妇缺锌还会使羊水缺乏抗微生物活性，还会影响核糖核酸的合成，并呈现多种与锌有关的异常，如足月胎儿体重减少、发育停滞、先天畸形，特别是胎儿中枢神经系统受损时，出现先天性心脏病、多发性骨畸形和尿道下裂等。若孕妇血锌水平非常低的话，则会出现流产或死胎等严重后果。

锌对促进智力发育作用重大，大脑神经细胞从胚胎10~18周开始到胎儿发育8个月，增殖基本结束，可谓“一次性完成”，孩子出生时脑神经细胞的数目与成人大致相同。众所周知，智力的物质基础是大脑中的脑细胞。而锌在促进脑细胞核酸的复制与蛋白质的合成中扮演重要角色，如果缺锌，不仅影响脑细胞的分裂与数量，对胎儿的视觉、性器官的发育也有影响。有关专家建议妊娠妇女应注意从食物中补锌。

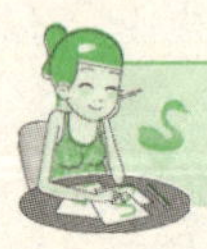

准妈妈补锌的正确方法

既然孕妇缺锌有害，那么补锌就理所当然了。可是如何补锌呢？

孕妇在日常饮食中一定要注意补充锌元素。含锌量多的食物包

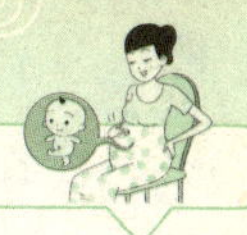

括苹果、葵花子、蘑菇、洋葱、香蕉、卷心菜及各种坚果等。其中，苹果素有“益智果”与“记忆果”之美称，它不仅富含锌等微量元素，还富含脂质、糖类、多种维生素等营养成分，尤其是细纤维含量高，有利于胎儿大脑皮质边缘部海马区的发育，有助于提高孩子出生后的记忆力。孕妇每天吃1~2个苹果即可以满足锌的需要量。

此外，专家的意见是常吃一点核桃、瓜子等含锌较多的零食，都能起到较好的补锌作用。同时，专家们还劝告，孕妇要尽量少吃或不吃过于精致的米、面，如小麦磨去了麦芽和麦麸，成为精面粉时，锌已大量损失，只剩下原来的1/5了。

不过，随意乱补也不好，作为孕期保健的内容之一，补锌要经过科学的检查和诊断，确实需要补锌才补，而且要在医生指导下进行。

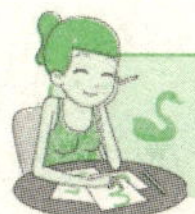

本月准妈妈的饮食原则

度过了不安的孕早期，从怀孕第4个月开始孕妈妈已进入了孕中期，许多准妈妈从本月开始妊娠反应消失或减弱，食欲大增。

进入孕中期的胎宝宝生长发育迅速，对各种营养物质的需求都会相应增加，所以准妈妈从本月开始需要补充丰富的营养，本月里准妈妈饮食应注意以下几点：

多吃动物性食品 动物性食品提供的蛋白质应占总蛋白质量的1/3以上，因为动物内脏含有丰富的优质蛋白、血红素铁、叶酸、维生素B_2、维生素A等，正是准妈妈最为需要的几种营养素。有专家建

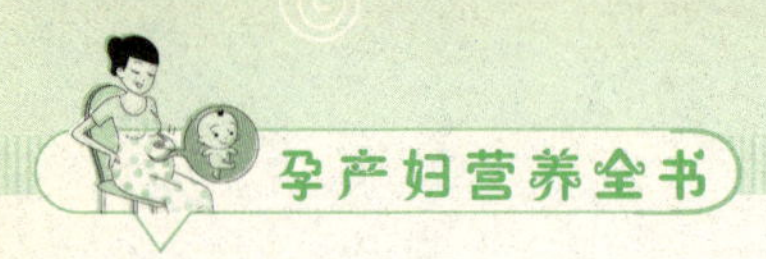

议，准妈妈至少每周选食一次一定量的动物内脏。

少食多餐 从本月开始，准妈妈逐渐增大的子宫进入腹腔可能挤压胃，餐后易出现胃部胀满感，故准妈妈宜少食多餐，每日4～5餐次。

增加植物油摄入量 从本月开始，应增加烹调所用的植物油的量，以适应胎宝宝机体及大脑发育生长的需要。也可多吃些花生仁、核桃仁、葵花子仁、芝麻等含脂质丰富的食品。

主食要充足 从本月开始，要摄入足够的主粮以保证热能的供给，可以节省蛋白质的消耗。提倡准妈妈选食标准米、面或与杂粮混食，如玉米面、小米、麦片等。专家们认为孕中期每天应摄入主粮400～500克。

合理烹饪 准妈妈的饮食要合理烹饪，以减少维生素的损失，例如，淘米时应避免反复用力搓洗；用开水蒸米饭；烧煮时不应丢弃米汤;煮稀饭及蒸馒头时不应加碱；蔬菜先洗后切，切后就烧，不宜搁放太久；炒菜时宜旺火快炒。

避免营养过度 在保证营养饮食的条件下，尽量避免增加不必要的体重。整个孕期的体重增长应控制在10～12千克。尤其是那些孕前体重就超标的准妈妈，在孕期更要注意控制体重，避免营养过剩造成胎儿过大，给分娩带来困难。此外，孕期肥胖还可能导致妊娠高血压综合征、妊娠糖尿病等危害准妈妈和胎宝宝健康的并发症。因此，准妈妈一定要在保证营养的前提下，避免营养过剩。

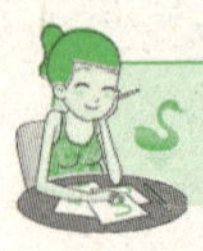

准妈妈饮食要重质量

妊娠进入第 4 个月，准妈妈的早孕反应大都已经消失，食欲已恢复正常，不论吃什么都觉得非常可口。但此时仍不可掉以轻心，因为从这个阶段开始，胎宝宝的运动增多了，正是需要大量养分的时期，所以准妈妈必须均衡地摄取各种需要的营养素，这不仅是

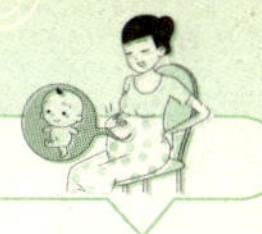

为了胎宝宝，也是为了准妈妈自己。此时，准妈妈饮食必须“重质量”，如果吃得很多，可是营养不均衡，吃进去的食物就不容易被消化吸收。

准妈妈营养不良可影响胎宝宝脑的发育，轻者出现脑功能障碍，重者使脑组织结构改变，出生后智力严重低下。营养缺乏时间越长，脑的损害越大，智力就越低下。

因此，准妈妈的营养要尽量丰富，不可偏食、废食，因为长期单一饮食将会导致营养不良症的发生。营养不足及营养过度均不利于母子健康，营养适度最好。有些准妈妈专吃高蛋白、高脂肪的食物，如肥肉、巧克力、奶油蛋糕等，以为这样营养就好了，但实际上某些营养素过高会破坏营养平衡，增加准妈妈自身甚至胎宝宝患病的可能性。有些女性平时就有偏食的习惯，造成营养不良，怀孕后自身及胎宝宝的健康都受到影响。

准妈妈在饮食方面，除了要均衡合理地摄取营养外，还要注意避免食用速食面，因为速食面中含有大量的盐分，成人一天的盐分需求量6克左右，如果摄取过多的盐分，容易造成妊娠中毒症。尽量不要喝碳酸饮料，因为碳酸饮料的砂糖含量很高，食入过多的砂糖会消耗钙质。另外，碳酸也会妨碍钙的吸收，即使吃再多含钙食物，一旦喝下大量的碳酸饮料，也会使体内钙质缺乏。

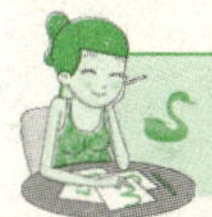

准妈妈要注意补钙了

由于胎宝宝的骨骼和牙齿占整个身体结构中的大部分，因此，

此时需要额外的钙供给。准妈妈怀孕时，自身的骨密度下降，若不及时科学地补充钙质，容易出现骨质疏松症，而且胎宝宝的生长发育也需要准妈妈补充钙质。但是，钙质的补充并不是越多越好。超量补钙，不仅有增加肾结石和奶碱综合征的危险，还会使胎盘过早钙化，囟门早闭。

准妈妈所需的钙主要来自饮食和钙剂，准妈妈在孕早期每天需要补钙800毫克，孕中期需1000毫克，孕晚期需1200毫克，每天补钙量不要超过2000毫克。正常准妈妈尽量从膳食中获取钙，奶制品是最好的钙来源，豆制品、虾皮、紫菜中含钙也不少。和纯牛奶相比，准妈妈补钙最好从准妈妈营养奶粉中获取，准妈妈营养奶粉含有丰富的铁、锌、牛磺酸、DHA，更有利于准妈妈的营养均衡。

从食物中提取钙质很重要，不过，准妈妈们还要注意补钙的方法正确：

少量多次补钙效果好　这样比一次大量补钙吸收好。在吃钙片的时候，可以选择剂量小的钙片，每天分一次或两次口服。同样500毫升牛奶，如果分成2～3次喝，补钙效果要优于1次全部喝掉。

选择最佳的补钙时间　钙容易与草酸、植酸等结合而影响吸收，因此补钙最佳时间应是在睡觉前、两餐之间。注意要距离睡觉有一段的时间，最好是晚饭后休息半小时，因为血钙浓度在后半夜和早晨最低，最适合补钙。

补钙同时适量补充维生素D　维生素D能够调节钙磷代谢，促进钙的吸收。除了服用维生素D外，也可以通过晒太阳的方式在体内合成。每天只要在阳光充足的室外活动半小时以上就可以合成足够的维生素D。维生素D服用过量会产生食欲减退、乏力、心律不齐、恶心、呕吐等不良反应。

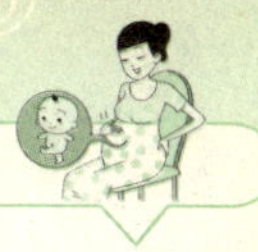

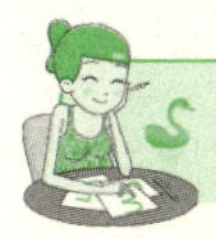

孕期补钙的四个误区

孕期及时补钙很重要，但是不能盲目地补充，否则会给胎宝宝的健康带来不利，下面是人们生活中补钙的四个误区：

误区一：补钙越多越好

现实参考：小林是一位很前卫的女性，她知道补钙对未来宝宝健康的重要性，于是在怀孕期间就自己大量补钙，以为补钙越多宝宝就越聪明。

专家讲解：孕期过度补钙，会使钙质沉淀在胎盘血管壁中，引起胎盘老化、钙化，使分泌的羊水减少，胎宝宝头颅过硬。这样一来，宝宝无法充分得到母体提供的营养和氧气，过硬的头颅也会使产程延长，宝宝健康就会受到威胁。因此，补钙要科学，千万不要认为越多越好。

误区二：以喝骨头汤的方式补钙

现实参考：老一辈人认为，骨头汤中含钙量很大，是补钙的最佳食品。而小李的婆婆也是这么嘱咐她的。为此，小李在怀孕期间就坚持每天喝骨头汤，希望能达到补钙的目的。

专家讲解：从营养学来看，骨头汤内含有丰富的营养物质，特别是蛋白质和脂肪。它作为物美价廉的一般食物，对人体健康是有益的。但单纯靠喝骨头汤是绝对达不到补钙的目

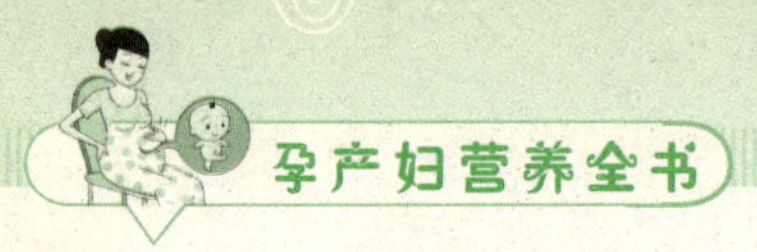

的。骨头汤里的钙含量微乎其微，更缺少具有促进钙吸收的维生素D。孕期每天喝骨头汤会引起一系列的胃肠不适，严重时还会造成营养不良。另外，骨头汤中的脂肪含量高，常喝易使体重攀升，且骨头汤中的脂肪和钙易结合成皂化物，还会妨碍钙的吸收。

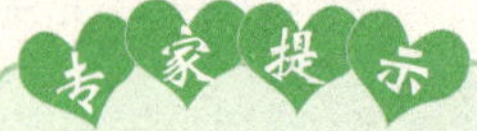

如果一定要用骨头汤补钙，在熬骨头汤时，可适当地加些醋，再滤去过多的油脂，就可以增加钙的吸收和利用，减少因油腻而造成的肠胃不适和肥胖。

误区三：以钙片补钙最方便

现实参考：小高谈起孕期补钙颇有心得，她说：“孕期补钙吃吃钙片就可以了，既简单又有作用。”

专家讲解：营养专家告诉我们，食补胜于药补。准妈妈补钙的基本原则是：“以食补为主，不足的部分可以用钙片来补充。”研究发现：人体所需的钙2/3从食物中获得，对准妈妈来说，通过膳食调整补钙才是首选。其中，奶类和奶制品、豆类和豆制品、坚果类食品都是准妈妈补钙的最佳食物来源，准妈妈不妨经常食用。

错误四：在吃饭的同时服用钙片

现实参考：有些准妈妈为了让钙达到最大限度的吸收，会在吃饭的同时服用钙片。

专家讲解：这种做法是欠妥的。因为，一般动物性食物含有大量的脂肪，过多的脂肪酸与钙离子结合形成钙皂，不能被人体所利用。植物性食物含有较多的植酸和草酸，而植酸和草酸可以和钙离子结合成不溶性的钙盐，也不能被人体利用。因此，在进餐时服用钙制剂不但不能达到补钙的目的，还会降低钙的吸收率，所以，只有在两餐之间补钙才能保证钙更好地吸收。

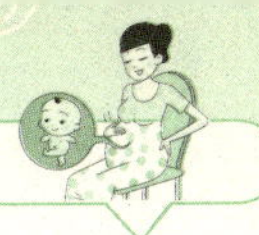

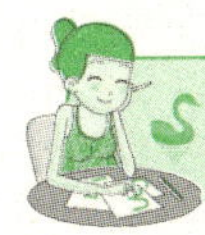

水果别吃太多，以防变成“糖妈妈”

有些准妈妈信奉“多吃水果，孩子将来皮肤好”的说法，因而几乎把水果当饭吃，有的甚至一天吃下两三千克。专家提醒，这种饮食是极不科学的，还可能吃出病来。

丹丹是个不折不扣的“水果迷”，她酷爱水果，自认为水果营养丰富，味道鲜美，长期进食可以保证身体所需的营养，还有很好的美容效果。自从怀孕后，丹丹的晚餐都用水果取代，每天晚上从来不正常吃饭。

丹丹的丈夫对于妻子从来都是言听计从，不敢有半句反驳，更何况丹丹现在属于怀孕期。一次，丈夫准备去外地出差一星期，就按照丹丹的要求提前在家准备了丰富的水果，可谓是种类繁多。一个星期后，丈夫回到家里，却发现丹丹并没有在家。他去岳母家询问才知道，原来在他离开的第二天，丹丹因为感觉身体不适上医院诊断，确诊患上了妊娠期糖尿病而住进了医院。

的确，水果有丰富的维生素、矿物质和多种营养，但是食用过多也会对人体造成伤害。水果含糖比较多，吃多了容易造成血糖浓度急剧上升，进而刺激胰岛大量分泌胰岛素，使血糖浓度又转而下降，血糖波动使人情绪不稳定、头晕脑胀、疲劳、精神不集中等。如果食用者有遗传糖尿病的因素或糖耐力低，很容易引发糖尿病。

过量地食用水果，会使体内积蓄大量维生素C，进而产生草酸。草酸与人体汗液混合排出，会损害皮肤，使皮肤变得粗糙，严重者还会发生过敏性皮炎。

建议准妈妈有选择地吃各种各样的食物，均衡营养。

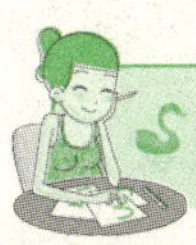

控制饮食，以防体重增加过快

虽然已过了孕早期，准妈妈的食欲有所改善，但还是要注意控制饮食，以防体重增加过快。准妈妈体重过重，摄入盐、糖过多，容易导致妊娠期糖尿病、妊娠高血压等妊娠并发症和巨大儿，同时也增加了分娩的危险性，是难产率增高、剖宫产率上升的重要原因之一。而新生儿过于肥胖，可能增加高血糖、高血脂、心脑血管疾病的发病率，严重影响其生命质量。

因此，准妈妈在饮食上千万要注意合理补充营养，谨防体重增加过快。而要在孕期控制体重，就要做到以下几点：

（1）饮食多样化，尽可能食用天然的食物，多吃一些新鲜绿色蔬菜，少吃高盐、高糖及刺激性食物，一些高糖水果也不宜多吃。

（2）烹饪应按“少煎炸，多蒸煮”的原则，将一天的总量分成5~6顿进食，最好不要增加饭量，可多吃些副食。

（3）适当运动，促进新陈代谢，消耗多余的脂肪，维持体重的平衡。

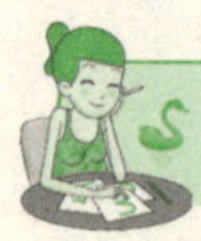

五种手段让准妈妈吃得营养又不发胖

怀孕期间，在饮食上花点小心思，用点小办法，就可以做到补充了营养却不长肉，这样做不仅有利于胎宝宝的健康，也有助于准妈妈的产后恢复。

手段一：蔬菜当做水果吃

水果含有的丰富的维生素是人体必需的，其中的维生素C还有利

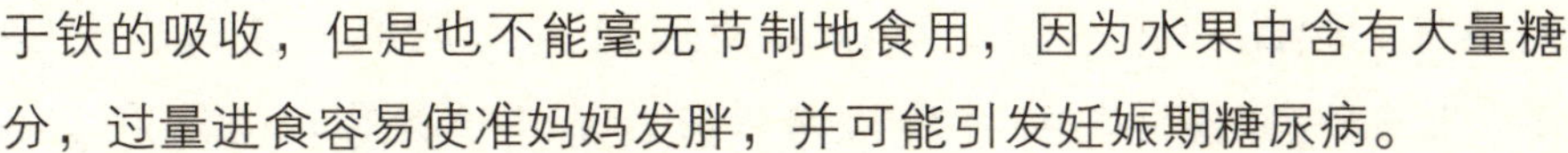

于铁的吸收，但是也不能毫无节制地食用，因为水果中含有大量糖分，过量进食容易使准妈妈发胖，并可能引发妊娠期糖尿病。

不妨把一些口感好的蔬菜当做水果来吃，或者与水果混合在一起食用。比如把橙子与黄瓜拌成香橙黄瓜色拉；或者，将胡萝卜与苹果混合打成果汁。当然，索性你还可以把番茄、小萝卜等当做水果吃，或者用黄瓜汁代替水果汁饮用，也是非常好的办法。

手段二：把柠檬当做调味剂

为了使食物更加好吃而添加的一些调料也非常容易使人发胖，比如拌色拉用的蛋黄酱是用蛋黄与油搅拌而成，并加入盐和糖，热量非常高，所以，不妨试试自制色拉汁。这里要介绍的一种调味汁是用少许橄榄油、柠檬汁、新鲜香草碎和少许研磨黑胡椒碎及海盐调拌的。因为柠檬已经有浓烈的酸味，可以让食物不需要太多其他调味就很有滋味，能够减少油、盐用量。这种调味汁除了做色拉，还可以涂抹在三文鱼或其他鱼肉上做腌料，然后进行少油的煎烤，味道也非常棒。还可以把柠檬切片泡在矿泉水中，在夏天代替碳酸饮料，非常爽口，且有利于健康。

手段三：多用豆类、玉米、红薯等食物充当主食

调整主食的结构，少吃一些精米、白面，适当在主食中增加杂粮，比如蒸一碗杂粮饭。或者，以红薯、玉米、芋头当做主食，这样可以多摄入一些膳食纤维，有利于肠蠕动，可缓解孕期经常发生的便秘现象，也是控制体重的好办法。

手段四：肉类采用煎烤、清炖的烹饪方法

烹饪肉类时，如果采用红烧的办法就很容易摄取过多营养，因为“红烧”时会加入大量的料酒、糖、酱油，这些调料也具有很高

的热量。因此，怀孕期间可以多用煎烤、清炖的办法来烹饪肉类，比如用橄榄油与香草海盐烤羊排，清炖牛肉等。但是注意不要用明火烤肉，应使用烤箱，并避免烤焦，这样就不易产生致癌物质了。

手段五：将晚餐时间提前，并坚持饭后散步

孕妈妈还可以把吃晚餐的时间提前一个小时，吃过晚餐后稍微休息即外出散步30～45分钟，可以消耗一定热量。另外，适量运动还可以帮助自然分娩。

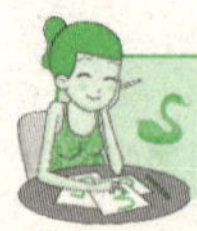

准妈妈要杜绝食用的四种食物

食物的功效大家都知道，有的可以活血，有的可以养颜，有的可以提神……不同的食物有着不同的功效，可是在孕期，一些食物是不适合准妈妈食用的，它会给准妈妈带来不良的反应。这里列出了准妈妈应杜绝的四种食物：

甲鱼 甲鱼学名鳖，又名水鱼、团鱼、鼋鱼，是人们喜爱的水产滋补佳品，它无论蒸煮、清炖，还是烧卤、煎炸，都风味香浓。甲鱼味道鲜美，营养价值高，含丰富的优质动物蛋白，其壳为名贵中药材。甲鱼人人想吃，但又非人人皆宜，比如准妈妈就不宜吃甲鱼。

甲鱼有较高的药用食疗价值，具有滋阴益肾的功效。虽然它具有强身补肾的作用，但是由于甲鱼味咸性寒，有着较强的通血络、散瘀块功效，因而有一定的堕胎作用，尤其是鳖甲，堕胎效果比鳖肉更强，所以，准妈妈在整个孕期都不宜食用甲鱼，以免引发胃肠不适等病症，或产生其他不良反应。

螃蟹 在我国，食用螃蟹已有久远的历史，可以上溯到周朝。直到今天，金秋时节，持蟹斗酒、赏菊吟诗还被视作是人生的一

大乐事。可见蟹是公认的食中珍味，曾有“一盘蟹，顶桌菜”的民谚。螃蟹中含蛋白质、脂肪、糖类、磷、铁和各种维生素，有散瘀血、通经络、抗结核和续筋接骨等功能，对身体有很好的滋补作用。

螃蟹虽好，但也不是人人适合食用。螃蟹味道鲜美，但因其性寒凉，有活血祛瘀的作用，故对准妈妈不利，尤其是蟹爪，有明显的堕胎作用，在妊娠期间不宜食用。

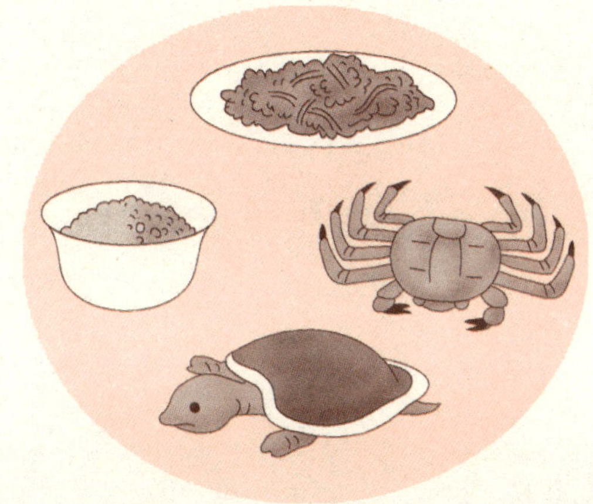

薏米　薏米又名薏苡、薏仁、六谷米等。薏米在我国栽培历史悠久，是我国古老的药食皆佳的粮种之一。由于薏米的营养价值很高，被誉为“世界禾本科植物之王”；在欧洲，它被称为“生命健康之禾”；在日本，最近又被列为防癌食品，因此身价倍增。薏米具有容易被消化吸收的特点，不论用于滋补，还是用于药疗，作用都很缓和。

薏米是一种药食同源之物，中医认为其性质滑利。药理实验证明，薏仁对子宫平滑肌有兴奋作用，可促使子宫收缩，因而有诱发流产的可能，准妈妈禁忌食用。

马齿苋　马齿苋又名长命菜、瓜子菜、五行草，是马齿苋科一年生肉质草本植物。根据测定，全草中含有去甲基肾上腺素、苹果酸、柠檬酸、谷氨酸、天冬氨酸、丙氨酸及蔗糖、葡萄糖、果糖等

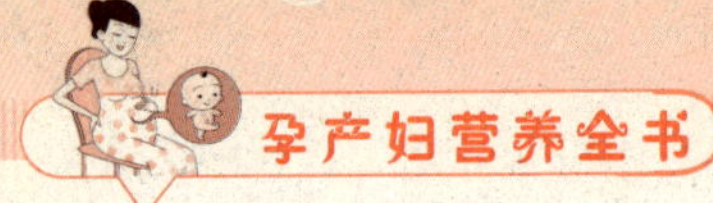

多种成分。

马齿苋既是草药，又可做菜食用。中医认为，马齿苋性寒、味甘酸，入肝、大肠经，具有清热解毒、泻热散瘀、消肿止痛、平肝除湿、利尿润肺、止渴生津等功效。实验证明，马齿苋汁对于子宫有明显的兴奋作用，能使子宫收缩次数增多、强度增大，易造成准妈妈流产，因此，在妊娠期间应禁食。

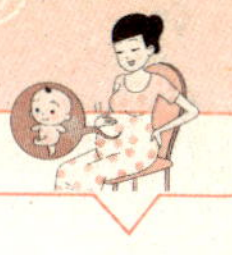

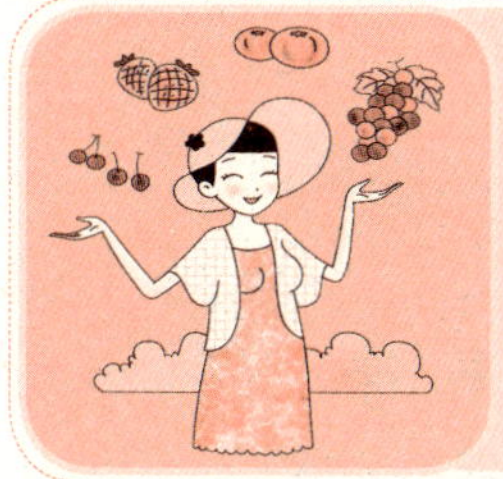

营养食谱：本月准妈妈饮食推荐

香干拌芹菜

原料：绿豆芽、芹菜、香干、香油、醋、精盐、蒜泥各适量。

做法：绿豆芽掐去两头；芹菜洗净，切成3厘米长的段。分别放入开水锅内汆一下(不能汆烂)，用凉开水泡凉，沥干放在一起备用。香干洗净，切成细丝，放入芹菜、豆芽中，加入香油、醋、盐、蒜泥拌匀即成。

功效：本菜含有丰富的铁、钙、磷、维生素C、蛋白质等多种营养素，可预防高血压、血管硬化、贫血、神经衰弱。

烫面蒸饺

原料：面粉500克，五花肉500克，熟肉150克，笋片100克，盐、味精、酱油、香油、姜末各适量。

做法：将五花肉切成小碎丁，笋片和熟肉也切成小丁，加入盐、味精、酱油、香油、姜末拌匀成馅，面粉加开水和成烫面，晾凉揉匀，擀成小薄片，包进肉馅，捏边，上笼蒸熟即可。

功效：此饺子含动植物混合蛋白质及丰富的糖类、脂肪、矿物质及多种维生素，对胎儿的成长有一定促进作用。

家常蛋花汤

原料：鸡蛋1枚，水发黄花菜、水发黑木耳各50克，小白菜250克，盐、味精、葱、胡椒粉、香油各适量。

做法：锅内放适量清水烧开，放入择净的黑木耳、黄花菜、小白菜。煮至白菜茎变软后，将鸡蛋直接打入汤中，用筷子搅匀，最后以盐、味精、葱、胡椒粉、香油调味即成。

功效：此汤可提供胎宝宝成长必需的蛋白质，还含有丰富的维生素A和维生素B_1。

牛奶椰汁

原料：椰子1个，椰子汁1罐，砂糖120克，牛奶80毫升，清水500毫升。

做法：将椰子肉切碎，加入清水500毫升，放入果汁机搅成汁，倒出过滤去渣。再把椰子水倒入锅中煮滚，依个人口味加糖，煮溶。然后加入牛奶及椰子肉粒，即可饮用。

功效：本品富含多种营养物质，具有清热去火、美容养颜的作用。

海带焖饭

原料：大米300克，水发海带100克，盐适量。

做法：将大米淘洗干净；水发海带放入凉水盆中洗净泥沙，切成小块。锅置火上，放入海带块和水，旺火烧开，滚煮5分钟，煮出滋味，随即放入大米和盐，再开后，不断翻搅，烧10分钟左右，待米粒涨发，水快干时，盖上锅盖，用小火焖10～15分钟即熟。

功效：海带富含碘、钙，孕期食用，有利于胎宝宝的生长，可防治准妈妈肌肉痉挛。

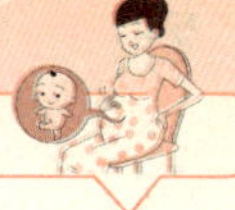

猪蹄香菇炖豆腐

原料：猪蹄1个，豆腐300克，香菇200克，精盐、姜丝、葱段、鸡精、丝瓜各适量。

做法：猪蹄去毛，清水洗净，用刀斩成小块(超市有洗净切块的猪蹄出售)，用开水烫一下，待用。豆腐放入盐水中浸泡10～15分钟，切成小块。丝瓜去皮，洗净，切成薄片。香菇去蒂，清水浸软后，洗净。将猪蹄置锅中，加水约2500毫升(还可加入泡香菇的水)，煮至肉烂时，放入香菇、豆腐，并加入盐、姜丝、葱段、鸡精，再煮5分钟，加入丝瓜，烧开后即可关火。

功效：此菜富含蛋白质、脂肪、糖类、钙、磷、铁、维生素A、维生素B_1、维生素B_2、烟酸、维生素C等营养物质，能益气生血、养筋健骨。

芙蓉鸡丝

原料：鸡脯肉200克，鸡蛋清4个，胡萝卜丝、火腿丝、精盐、料酒、味精、鲜汤、水淀粉、植物油各适量。

做法：鸡脯肉切成丝，加精盐、水淀粉上浆;鸡蛋清加精盐、味精、料酒、鲜汤、水淀粉打匀，倒入鸡脯肉丝、胡萝卜丝，搅拌均匀；锅上火放油烧热，倒入蛋清鸡脯肉丝，用勺轻轻推动蛋白至凝固成形，鸡脯肉丝成熟，倒入漏勺沥油；锅复上火，鲜汤烧沸，加精盐、料酒、味精，水淀粉勾芡，倒入芙蓉鸡丝，颠翻均匀，撒上火腿丝即可装盘。

功效：本品味道鲜香，富含优质蛋白、钙、磷、铁、锌、胡萝卜素、维生素C等多种营养素，适宜孕妇常食。

桃仁炖乌鸡

原料：乌鸡半只，核桃仁75克，枸杞子、葱、姜、花椒、料酒、盐等各适量。

做法：乌鸡洗净切块，汆水，去浮沫；加核桃仁、枸杞子、花椒、料酒、盐、葱、姜等，同煮；再开后转小火炖，至肉烂。

功效：配合核桃仁，能大大提升乌鸡的补锌功效。

孜然鱿鱼

原料：鲜鱿鱼1只，白醋、料酒、孜然、葱末、姜片、蒜茸各适量。

做法：将鱿鱼剪开，把墨囊取出，剥下皮，剪去内脏并冲洗干净；将鱿鱼切成花刀片，放在沸水中汆一下，捞出沥干；锅中放油烧热后，放入葱末、姜片炝锅后，倒入鱿鱼快速翻炒，再放入白醋、料酒、孜然，将鱿鱼炒熟透。

功效：鱿鱼含有丰富的蛋白质，其中的矿物质尤以钙、磷、铁、硒、钾、钠为丰富，对宝宝骨骼发育和造血十分有益。另外，其锌含量仅次于牡蛎。

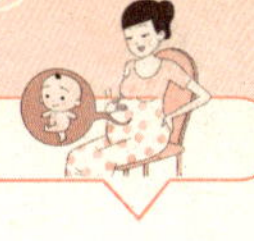

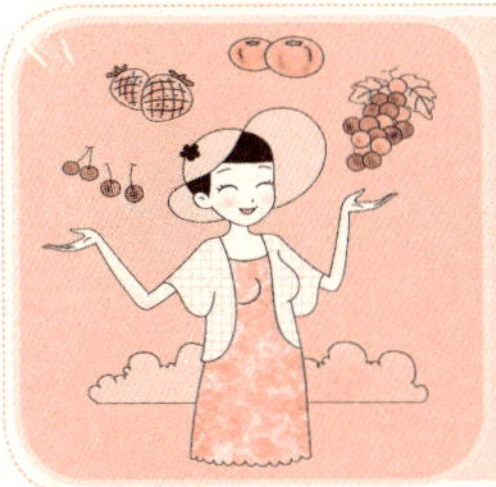

养护技巧：本月给准妈妈的生活提醒

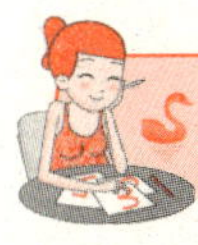

保持快乐的情绪是关键

4个月的胎宝宝，其大脑中枢内控制本能、欲望、心理状态的间脑或皮质部分已经形成，当夫妻吵架或准妈妈情绪不好时，如果用超声波来观看胎宝宝，可发现胎宝宝会有一些异常行为。因为当准妈妈情绪不稳定时，间脑的激素就会变化，这时会通过母亲血液经由胎盘进入胎宝宝血液，再进入胎宝宝间脑，间脑受到刺激，就会让胎宝宝的行动产生变化。这种刺激的反应，对出生后的孩子影响很大，一般来说，脾气较暴躁的孩子，其在母亲体内孕育时的父母关系往往不是很和谐。

为了宝宝能够健康成长，准妈妈一定要保持一种快乐的情绪。而丈夫最能影响妻子的情绪，为了腹中宝宝的安全，准爸爸一定要尽量避免让妻子做繁重的家务劳动，减少妻子的负担。要经常开导妻子少发脾气，如果妻子孕后爱发脾气，好找茬吵架，丈夫不能拉开架式和妻子吵。为了未来的宝宝，丈夫理当先克制自己，宽容妻子。要多给妻子摆事实、讲道理，以疏解妻子心中的烦闷。

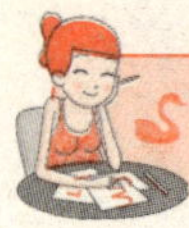

可以适度地过性生活了

此时胎盘已经形成，早孕反应已经过去了，准妈妈的身心都进入了相对稳定的时期。准妈妈的性敏感度较高，同时，由于胎盘和羊水的屏障作用，可缓冲外界的刺激，使胎儿得到有效的保护。因此，孕中期可以适度进行性生活。孕中期性生活以每周1~2次为宜，注意，进入孕7月后，要适当减少性生活的次数，以免引起宫缩导致流产。

孕中期的性生活体位有讲究。当准妈妈子宫还没有明显增大的时候，同房时仍可取正常位，即男上女下的体位，但不要压迫准妈妈的肚子。男上位时，准爸爸可以用手臂撑住自己的力量，以免压迫准妈妈。切记勿插入过深或动作太过猛烈，以免造成子宫颈受伤出血或引起子宫收缩。肚子越来越大以后，千万别压到肚子，可采取前侧位、侧卧位或前坐位，动作不要过于激烈。到怀孕偏后期的时候也可取后侧位同房。

性生活期间宜用避孕套，避免精液流入阴道引起子宫收缩，即使在准妈妈身心最稳定的孕中期（妊娠4~7个月），最好也使用避孕套，以防子宫收缩而腹痛或流产。

男子的精液中含有大量的前列腺素，性交时可经女性阴道黏膜

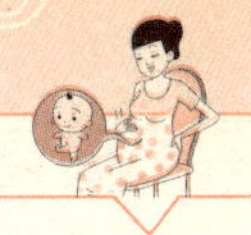

吸收，参与多种代谢活动，影响局部的循环，产生一系列反应。据医学研究发现，前列腺素共有13种，在人体内各种类型的前列腺素含量也不一样，对子宫的作用也可因是否妊娠而有区别。如果女性没有受孕，前列腺素E可以抑制子宫生理性收缩，使子宫肌肉松弛，以利于精子向输卵管移动，促进精卵结合。前列腺素E虽说对子宫有收缩作用，但含量较少。

在女子受孕期间,情况就不同了。有关资料证实，前列腺素对子宫的收缩作用明显增强，它可使子宫发生剧烈收缩，故在性交后不少准妈妈会出现腹痛。如果性生活过于频繁，子宫经常处于收缩状态，就有发生流产的危险。

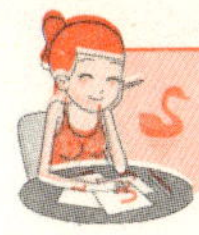

不要整天沉溺于打麻将

许多准妈妈闲来无事，看见朋友打麻将，便也参与其中，一来消磨时光，二来求得乐趣。殊不知，如此打发光阴，不仅对准妈妈自身不利，而且有害于胎宝宝的身心健康，既不利于优生，也不是积极的胎教。

准妈妈的情绪状态对胎宝宝的发育具有重要作用。准妈妈情绪稳定，心情舒畅，有利于胎宝宝出生后良好性情的形成，具有积极的促进作用。而准妈妈在麻将桌前往往精神紧张，大喜大悲，情绪不稳，使得激素的分泌异常，极易造成对胎宝宝大脑发育的危害。经常在麻将桌前虚度时光的准妈妈所怀胎宝宝在孕期经常躁动不安，出生后性情执拗、心神不宁、好哭闹、食欲不振，有些甚至出现癫痫和心理障碍。

准妈妈所处的环境能够直接影响胎宝宝的生长发育和其后天的性格，准妈妈应生活于良好的环境之中，避免噪声、烟雾、病毒的污染和感染。而在“方城之战”的过程中，往往是烟雾缭绕、酒气扑鼻、空气不畅、喊叫争论不迭。一副麻将，多人触摸，细菌、病

毒积于其上。这些都可能使胎宝宝供氧不足、母婴感染病毒，造成胎宝宝出生缺陷或发育迟缓，行为异常。

准妈妈应在优美的环境之中，接受真善美的熏陶，以陶冶自身和胎宝宝的容颜与心灵。显然，“筑长城”与此格格不入，不利于婴儿高尚情操的养成。

准妈妈需要适量的活动，不宜长时间保持同一个姿态。打麻将时，准妈妈的持续坐姿不利胃肠蠕动，腹部的压迫又使盆腔静脉血液回流受阻，出现静脉曲张、下肢水肿、痔疮等现象。会使准妈妈出现便秘、厌食。同时，坐位的压迫有碍于血液对子宫的循环和供养，直接影响胎宝宝大脑的发育。

由此可见，准妈妈沉溺于麻将之中，对母婴都有诸多不利，所以，准妈妈应该修身养性，戒除打麻将这种活动。

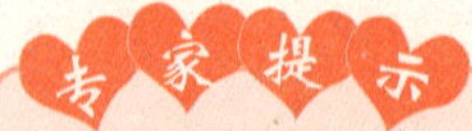

生活起居有规律对准妈妈尤为重要。麻将桌上往往身不由己。准妈妈饮食无定，睡眠无序，会造成植物神经功能紊乱，母体和胎宝宝都得不到充足的休息和足够的营养，这给母婴带来的危害将难以弥补。

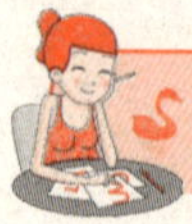

警惕花草成为胎宝宝的克星

家庭居室内摆上几盆花既能令人赏心悦目，又可美化环境，利于改善空气质量，使室肉清新自然，但有几点需要注意。

（1）因为花草一般在夜间吸入氧气，吐出二氧化碳，从而使得夜间居室空气中的氧气含量降低，对准妈妈和胎宝宝的健康不利，所以夜间卧室内最好不要摆放花草。不过也有例外，如仙人掌类肉质茎植物夜间就可以放在卧室内，因为这类植物在夜间吸入二氧化碳并吐出氧气。

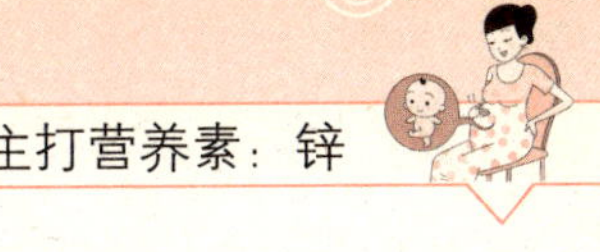

（2）有些花草对人体特别是准妈妈和胎宝宝具有一定的刺激作用，会影响母亲和胎宝宝的健康，所以家中最好不要养植。如水仙、杜鹃、夜来香、马蹄莲、万年青、含羞草、五色梅、一品红、夹竹桃等，这些花草大多本身有毒性，易引起人体皮肤过敏或黏膜炎症；有的会排放出有害气体，使人头昏、咳嗽，甚至气喘、失眠等。

（3）有些花草香气浓烈，会导致准妈妈食欲减退、精神不振，影响准妈妈的饮食、休息，对准妈妈的健康不利，如米兰、茉莉、丁香、夜来香等。

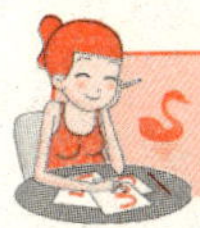

准妈妈孕期莫轻易拔牙

拔牙对一般人来说不是什么大事，但准妈妈就应特别注意了，因准妈妈拔牙时的精神紧张及疼痛刺激易诱发子宫收缩，可能会引起流产和早产。据临床资料表明：在妊娠最初3个月内拔牙可诱发流产；妊娠8个月后拔牙可诱发早产；在妊娠4～7个月时拔牙相对安全。另外，妊娠妇女由于受雌激素的影响，拔牙时易出血过多，因此妊娠期除必须拔牙的情况外应尽量避免拔牙。总之，妊娠期拔牙弊端较多，如必须拔牙，也应在妊娠中期（怀孕4～7个月）进行。拔牙前应充分休息、睡眠，做好口腔护理，精神放松；拔牙时充分麻醉，避免子宫受刺激产生子宫收缩而诱发流产与早产。准妈妈若有习惯性流产及习惯性早产史应禁忌拔牙。

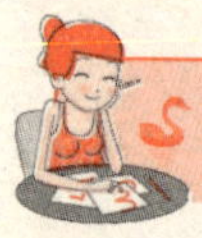

本月准爸爸的爱妻清单

告别了孕早期，准妈妈迎来了感觉稍许舒服一点的孕中期。这段时间，准妈妈显得比较有活力，可以感觉到胎动。而且，夫妻两人可以适当地过性生活，但是由于准妈妈对胎宝宝的顾虑而引起不同程度的性欲下降，准爸爸要给予体谅，本月准爸爸应注意以下几点：

（1）妻子胃口好转，胎宝宝也开始进入快速生长期，要注意为妻子提供富含蛋白质、钙和维生素的食物，如果妻子早孕反应较重，要补回营养损失，提醒妻子不要吃咸、辣、辛、冷的食物。

（2）妻子的阴道分泌物因怀孕而增加，容易引发阴道炎，需经常洗浴及更换内衣，准爸爸要勤帮助妻子进行清洗。

（3）不要因看到妻子已不被早孕反应所折磨，就又恢复以往的一些生活嗜好，如经常外出应酬、打麻将或喝酒等，这样容易使夫妻间发生口角，不利于胎宝宝的生长发育。

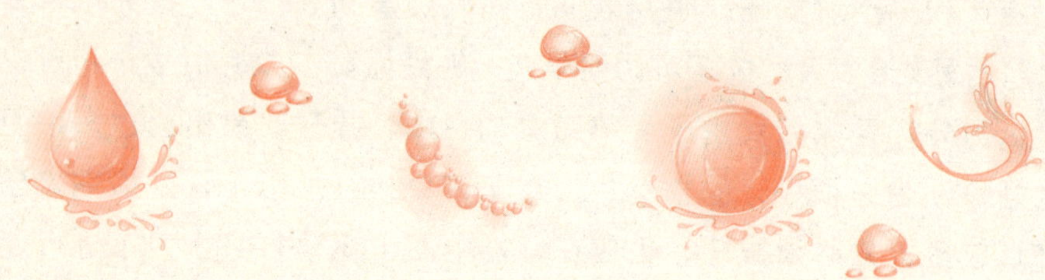

第六章

孕5月

主打营养素：维生素D、钙

主打营养素：维生素D、钙

主要食物源：牛奶、孕妇奶粉或酸奶是准妈妈每天必不可少的补钙饮品。此外，还应该多吃容易摄取到钙的食物，如干乳酪、豆腐、鸡蛋或鸭蛋、虾、鱼类、海带等。另外，准妈妈应每天服用钙剂。需要注意的是，钙的补充要贯穿整个孕期。单纯补钙还是不够的，维生素D可以促进人体对钙的有效吸收，所以准妈妈要多吃鱼类、鸡蛋来补充维生素D。

作用与功效：促进胎宝宝骨骼和牙齿的发育。准妈妈怀孕的第5个月后，胎宝宝的骨骼和牙齿生长得特别快，是迅速钙化时期，对钙质的需求简直是剧增。

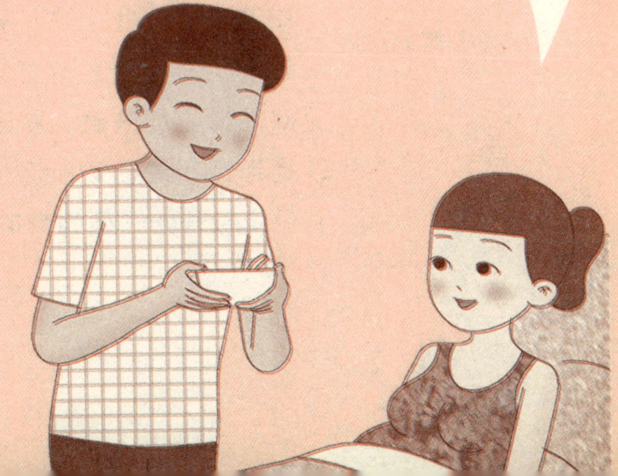

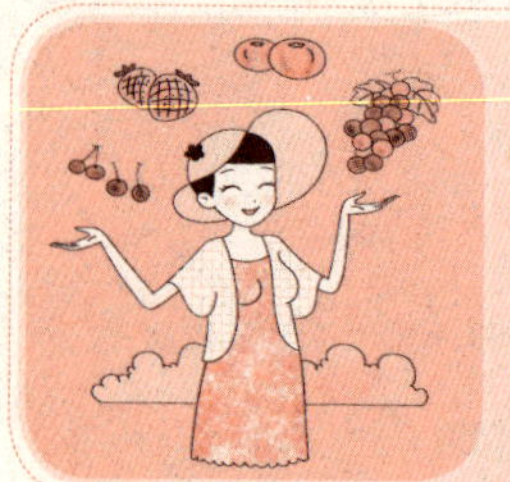

孕育档案：本月母子生理变化

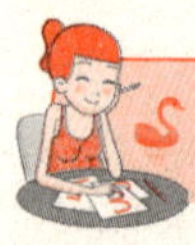

胎宝宝档案：本月胎儿身体变化

妊娠第17周	◎胎儿的身长约13厘米，体重约100克 ◎循环系统、尿道等开始工作。胎儿的肺正在发育并且更强壮，以利于将来适应子宫外的空气 ◎胎儿的听力逐渐形成，此时的他（她）就像一个小小的“窃听者”，能听得到妈妈的心跳声、血流声、肠鸣声和说话的声音
妊娠第18周	◎胎儿的身长约14厘米，体重约150克，胎儿此时的小胸脯一鼓一鼓的，这是他（她）在呼吸，但这时的胎儿吸入呼出的不是空气而是羊水 ◎在这一周，他（她）原来偏向两侧的眼睛开始向前集中。面部发育得更像人的样子，开始有最早的面部表情，如皱眉、斜眼、做鬼脸。他（她）的皮肤是半透明的，可以清楚地看见皮下血管，也能够看见全身开始长硬的骨骼

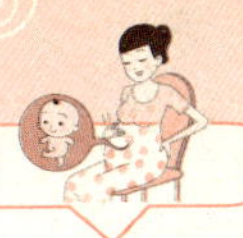

妊娠第19周	◎胎儿的身长约15厘米，体重约200克 ◎能够吞咽羊水，肾脏已经能够制造尿液，头发也在迅速地生长。感觉器官开始按照区域迅速地生长。味觉、嗅觉、触觉、视觉、听觉从现在开始在大脑中专门的区域里发育，此时神经元的数量减少，神经元之间的连通开始增加
妊娠第20周	◎胎儿的身长约16厘米，体重约250克 ◎胎儿的视网膜形成了，开始对光线有感应，能感觉到妈妈腹壁外的亮光。这时你可以用手电照射腹部进行胎教，胎儿对强光的反应会很大 ◎胎儿的感觉器官此周进入了成长的关键时期。如果是女孩，她的卵巢里现在大约有600万个卵，在她出生时卵的数目将减少到100万

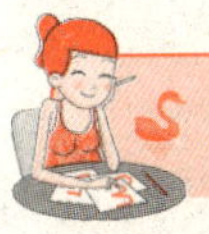

准妈妈档案：本月准妈妈身体变化

妊娠第17周	◎有胃内积食感，这是受增大的子宫挤压的缘故。有时你以为自己患了急性上呼吸道感染，常感到口干舌燥，甚至出现耳鸣，这实际上是妊娠引起的 ◎当准妈妈精神集中的时候，尤其是夜间躺在床上时，会感到下腹像有一只小虫在一下一下蠕动，这是胎宝宝在羊水中蠕动、挺身体、频繁活动手和脚、碰撞子宫壁而引起的生命象征——胎动，它是给准妈妈心灵带来欢愉的一个“里程碑”

妊娠第18周	◎精力逐渐恢复，大部分准妈妈的头发都会变得有光泽，皮肤也会变得漂亮 ◎这一周内有的准妈妈会受到痔疮的困扰，这是因为胎儿一天天在长大，压迫直肠，直肠的静脉鼓起来，严重时，直肠会凸到肛门外面。生痔疮之后，肛门又痒又痛，坐在椅子上或者排泄时还会出血。严重时，应该向医生咨询
妊娠第19周	◎准妈妈的身体变得笨重起来，随着心理和其他方面的准备，孕妇将很快适应这种状况 ◎子宫又增大了一些，孕妇感到下腹部膨胀，感觉有些下坠，时常有心慌气短的感觉。全身的关节变得松弛，下腹也鼓出来了，穿孕妇装会舒服些 ◎一些准妈妈还会出现贫血、腰痛、背痛等症状或有激素变化
妊娠第20周	◎准妈妈的子宫增长较平稳，大约可以平脐。自本周起，子宫大约每周长高1厘米 ◎腰变粗了，苗条的腰身看不见了。随着子宫增大，它会压迫胃、肾脏和肺，导致气喘、消化不良和尿频。从本周起，你的腹部皮肤上可能会出现棕色或红色的条纹——妊娠纹，这是皮肤伸展的标志

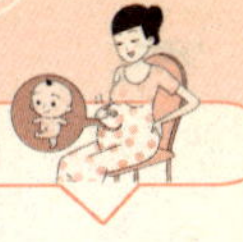

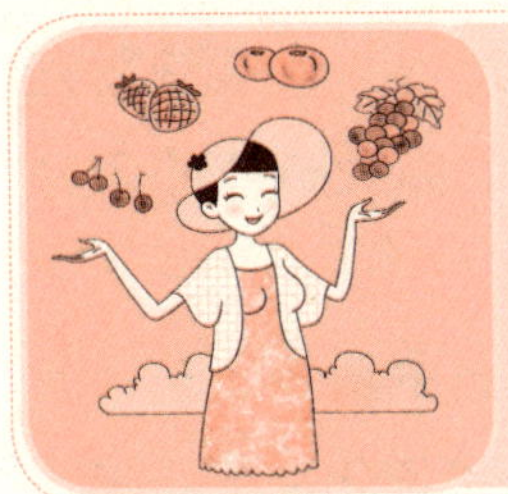

营养指南：本月准妈妈饮食宜忌

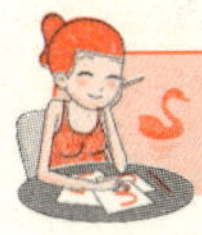

本月准妈妈的饮食重点

妊娠进入第5个月，绝大多数准妈妈的早孕反应早已消失，食欲较好，胎宝宝的生长速度加快，对各种营养素的需要量明显增加。此期在主食方面不要单调，米面和杂粮搭配食用，具体应做到以下几点：

饮食多样化，荤素搭配 副食要做到全面多样，荤素搭配，要多吃些富含多种营养素的食物，如猪肝、瘦肉、蛋类、海产品、鱼虾、乳制品、豆制品等，并且要多吃些新鲜黄绿色叶菜和水果，以保证胎宝宝的正常生长发育。

重视早餐 把早餐当做正餐来吃，重视早餐的质量和营养均衡，既可以加强营养和能量的供给，又不至于使体重增长得过快。

减少外出就餐次数 此期准妈妈易出现便秘和烧心，应多吃些富含纤维素的食品，如芹菜、白菜、粗粮等。烧心多是由于摄入糖分过多引起的，可多吃些萝卜来化解，因其含有可消化糖的酶类。准妈妈胃肠道功能下降，胃酸分泌减低，胃肠蠕动减弱，所以一定要注意避免冷热食物的刺激，并尽量减少外出就餐的次数，以免碗筷不卫生引起孕期疾病。

少食多餐 本月准妈妈由于食欲大增，进食量会增多，有时会出现胃中胀满，这时可服用1～2片酵母片，以增强消化功能。要少食多餐，这样既可补充相关营养，也可改善因吃得太多而胃胀的感觉。另外，考虑到胎宝宝骨骼发育和即将开始的视网膜发育，准妈妈应注意补充维生素A、钙和磷。例如可以把午餐和晚餐的重点安排成补脑和补充维生素A；早餐和加餐的重点安排成补钙，多吃一些干果和奶制品。

适量摄入脂肪 脂肪是脑及神经系统的主要成分。准妈妈应适度摄入脂肪，吃一些鱼肉及核桃、腰果等干果，有利于大脑的发育。

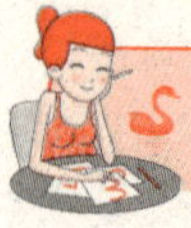

补充DHA为胎宝宝智力“助威”

孕期第5个月是胎宝宝的大脑皮质迅速发育的时期，所以，此时一定要注意饮食营养。专家认为，只有保证丰富的营养才能使脑细胞和神经系统健康发育，所以准妈妈一定要注意饮食营养。准妈妈应注意培养良好的饮食习惯，不挑食，不偏食，保证全面、合理的营养，蛋白质、脂肪、糖类、矿物质、维生素和水等人体必备的营养物质都应保证摄入量。另外，为了帮助胎宝宝的大脑发育，建议准妈妈可以补充充足的DHA（二十二碳六烯酸，俗称“脑黄金”），帮助胎宝宝大脑细胞的增殖，更好地提高记忆力。

DHA是构成细胞及细胞膜的主要成分之一，也是人的大脑发育、成长的重要物质之一。人体必需脂肪酸是用来维持各种组织的功能，缺乏时可引发一系列症状，包括生长发育迟缓、皮肤异常、鳞屑、不育、智力障碍等。DHA作为一种必需脂肪酸，其增强记忆

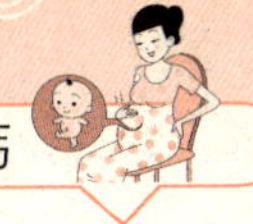

与思维、提高智力等作用更为显著，如人群流行病学研究发现，体内DHA含量高者的心理承受力强、智力发育指数高。

但是，人类无法自行合成DHA，必须从饮食中获得，海鱼就是不错的选择。我国历朝历代，状元出产的省份大多在南方临近水边的地方，也就是吃鱼多的地方，正是因为海鱼中含有丰富的DHA。这里为你推荐一些有效补充DHA的食谱。

番茄鱼泥

原料：新鲜鱼600克，鱼汤2勺，淀粉、番茄酱、精盐各少许。

做法：先将新鲜鱼洗干净，放入热水中煮熟，加适量的精盐。煮熟后捞出鱼，去骨刺和鱼皮，然后放入小碗内，用小勺背研碎。把研碎的鱼肉和鱼汤一起放入锅内煮，淀粉加水，并加入少许番茄酱调匀，倒入锅中搅拌，煮至黏稠状停火，即可食用。

功效：补脑益智，和胃健脾。

清蒸鲈鱼

原料：鲈鱼600克，金华火腿50克，香菇（鲜）70克，香菜、大葱、姜、料酒、盐、胡椒粉、味精、香油、水淀粉、色拉油各适量。

做法：鲈鱼宰杀洗净后控干水分，用盐和料酒擦抹鱼的里外以码味。火腿、水发香菇均切片。葱切长条，姜切片。依次码入大葱、鱼、火腿、香菇、姜片，淋上少量色拉油。大火蒸约15分钟取出，滗去原汁，去掉葱和姜片，把鱼放在盘内。炒锅烧油浇鱼身上。炒锅再上火，烹入料酒、清汤、盐、胡椒粉、味精，水淀粉勾芡，淋入香油，一并浇在鱼身上，香菜或葱丝围在鱼尾处即可。

功效：补脑益智。

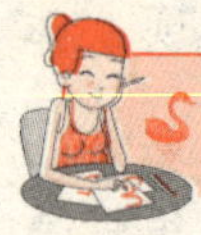

准妈妈不要多食动物肝脏

怀孕的妇女不要过量吃动物肝脏之类的食物，以减少胎宝宝先天性缺陷的危险性。

为什么多吃动物肝脏会使胎宝宝致畸呢？人们对此感到十分奇怪。论营养，动物肝脏的营养价值确实很高，它含有20%的蛋白质、多种动物维生素、钙、磷、铁、锌等，均属人体所必需的营养物质。特别是吃猪肝还有补血、护肝、养颜和防治夜盲症的食疗保健作用，可谓是经济实惠的食中佳品。但是医学研究人员做了大量的实验研究，发现动物在怀孕期内如果被喂食大量维生素A，可使胎宝宝出现畸形。人们初次了解到维生素A与胎宝宝畸形的关系。还有人对20000多名准妈妈做了调查，她们在孕期内曾摄入过大量维生素A，结果出生的后代有的患有唇裂、腭裂、耳部、眼部及泌尿道缺陷，有极少数的患中枢神经系统或胸腺发育不全等。据资料分析：妇女妊娠期内，尤以前期3个月时，每天所摄入的维生素A量若超过15000国际单位，则会增加胎宝宝致畸的危险性。其维生素A的来源主要为动物肝脏做成的食品和药物。通常准妈妈每天补充维生素A 3000～5000国际单位已足够，而猪肝每500克即含有维生素A 43500国际单位，同量的牛、羊、鸡、鸭等动物肝脏中含维生素A的量均高于猪肝，其中鸡肝竟数倍高于猪肝。因此，为保障下一代的健康和安全，准妈妈不宜多吃动物肝及其制品。

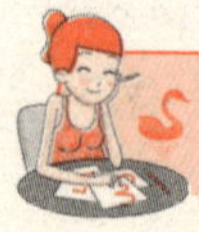

多吃些有益于胎儿大脑的坚果

坚果在食物的分类中被归为脂肪类食物。高热量、高脂肪是它们的特性，但是坚果含有的油脂虽多，却多以不饱和脂肪酸为主。对于胎宝宝来讲，身体发育首先需要的营养成分当然是蛋白质。但

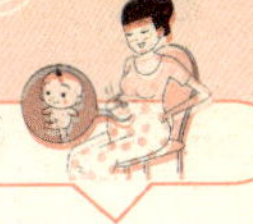

是对于大脑的发育来说，需要的第一营养成分却是脂类（不饱和脂肪酸）。据研究，脑细胞由60%的不饱和脂肪酸和35%的蛋白质构成。坚果类食物中还含15%～20%的优质蛋白和十几种重要的氨基酸，这些氨基酸都是构成脑神经细胞的主要成分，同时还含有对大脑神经细胞有益的维生素B_1、维生素B_2、维生素B_6、维生素E及钙、磷、铁、锌等。因此，无论是对准妈妈，还是对胎宝宝，坚果都是补脑、益智的佳品。

下面简单介绍一下常食坚果的营养功效与食用方法：

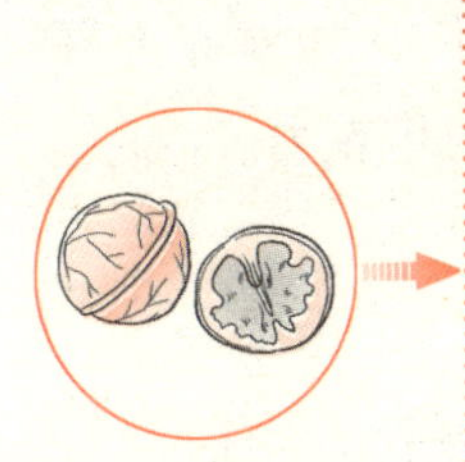

核桃　补脑健脑是核桃的第一大功效。此外，核桃含有的磷脂具有增强细胞活力的作用，能增强机体抵抗力，并可促进造血和伤口愈合。而且，核桃仁还有镇咳平喘的作用。尤其是要经历冬季的准妈妈，可以把核桃作为首选的零食。核桃可以生吃，也可以加入适量盐水煮熟吃，还可以和薏米、栗子等一起煮粥吃。

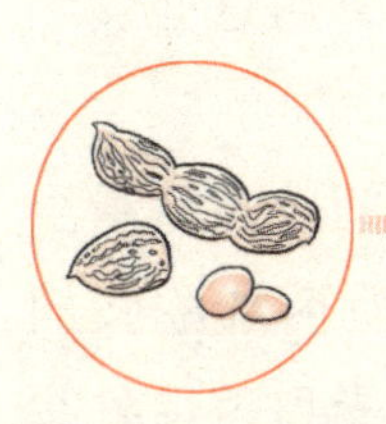

花生　花生的蛋白质含量高达30%左右，其营养价值可与鸡蛋、牛奶、瘦肉等媲美，而且易被人体吸收。花生皮还有补血的功效。花生仁可以与黄豆一起炖汤，也可以和莲子一起放在粥里或是米饭里。最好不要用油炒。

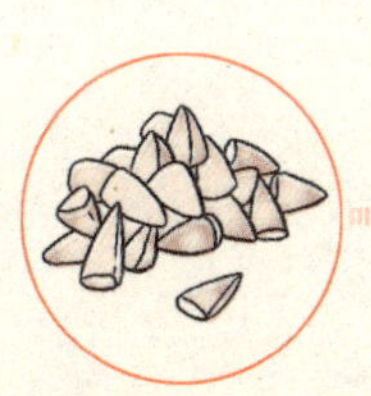

松子　松子含有丰富的维生素A和维生素E，以及人体必需的脂肪酸、油酸、亚油酸和亚麻酸，还含有其他植物所没有的皮诺敛酸。它不但具有益寿养颜、祛病强身的功效，还具有防癌、抗癌的作用。松子可以生吃，或者做成美味的松仁米。

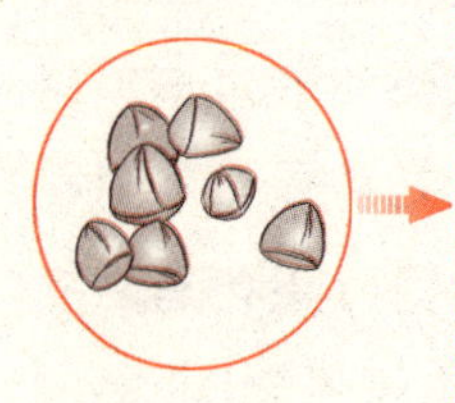

榛子　榛子含有不饱和脂肪酸，并富含磷、铁、钾等矿物质，以及维生素A、维生素B_1、维生素B_2、烟酸，经常吃可以明目、健脑。如果不想单吃榛子，可以压碎拌在冰激凌里或是放在麦片里一起吃。每天50克，多吃无益。

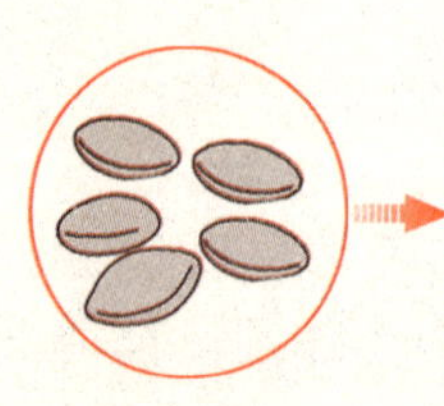

杏仁　杏仁有降气、止咳、平喘、润肠通便的作用，对于预防孕期便秘很有好处。但是中医认为杏仁有小毒，不宜多食。一般来说，我们目前能够买到的大部分是袋装的杏仁，如果你不喜欢吃，或者可以尝试一下带杏仁的巧克力。

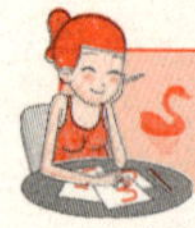

薯条、薯片是准妈妈健康的绊脚石

随着人们物质生活的不断提高,越来越多的地方出现了西式快餐，出售薯条、薯片等油炸的高脂肪、高热量食物。食用这些食物其实对准妈妈是有害无益的。

德国最新研究成果表明：准妈妈和哺乳期的妈妈们应当尽量少食，甚至禁食法式炸薯条、薯片或其他含有化学物质丙烯酰胺的食物。研究人员指出，因为胎宝宝和新生儿特别容易受到丙烯酰胺（一种可能致癌的化学物）的侵害，它能够很容易地通过血脑屏障，进入他们幼嫩的大脑，对神经造成损害。因此，准妈妈应禁食薯条、薯片等快餐食品。

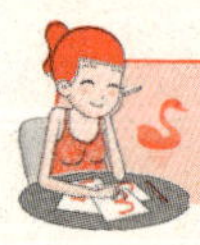

不要食用罐头食品

一般情况下，罐头食品的营养价值不如新鲜食物，因为在罐头食品的加工过程中，为了达到灭菌保存的目的，往往要高温加热、加压，对一些营养素，特别是蔬菜、水果中的维生素C等破坏比较多；其次，为了改善罐头食品的色、香、味，有时还要加入一些香精、色素、甜味剂、脱色剂等，这些人工合成的食品添加剂多食对人体无益。为了延长罐头食品的保质期，还会加入一些防腐剂。因此，为了胎宝宝的正常发育，准妈妈最好不要食用罐头食品。

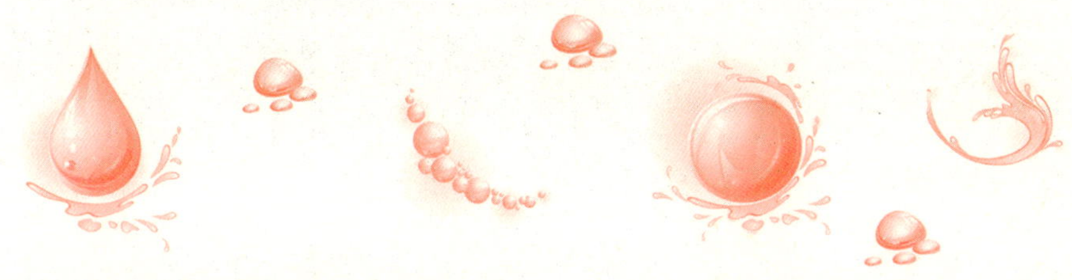

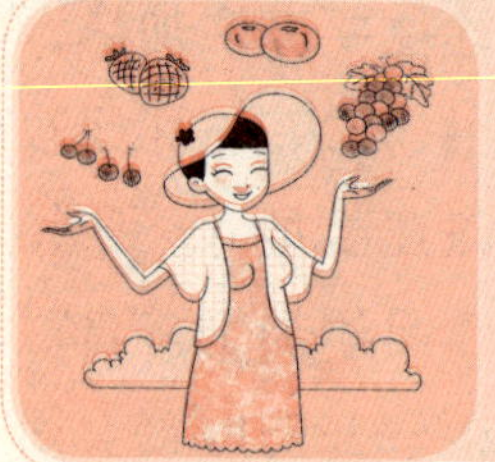

营养食谱：本月准妈妈饮食推荐

酸奶布丁

原料：酸奶1瓶，牛奶、各色水果、明胶粉、糖各适量。

做法：牛奶加适量明胶粉、糖煮化，晾凉后加入酸奶，倒入玻璃容器中混匀;加入各色水果丁后冷藏，以促进凝固。

功效：酸奶布丁的钙质来自奶制品，而且是最好吸收的。变换一种饮奶方式，可为准妈妈的生活增添色彩。

香葱拌虾皮

原料：小葱30克，虾皮50克，红椒、盐、香油各适量。

做法：虾皮洗净后汆水；小葱切小段，红椒切丝；虾皮加入小葱段、红椒丝，盐、香油少许即可。

功效：每100克虾皮含39.3克蛋白质，钙和磷的含量为20000毫克和1005毫克。妊娠中后期是胎儿骨骼、牙齿及神经系统发育的重要阶段，食用虾皮可有效补充钙质和蛋白质。

鸭血豆腐汤

原料：鸭血50克，豆腐100克，香菜、上汤、醋、盐、淀粉、胡椒粉各适量。

做法：鸭血、豆腐切丝，放入煮开的上汤中炖熟;加醋、盐、胡椒粉调味，以淀粉勾薄芡，最后撒上香菜末。

功效：豆腐是补钙高手，鸭血能满足准妈妈对铁质的需要。酸辣口味不仅能调动准妈妈的食欲，还能促进钙质的吸收。

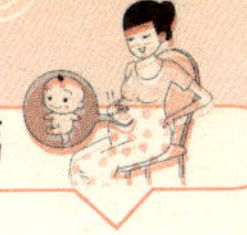

虾皮炒菠菜

原料：菠菜400克，虾皮10克，食用油10毫升，葱、姜、蒜各适量。

做法：将菠菜洗干净，切成3厘米长的段;干虾皮用温水稍泡，洗净;将炒锅置于火上，放入油，待油热后，放入葱花及虾皮炒;将菠菜放入，一同炒几下，再放入食盐等炒匀即可。

功效：此菜含蛋白质12.3克，脂肪26.3克，热量325.4千卡，钙336.3克，可增强食欲。

虾米炒油菜

原料：油菜500克，虾米50克，香菇片、玉米片、火腿片各5克，姜末少许，食盐适量，食用油10毫升，鲜汤适量。

做法：将油菜切成3.3厘米长的段，菜心用刀一破四棱，改切约3厘米的段，然后开水氽一下捞出，挤干水分，放在盘内;将炒锅放在火上，放入油，油热时，将油菜、虾米、香菇片、玉米片、火腿片下锅，加上作料和鲜汤，将锅翻动，炒匀即可。

功效：此菜含蛋白质12.7克，脂肪52.1克，热量571.6千卡（1361.5千焦），钙 584.6毫克。

奶汁烩生菜

原料：生菜100克，西蓝花50克，牛奶、上汤、食用油、盐、淀粉、味精各适量。

做法：把生菜、西蓝花切小，炒锅中油烧热，倒入切好的菜;加盐、上汤等调味，盛盘，西蓝花在中央;煮牛奶，加一些上汤，用盐、淀粉及味精调味，熬成稠汁，浇在菜上。

功效：与一般的蔬菜制作方法相比，奶汁烩菜可有效地提高菜肴的钙含量，其淡淡的奶香也更能迎合准妈妈的胃口。

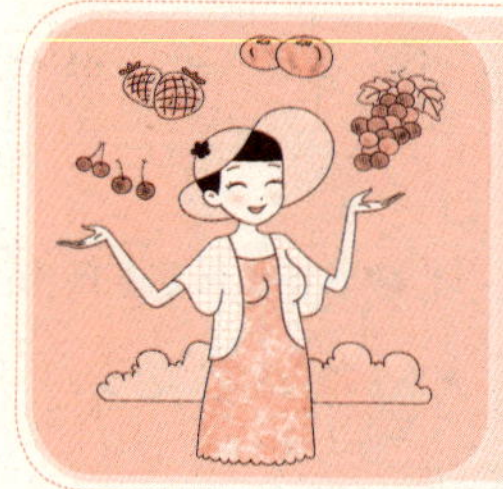

养护技巧：本月给准妈妈的生活提醒

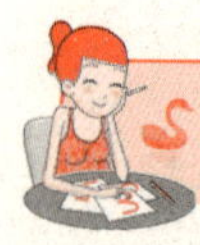

选择准妈妈的魅力衣装

孕5个月的准妈妈体形上发生了一些变化，隆起的腹部与脸上洋溢的幸福满足感，是身为女人最特别的美丽。美丽的同时，准妈妈该穿上自己的魅力孕妇装了。那么，应该如何选择自己的魅力孕妇装呢?

（1）应以宽大为原则，怀孕使血液增加并循环加速，准妈妈很容易出汗，腿脚也常常水肿，过紧的衣服不仅影响乳腺的增长发育，导致产后少乳或者无乳，而且会因压迫下腹部而减少胎盘血流量，对胎宝宝生长发育造成损害。因此，最好选择比身材大一号的衣服。

（2）准妈妈的新陈代谢加强，易出汗，内衣最好选择透气性强的天然材质，比如纯棉、丝绸，尤其在夏天，纯棉的衣服更是首选，不仅透气，而且柔软、吸汗、耐洗。

（3）在冬季,准妈妈的着装就要注意不要让腹部与腰腿受寒,衣着要轻而暖,最好选用保暖性能好的毛料,也可以选择轻便柔软的羽绒服。

（4）不管是在哪一个季节，都最好避免选用有化纤成分的布料，因为化纤布料在加工时使用化学药剂处理，如直接与准妈妈皮肤接触,会因准妈妈皮肤敏感性的增高而引起皮肤发炎,对胎宝宝也不利。如果已购买了化纤衣料的服装,在穿新衣之前也要进行清

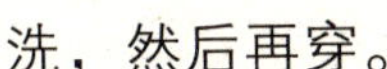

洗，然后再穿。

（5）衣服的款式以身体的活动不受拘束及方便为原则，家中的服装以舒适为第一前提，而工作时的准妈妈装则多少要透些职业装的气息。

（6）最流行的款式还有背带裤。背带裤的带子比较宽，不会勒到胸脯，而且它比较适合孕期腹部的变化，又不会勒到腰部，穿在身上可以掩盖腹部、胸部、臀部的粗笨体形，给人以宽松自然的美感。

（7）至于衣服的颜色与图案，则可根据个人的不同爱好与需要而选择。一般来说，选择穿浅色图案的衣服，粉红、浅蓝、浅绿……这些颜色能让准妈妈看起来健康、可爱又不失母性的风采。比如衣服上有些小碎花之类的图案，可以掩饰突出的腹部。

总的说来，准妈妈装的款式还是应该越简洁越好，不要有太多的装饰物，否则不便于行动。

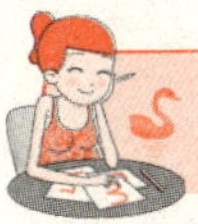

掌握胎动规律

胎动是胎儿生命的象征，也是胎儿健康的标志，胎儿夭折往往发生在胎动停止12~48小时内，因此，胎动是监测胎儿最简单方便的方法，每个准妈妈都应掌握胎动的规律。

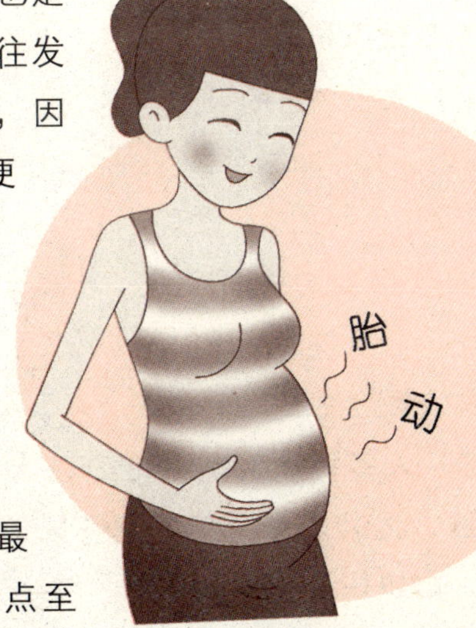

胎动是宝宝健康的指针，每个胎宝宝都有自己的“生物钟”，昼夜之间的胎动次数也不相同，一般早晨活动最少，中午以后逐渐增加，晚6点至

10点胎动活跃。大多数胎宝宝是在妈妈吃完饭后胎动比较频繁。因为那时妈妈体内血糖含量增加，胎宝宝也“吃饱喝足”有力气了，于是就开始伸展拳脚了。而当准妈妈饿了的时候，体内血糖含量降低，胎宝宝没劲了，也就比较老实了。

在胎宝宝清醒时，会做全身性和各部位的运动，如肢体运动、脊椎屈伸运动、翻滚运动、呼吸运动、快速眼睑运动等，当胎宝宝处于不完全睡眠状态时，它会有各种不自主的运动，如手脚运动、翻滚等，胎宝宝的心跳会有所加速，容易感受外界刺激。此时准妈妈稍微变换一下姿势，胎宝宝就有可能被惊动而醒来。胎宝宝处于完全睡眠时，对于外界的刺激或声音没有明显反应，因而不容易被吵醒，此时几乎没有胎动产生。

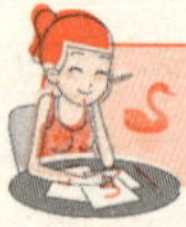

人多拥挤的场所准妈妈要少去

很多人喜欢去人多拥挤的场所，如电影院、商场等，但很多公共场合却对准妈妈存在潜在的危险。

（1）人多拥挤的地方，挤来挤去，准妈妈一旦受挤，便有流产的危险，特别是在公共汽车上，抢上抢下，准妈妈更有被挤和摔倒的危险。

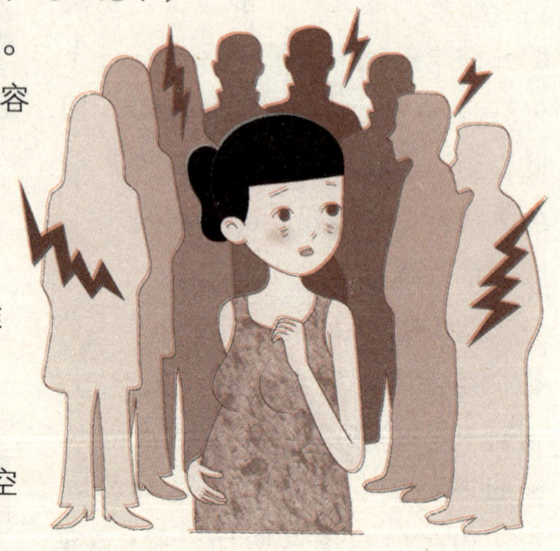

（2）人多拥挤的场所，容易发生意外，如广场看节目，影院看电影，人员拥挤，就有被挤倒的危险，尤其准妈妈行动不便，一旦发生意外，准妈妈受害的危险性很大。

（3）人多拥挤的地方，空气污浊，尤其是影剧院，空气不好，准妈妈会感到胸闷、憋气，胎宝宝也会因缺氧而受影响。

（4）人多拥挤的地方，必定人声嘈杂，形成噪声，这种噪声对胎宝宝发育十分不利。比如看球赛就会有人大喊大叫，放节目的广播更是令人难以忍受。

（5）人多的场合容易传染疾病。人多的地方有各种病菌传播，致病微生物密度相当大，尤其是在传染病流行期间，准妈妈很容易染上病毒性或细菌性疾病，这对母子健康都不利。

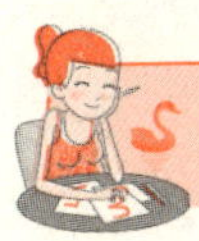

腿脚水肿有妙招

在孕中期以后，准妈妈的小腿开始水肿，这是肾负担加重的表现。而一些白领妈妈由于工作的原因不得不每天坐着，腿脚水肿的滋味真难受。那么，有没有方法可以抗水肿呢？这里为办公室的准妈妈介绍几个抗水肿的小窍门。

（1）足量饮水，每天控制在2000毫升（包括流质食物的含水量），缩短代谢废物在体内停留的时间。

（2）可在办公室放一张小凳或一个木箱，借以搁脚，帮助脚部的体液回流，减少水肿。

（3）每工作两个小时后可稍做伸展，并按摩小腿部位（按淋巴回流的方向由下向上按摩），可以减轻水肿。

（4）尽量穿柔软宽大的平跟鞋和松口、舒适的棉袜，减轻水肿带来的沉重感。

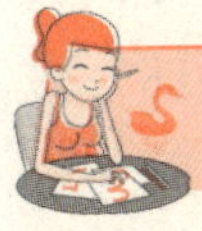

准妈妈切莫久晒日光浴

日光中的紫外线是一种具有较高能量的电磁辐射，有显著的生物学作用。多晒太阳能促使皮肤在日光紫外线的照射下制造维生素D，进而促进钙质吸收和骨骼生长。但是，一定强度的日光也可使皮肤受到紫外线的伤害，故准妈妈晒太阳必须适当，不要过多地进行日光浴。

（1）日光可使准妈妈脸上的色素斑点加深或增多，出现妊娠蝴蝶斑或使之加重。

（2）日光对准妈妈皮肤会造成损伤，有可能发生日光性皮炎（又称日晒伤或晒斑）。尤其是初夏季节，人的皮肤尚无足量的黑色素起到保护作用，因此更易受到伤害。

（3）由于日光对血管的作用，还会加重准妈妈的静脉曲张。

综上所述，准妈妈适当进行日光浴是有益的，也是必要的，但过多、过长时间进行日光浴则是不利的。每天在非直射阳光下，以日光浴1小时为好，时间以上午9～10时或下午4～5时为宜。

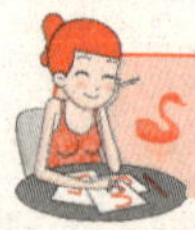

鼻出血的应对措施

鼻出血是日常生活中较为常见的情况，准妈妈更容易出现。这是因为妊娠后体内的雌激素水平较未孕时可增高数十倍，受该激素的影响，鼻黏膜肿胀、血管扩张充血易出鼻血。

一旦发生鼻出血，不要惊慌，坐下来将头部微仰，立即用手指将出血侧的鼻翼向鼻中隔方向紧压。双侧出血时，则用拇指及食指分别将两侧鼻翼压向中隔，以压紧鼻中隔前下方最常发生出血的部位。若用干净棉花塞入鼻孔后再压更好，一般压迫5分钟以上多可止血，这是一种简便易行的止血法。在额部敷以冷毛巾可以促进局部血管收缩，减少出血，加速止血。经压迫仍不能止血时应及时到医院诊治。当头部微仰时，鼻内流出的血液可自鼻后孔流入咽部，应吐出。

准妈妈若反复、多次出现鼻出血，应予重视，需到医院进行详细检查是否存在局部或全身性疾病，以便针对原因彻底治疗。

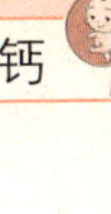

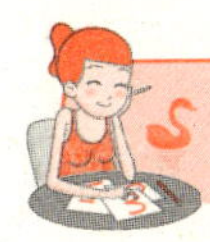

本月准爸爸的爱妻清单

在本月，准爸爸会发现，当妻子实实在在地感到腹中新生命的存在时，她满脑子都是这个新生命，其他事情都变得无足轻重，包括自己在内，凡事都以体内的胎儿为出发点，对外界的反应显得有些淡漠和迟钝，做事也显得心不在焉。当发生这种情况时，丈夫千万不要埋怨妻子，要更加理解妻子，使妻子轻松地度过孕期。准爸爸应该做到：

（1）多关心妻子。妻子在孕期希望丈夫能以自己为中心，时时关心自己，处处照料自己。这种依赖心理既有生理上的需要，也有感情上的需要，还有一份额外的担心，担心自己体形的变化，会改变自己在丈夫心目中的形象。

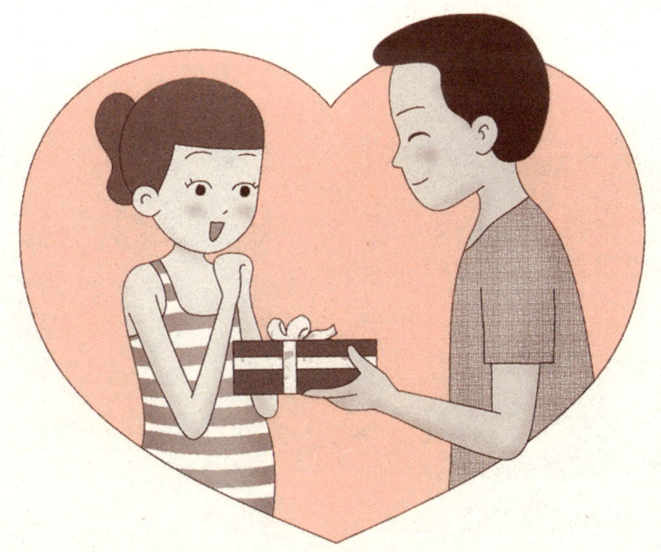

（2）别吝惜那几句温暖的话，丈夫的体贴话不仅仅是说给妻子听的，同时也是倾注父爱于胎儿，使胎儿感受到爱的鼓励。在妻子妊娠期间，丈夫多为妻子考虑，多关心妻子，多表白自己的爱心都是不可少的。

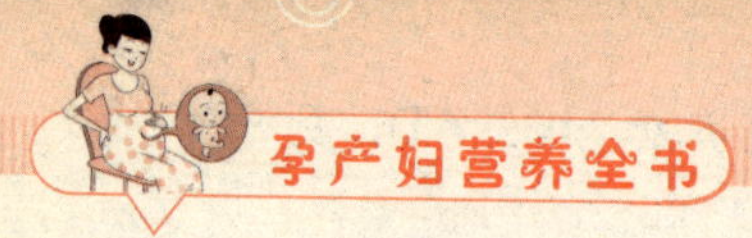

（3）协助妻子做好孕期的自我监护：测体重、数胎动。

（4）保持居家环境的安静，让妻子远离强烈的噪声，以免造成胎宝宝的不安。

（5）如果妻子身体情况允许，准爸爸可以安排一次短期的旅行，减缓妻子的忧虑和不适。

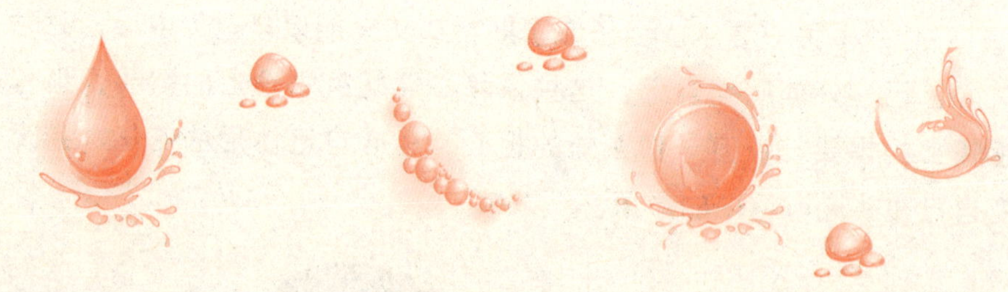

第七章

孕6月

主打营养素：铁

主打营养素：铁

主要食物源：含铁质丰富的蔬菜、动物肝脏、瘦肉、鸡蛋等。还可以从这个月开始每天口服0.3~0.6克硫酸亚铁。

作用与功效：防止缺铁性贫血。铁是组成红细胞的重要元素之一，所以本月尤其要注意铁元素的摄入。

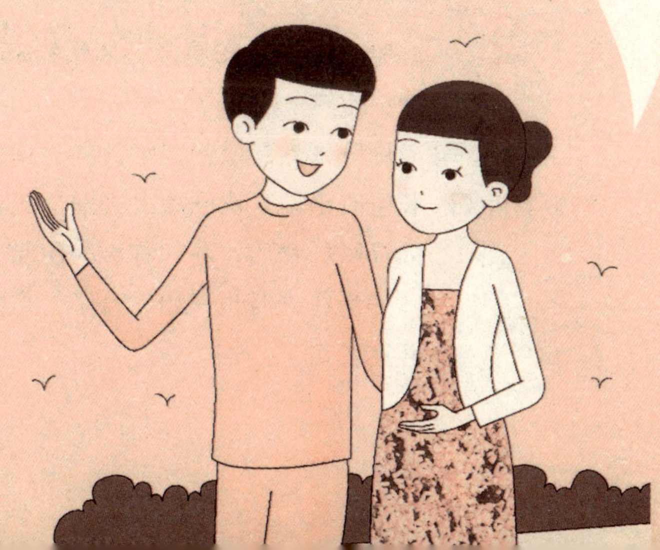

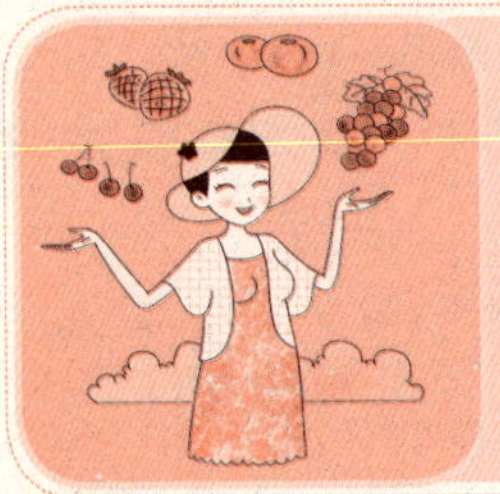

孕育档案：本月母子生理变化

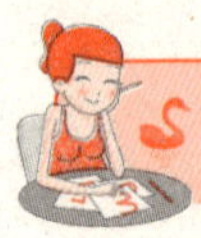

胎宝宝档案：本月胎儿身体变化

妊娠第21周	◎胎儿的身长约18厘米，体重约300克，这个时候的胎儿体重开始大幅度地增加 ◎胎儿的眉毛和眼睑清晰可见，手指和脚趾也开始长出指(趾)甲。此时胎儿的听力达到一定的水平，他（她）已经能够听到你的声音了 ◎如果他（她）睡着的话，大声的音乐会把他（她）吵醒，他（她）会皱眉、眯眼、撅起嘴，还会张开和闭上小嘴巴。为了适应子宫外的生活，胎宝宝已经开始练习用胸部做呼吸运动了
妊娠第22周	◎胎儿身长约19厘米，体重约350克，看上去已经很像小宝宝的样子了 ◎皮肤依然是皱的，红红的。褶皱是为皮下脂肪的生长留有余地。皮肤看上去滑滑的，像覆盖了一层白色的滑腻的物质，我们称之为胎脂 ◎牙齿在这时也开始发育了，这时候主要是恒牙的牙胚在发育

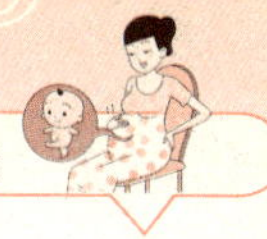

妊娠第23周	◎胎儿身长大约20厘米，体重大约450克 ◎胎宝宝看起来已经很像一个缩小的婴儿了 ◎胎儿的嘴唇、眉毛和眼睫毛已清晰可见，视网膜也已形成，具备了微弱的视觉。胰腺及激素的分泌正处于稳定的发育过程中。此时在牙龈下面，乳牙的牙坯也开始发育了
妊娠第24周	◎胎儿身长约22厘米，体重约500克。胎宝宝这时候在妈妈的子宫中，占据了几乎整个空间 ◎胎宝宝身体的比例开始匀称。这时候的胎宝宝皮肤薄而且有很多的小皱纹，浑身覆盖着细小的绒毛 ◎此时的胎儿活动更为频繁，也更熟练。他（她）有时候勾手指，有时候握拳头，还会抓脐带，甚至会吮吸大拇指或其他手指，听到难听的声音或受到压迫时，会用有力的动作来反抗

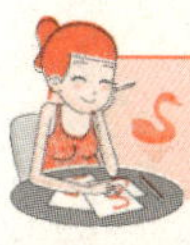

准妈妈档案：本月准妈妈身体变化

妊娠第21周	◎妊娠反应已结束，心情较妊娠初期好转。从外观看，孕妇腹部增大。前凸明显，子宫高度为18~24厘米（约平脐高或脐上1指） ◎由于子宫的增大，身体其他部位也不断变化，下肢会出现肿胀，傍晚时尤为明显。适当减少盐的摄入和坚持每天散步，会缓解肿胀症状 ◎准妈妈的食欲大增。可以利用这段时间，好好加强营养，增强体质，为将来分娩和产后哺乳做准备

妊娠第22周	◎这是妊娠期间比较舒服的时期，但是面部皮肤会有斑点出现，或者原有的斑点变大和颜色加深，而且乳房增大后，还会出现与腹部相似的妊娠纹 ◎腹部明显地隆起，平躺的时候可能会感到胸闷和呼吸急促，夜间睡眠不足的情况也会出现，体重突然增加的孕妇，还会出现严重的眩晕症
妊娠第23周	◎准妈妈的体态有一些臃肿，体重进一步增加。随着胎儿和子宫的增大，胎盘也随之生长，羊水量渐渐增多 ◎子宫的间歇性收缩大概是从现在起开始的，这是一种无规则的、无痛苦的收缩，是子宫为分娩做的一种准备动作，并且会越来越强烈，但这并不是真正的子宫收缩
妊娠第24周	◎由于激素的分泌，牙龈肿胀，刷牙时容易出血，还有可能出现鼻塞和流鼻涕等现象 ◎随着体重的迅速增加，支撑身体的双腿，肌肉疲劳加重，隆起的腹部压迫大腿，使得一些准妈妈出现了静脉瘤 ◎在这一时期，所有的准妈妈都能清晰地感受到胎动

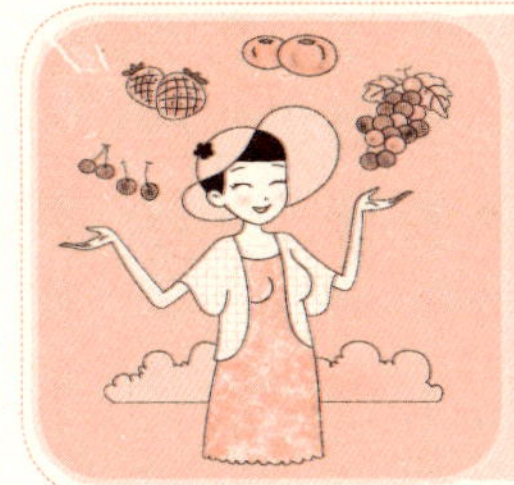

营养指南：本月准妈妈饮食宜忌

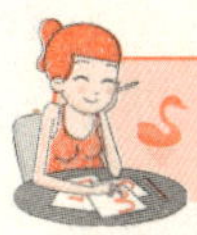

铁元素——准妈妈的饮食必补

健康专家指出，铁是人体生成红细胞的主要原料之一，孕期的缺铁性贫血，不但可以导致孕妇出现心慌气短、头晕、乏力，还可导致胎儿宫内缺氧，生长发育迟缓，出生后智力发育障碍，出生后6个月之内易患营养性缺铁性贫血等。假如孕妇发生缺铁性贫血，不仅容易在分娩时发生各种合并症，对胎儿的影响更大，例如导致胎儿宫内发育迟缓、出生体重低、早产、死产、新生儿死亡等。此外，还会影响到胎儿免疫系统的发育。孕妇要为自己和胎儿在宫内及产后的造血做好充分的铁储备，因此，在孕期补充一定剂量的铁剂很有必要。

孕妇在整个妊娠期约需1000毫克铁(比非妊娠妇女增加15%~20%)，其中胎儿需铁400~500毫克，胎盘需铁60~100毫克，子宫需铁40~50毫克，母体血红蛋白增多需铁400~500毫克，分娩失血需铁100~200毫克。

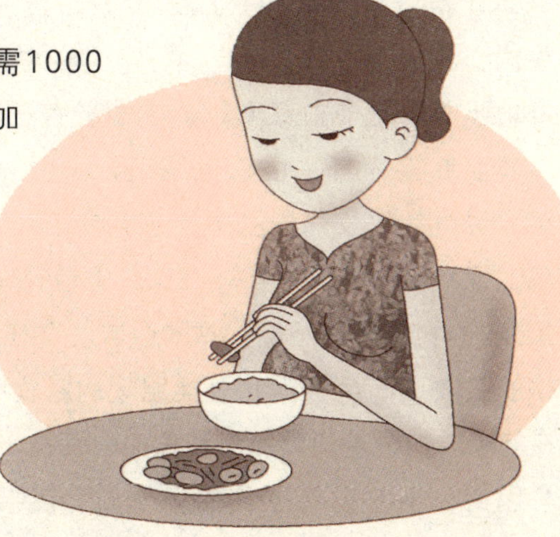

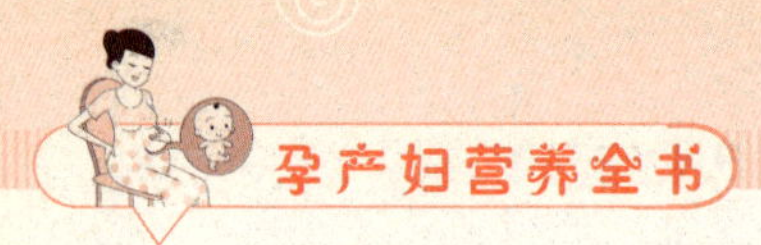

铁缺乏是妇女怀孕期常见的营养缺乏问题之一，它与重度铁缺乏时造成的缺铁性贫血一起严重威胁着孕妇和胎儿的健康。妇女在怀孕期间比其他人群更可能出现缺铁性贫血，据医学调查：我国孕妇缺铁性贫血的发病率比较高，有的地区可高达50%左右。

妇女怀孕后，由于胎儿生长发育和孕妇自身准备的需要，必须从膳食中得到足够的营养物质。如果孕妇怀孕期间膳食中的营养供给不足，胎儿就会直接吸收母体内储存的营养，导致母体内铁营养缺乏，影响孕妇的身体健康。一些研究显示，孕妇缺铁与产后抑郁也有关联。

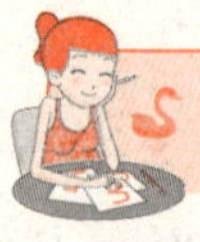

准妈妈吃什么食物能补铁

母体内长期缺乏营养也势必会对胎儿的生长发育造成不良影响。孕妇缺铁性贫血也可能会使宝宝出现早产、出生体重低、胎死宫内和新生儿死亡等的风险增加。因此孕妇营养不良而造成缺铁，不仅危害自身的健康，也影响胎儿的发育。那么，孕妇该吃点什么才能有效补充铁元素呢？

食物中铁的存在有两种形式——血红素铁和非血红素铁。我们的身体能很好地吸收的是血红素铁，它主要存在于动物组织中，例如牛肉、猪瘦肉、肝、肾、蛋黄、血类等，含铁多；我们的身体不能很好地吸收的是非血红素铁，它主要存在于植物性食物中。

非血红素铁基本由铁盐组成，主要存在于谷类、豆类、水果、蔬菜、蛋类、奶及奶制品中，占膳食中铁含量的绝大部分，通常大于85%，但其吸收率仅为1%～2%。适量补充维生素C，膳食中增加富含维生素C的食物，也可增加铁的吸收。存在于肉中的一些因子也可以促进铁的吸收，而全谷类和豆类组成的膳食中，因其铁的吸收不良，所以在其中添加少量的肉、鱼和禽类的食物，就可增加铁的吸收。

因此，从孕前及刚开始怀孕时，就要注意多吃瘦肉、家禽、动物肝及血(鸭血、猪血)、蛋类等富铁食物。豆制品含铁量也较多，肠道的吸收率也较高，要注意摄取。主食多吃面食，面食较大米含铁多，肠道吸收也比大米好。

水果和蔬菜不仅能够补铁，所含的维生素C还可以促进铁在肠道的吸收。因此，在吃富铁食物的同时，最好一同多吃一些水果和蔬菜，也有很好的补铁作用。准妈妈最好鸡蛋和肉同时食用，提高鸡蛋中铁的利用率。或者鸡蛋和番茄同时食用，番茄中的维生素C可以提高铁的吸收率。

此外，做菜时尽量使用铁锅、铁铲，这些传统的炊具在烹制食物时会产生一些小碎铁屑溶解于食物中，形成可溶性铁盐，容易让肠道吸收铁。

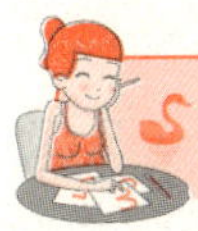

控制热量，谨防身体过胖

为了给由于早期妊娠恶阻（即妊娠反应）而变得虚弱的身体补充营养，增强体力，所以此时准妈妈食欲很旺盛，食量增大，喜欢咸和口味重的食品。这样难免会过分地摄取热量，使身体发胖。

除摄取蛋白质外，准妈妈还要摄取足够的糖类。准妈妈日常所需的热量，大部分是由糖类（米饭和面包等主食）和脂肪中得来的。如果摄取的糖类不足，光吃蔬菜和蛋白质食品得不到饱腹感，就容易感到饥饿。感到腹内饥饿，就会吃很多饭，身体当然就会发胖。这就要靠准妈妈参考体重的增加量，根据个人生活决

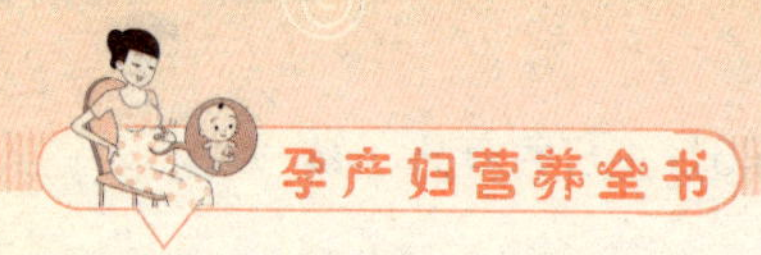

定每天的食量。

营养过剩、运动量不足会造成热量的堆积，所以准妈妈每天要保持适度的运动，如散步、买东西等。这样既可以活动身体，也可以接触到外面新鲜的空气。

妊娠期间容易便秘，由于腹胀影响食欲，易造成营养不良。为防止便秘，准妈妈每天需吃适量的蔬菜和水果，如莴笋、胡萝卜、黄瓜、香蕉、草莓等，这样既可以预防便秘，又可以大量地摄取维生素和矿物质。

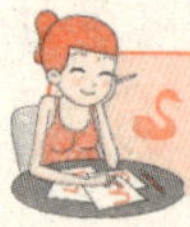

加强营养，增强体质为分娩做准备

本月你会发现自己异常地能吃，很多以前不喜欢的食品现在反倒成了最喜欢的东西。因此，可以好好利用这段时期加强营养，增强体质，为将来分娩和产后哺乳做准备。在增加营养的同时，要重点增加维生素的摄入量，孕6月，准妈妈体内能量及蛋白质代谢加快，对B族维生素的需要量增加，由于此类维生素无法在体内存储，必须有充足的供给才能满足机体的需要。因此，准妈妈在孕中期应该摄入富含此类物质的瘦肉、肝脏、鱼、奶、蛋及绿叶蔬菜、新鲜水果等。

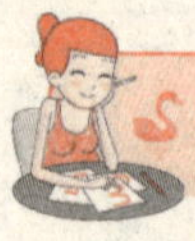

准妈妈水肿，饮食调理效果好

准妈妈下肢甚至全身水肿，同时伴有各种各样的不适，如心悸、气短、四肢无力、尿少等等，出现这些情况就是不正常的了。营养不良性低蛋白血症、贫血和妊娠中毒症也是准妈妈水肿的常见原因。因此，当出现较严重的水肿时，要赶快去医院检查和治疗，同时要注意饮食调理。

（1）不要吃过咸的食物。准妈妈水肿时要吃清淡的食物，不要

吃过咸的食物，特别是不要多吃咸菜，以防止水肿加重。

（2）进食足够量的蔬菜和水果。准妈妈每天别忘记进食蔬菜和水果，蔬菜和水果中含有人体必需的多种维生素和微量元素，它们可以提高机体的抵抗力，可加强新陈代谢，还具有解毒利尿等作用。

（3）少吃或不吃难消化和易胀气的食物。准妈妈应少吃或不吃难以消化和易产生胀气的食物，如油炸的糯米糕、红薯、洋葱、土豆等，以免引起腹胀，使血液回流不畅，加重水肿。

（4）进食足量的蛋白质。水肿的准妈妈，特别是由营养不良引起水肿的准妈妈，每天一定要保证食入畜、禽、鱼、虾、蛋、奶等动物类食物和豆类食物。这类食物含有丰富的优质蛋白。贫血的准妈妈每周要注意进食2～3次动物肝脏以补充铁。

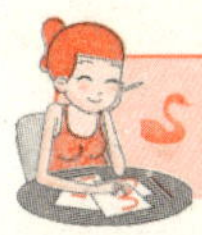

两款食疗菜，有效缓解孕期水肿

番茄土豆炖牛肉

原料：牛肉、番茄、土豆各500克，洋葱100克，盐、生姜、食油、味精、清汤各适量。

做法：牛肉洗净后切3厘米大小的块，随冷水入锅烧沸，去除浮沫，捞出再用清水洗净血污待用；土豆削皮后切3厘米大小的块，洋葱分成3厘米左右的片；番茄经开水烫后，去皮，用手撕成小块。锅内放油烧至六七成热时，放生姜片爆炒一会儿，放牛肉和土豆块翻炒数十次后，加番茄和清汤，烧沸后改用中火炖至牛肉松软、土豆散裂，加入洋葱片和精盐，再改大火烧沸1～2分钟即可。

功效：牛肉富含蛋白质，还有脂肪、钙、磷、铁及维生素等，营养丰富。味甘，具补脾胃、益气血、强筋骨之功效。可提供母子所需营养，亦可防妊娠期水肿。

赤豆姜汤

原料：熟赤豆120克，姜60克，小汤圆80克，白糖2小匙。

做法：姜洗净，以刀背拍碎，加水熬煮约20分钟，滤除残渣，加入糖煮滚备用。锅中放水，煮滚后加汤圆煮熟，捞出，泡凉开水，待凉后取出。食用时将汤圆、赤豆、姜汁混合在一起即可。

功效：可消除妊娠期水肿。赤豆具有生津液、利小便、除肿、止吐的作用。

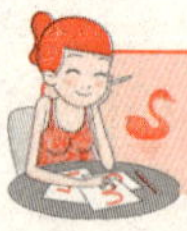

准妈妈多吃鱼，胎宝宝更聪明

鱼类含有丰富的氨基酸、卵磷脂、钾、钙、锌等元素，这些是胎儿生长发育所必需的重要物质，尤其是神经系统发育必不可少的物质。鱼类脂肪中的多价不饱和脂肪酸是一种有益于大脑的物质，对脑细胞，特别是对脑的神经传导和突触的生长发育有重要的作用，对人的智力、记忆力和思维能力等也有影响。缺乏这种物质，就会影响脑细胞膜的形成。

所以，准妈妈多吃鱼有利于胎宝宝发育，特别是有利于脑部神经系统发育。准妈妈购买鱼时，最好买活鱼，其次要看产地，远离工业区的鱼类体内污染物质较少。准妈妈可安全食用的海产包括三文鱼、黄鱼、偏口鱼等。

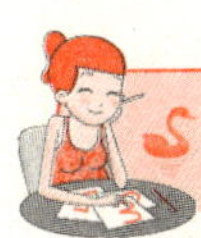

葡萄——健脾益胃对母体裨益甚大

葡萄富含营养，除含有60%以上的水分外，还含有糖类(葡萄糖、果糖、戊糖)、有机酸(酒石酸、苹果酸、柠檬酸、单宁酸)、矿物质、含氮化合物、氨基酸以及多种维生素等对人体有益和必需的成分。葡萄中的糖主要是葡萄糖，能很快被人体吸收。

葡萄中含类黄酮，这是一种强力抗氧化剂，可抗衰老，并可清除体内自由基。葡萄还是消化能力较弱的准妈妈的理想果品。葡萄中含大量酒石酸，有帮助消化的作用，适当多吃些葡萄能健脾胃，对母体裨益甚大。

中医认为，葡萄性平、味甘，能滋肝肾、生津液、强筋骨，具有补益气血、通利小便的作用，可用于脾虚气弱、气短乏力、水肿、小便不利等病症的辅助治疗。

（1）葡萄的选购应注意，以果梗青鲜、果面果粉完整、皮上无瘢痕、果粒饱满、大小均匀的为好。轻提果梗，微微抖动，凡果粒牢固、落子少的，说明果实比较新鲜。

（2）吃葡萄后不能立刻喝水，否则很容易发生腹泻。吃葡萄应尽量连皮一起吃，因为葡萄的很多营养成分都存在于皮中，葡萄汁的功能远远不及吐掉的葡萄皮。因此，“吃葡萄不吐葡萄皮”是有一定道理的。

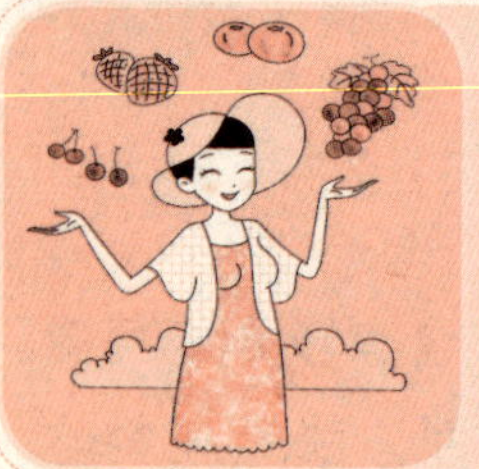

营养食谱：本月准妈妈饮食推荐

花生猪蹄汤

原料：净猪蹄400克，花生80克，香菜少许，精盐、味精、老汤、色拉油、酱油各适量。

做法：猪蹄剁块，汆水备用；花生洗净；香菜切末。净锅注入老汤，放入猪蹄和花生，加酱油、精盐，煮25分钟，煮熟后放味精，出锅，淋明油，撒香菜末即可。

功效：具有使皮肤丰满、肌肤充盈、皱纹减少、细腻有弹性的作用。

三鲜豆腐

原料：豆腐250克，蘑菇5朵，冬笋50克，火腿肠50克，蒜、淀粉、精盐、味精、胡椒粉、色拉油各适量。

做法：豆腐切成2~3厘米的块。在沸水锅内放入精盐少许，然后放入豆腐烫一下，捞起漂入清水内；蘑菇、冬笋和火腿肠切片；蒜拍破一分为二。炒锅上火放色拉油，烧至五六成热，放入蒜、蘑菇片、冬笋片和火腿肠片翻炒；再放入豆腐(先沥干水分)、精盐、胡椒粉、味精，加少量清水烧沸入味，用湿淀粉勾芡，推匀起锅即成。

功效：此菜含大量优质植物蛋白，可提供人体所需的钙。

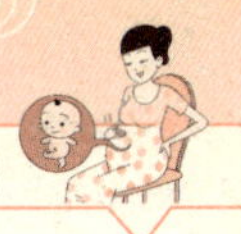

奶汤鲫鱼

原料：鲫鱼2条（约500克），熟火腿3片，豆苗15克，笋片15克，白汤500毫升，熟猪油、精盐、味精、料酒、葱段、姜片各适量。

做法：鲫鱼去鳞、鳃、内脏，洗净，用刀在鱼背两侧每隔1厘米剞切一字形刀纹。炒锅置旺火上，放入熟猪油25克，烧至七成热，下葱段、姜片炸出香味，放入鱼，两面略煎，烹入料酒稍焖，加白汤及清水150毫升、熟猪油25克，加盖煮3分钟左右，见汤汁白浓，转中火煮3分钟，焖至鱼眼凸出，放入笋片、火腿片，加精盐、味精，转旺火煮至汤浓呈乳白色，下豆苗略煮，去掉葱、姜，出锅装盆，笋片、火腿片齐放鱼上，豆苗放两边即成。

功效：此汤含有丰富的蛋白质、脂肪、糖类和钙、磷、铁、锌、烟酸、维生素C等多种营养素，尤其含钙、磷较多，对胎宝宝的骨骼发育有较好的作用，并能预防婴儿佝偻病、软骨病等。

红白豆腐

原料：猪血(或鸭血)、豆腐约各200克，葱段50克,姜4片，料酒、清汤、淀粉水、食用油各适量，盐、鸡精各少许。

做法：将猪血（或鸭血）洗净，切块；将油烧热，放入葱段和姜片煸炒，加入料酒和清汤，再放入豆腐、猪血（或鸭血）、盐和鸡精炖煮，将猪血豆腐煮透，用淀粉水勾芡即可。

功效：豆腐可补中益气、清热润燥、生津止渴、清洁肠胃；猪血（或鸭血）含有丰富的铁和其他营养物质。在孕晚期，这道菜可帮助准妈妈补铁养血，防止准妈妈在孕晚期出现贫血症状，为分娩做好充分准备。

胡萝卜牛腩饭

原料：胡萝卜120克，去皮南瓜200克，牛肉500克，高汤、食盐适量。

做法：胡萝卜洗净，切块;南瓜洗净，去皮，切块待用；将牛肉洗净，切块，汆水；倒入高汤，加入牛肉，烧至牛肉八分熟时，下胡萝卜块和南瓜块，加食盐调味，至南瓜和胡萝卜酥烂即可；饭装盆打底，浇上烧好的牛肉即可。

功效：牛肉含铁丰富，是孕妇补铁的良好选择。

牛肉菠菜汤

原料：牛肉200克，菠菜300克，咸蛋1只，姜片3克。腌料：盐2克，生抽3毫升，鸡蛋半个，生粉5克，嫩肉粉2克，糖3克。调料：盐、糖、鸡粉、香油各少许。

做法：将牛肉切成薄片，用腌料拌匀，腌15分钟；把菠菜择好，洗净;咸蛋打散放入碗中，再放入蒸镬内蒸熟，取出待用；烧镬，下香油10毫升，放入牛肉片及200毫升水煮滚，然后加入其他材料，用猛火煮2分钟，放入调料拌匀便成。

功效：牛肉是高蛋白低脂肪食物，还含有丰富的钙、磷、铁及维生素B_1和维生素B_2等，有补脾胃、益气血、强筋骨的作用。菠菜富含铁、磷、维生素A和维生素C等，有补血、助消化、通便的功效，是孕妇怀孕后期补铁的最佳蔬菜。

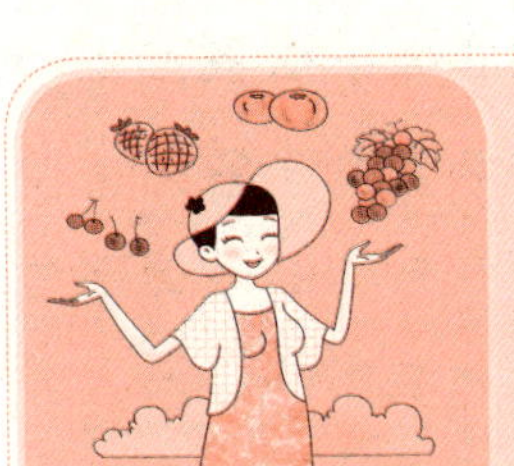

养护技巧：本月给准妈妈的生活提醒

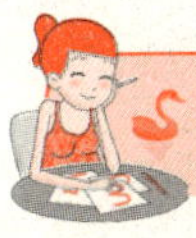

如何应对怀孕中、后期的不适

准妈妈怀孕中期出现的各种不适症状，均由怀孕后身体的变化所致，生产后几乎都会消失。因此，不必过分担心，只要饮食、睡眠多加注意即可。规律的生活是调整身心健康的最好方法。怀孕中期，准妈妈有可能出现以下不适症状：

小腿痉挛　怀孕中期至末期的夜晚，常因小腿肌肉激烈抽搐而惊醒，这是由于此时期体重增加，对脚部的负荷变大所致。另外，钙的不足也会引起小腿肌肉痉挛，所以须多吃牛奶、鱼、海藻等含钙量高的食物。紧急处理的方法是用手按压整个小腿，或一手按住膝盖，一手拉扯脚趾。

妊娠纹　身体上产生的紫红色线条称为妊娠纹，一般出现在下腹部、乳房、臂部、大腿上。这是由于乳房或腹部急速隆起，肌肤的伸展性失去平衡而导致，分娩后此纹路会变淡，不必过于紧张。

眩晕　由于子宫需要较多的血液，当血液集中于下半身时头部相对缺血必然发生此种状况，而且怀孕中自律神经系统相当迟钝，极易造成脑贫血的状态。请不要做剧烈的动作，尽可能地安静休息，只要不过度劳累，睡眠充足，饮食平衡，即可预防发生。若要避免眩晕或站久头晕，可静静坐下，头部放低，短时间内即可恢复；但情况较严重时，须立即平卧休息。

水肿　怀孕时经常有身体水肿的情形，这是由于体重增加造成体内水分也增加，其中多数为脚部水肿，这是因为受到子宫压迫，下半身血液循环不良造成的。此时可坐下将腿伸直，或把脚部垫高。水肿和妊娠毒血症有密切的关系。若早上起床有水肿情形，并且体重一周内增加500克以上时，请到医院检查。

身体发痒与出疹　怀孕时，身体易产生瘙痒或长疹子的情形，平时肤质很好的人，也会变得干燥，并有不易上妆的困扰。这是由于激素失调造成的肌肤敏感性增加，大多数的人均可于产后恢复。若情况严重时，可请医生检查治疗。预防方面需注重肌肤的清洁保养。每日入浴，肥皂、化妆品、清洁剂等最好为常用且刺激性小者，这样在怀孕时才可避免过敏。由于便秘也会造成上述的结果，所以多摄取维生素及饮食均衡都是良方。

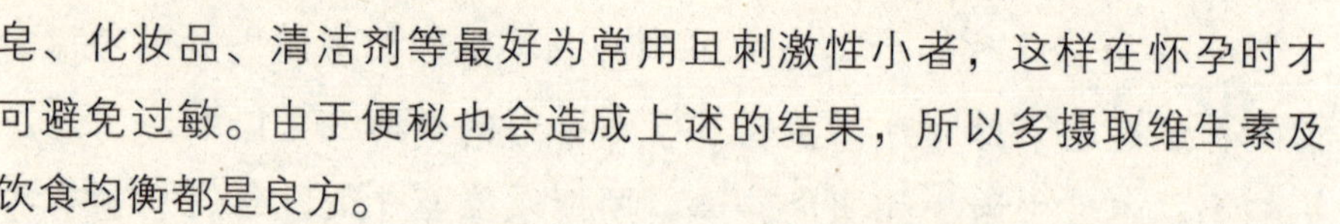

黑斑与雀斑　怀孕后，首先乳头会渐渐变黑，此外，腹部中心、外阴部等处都有色素沉淀，脸上的黑斑、雀斑更加明显，这是由于皮肤细胞中的黑色素沉淀所致，在分娩后颜色会慢慢变淡，以后大多会消失。防止紫外线，多摄取维生素类食物即可预防黑斑、雀斑，生活规律不熬夜也能有效控制上述症状出现。

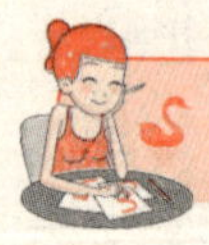

妈妈睡眠越好，胎宝宝就越健康

睡觉不仅是准妈妈的大事，同样也是胎宝宝的大事。

整一孕期，准妈妈的睡眠习惯对胎宝宝的影响大到出乎人的想

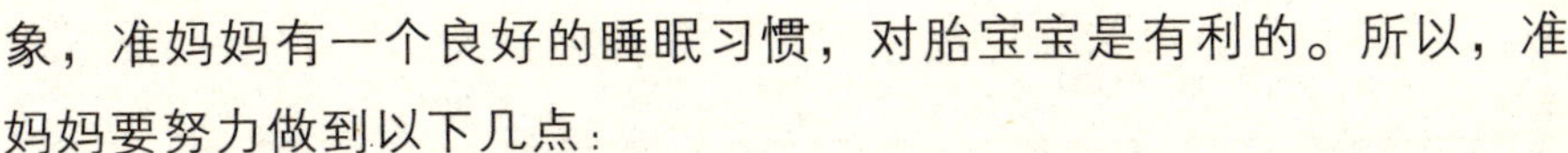

象，准妈妈有一个良好的睡眠习惯，对胎宝宝是有利的。所以，准妈妈要努力做到以下几点：

（1）养成有规律的睡眠习惯。“日出而作，日落而息”，定时休息。

（2）避免睡前过度兴奋。睡前不要看煽情小说，不要看故事情节大起大落的悲剧类节目，也不要饮用带有刺激性的饮料（如浓茶、咖啡、可乐等），避免大脑因刺激性饮料、小说、电视节目而过度兴奋。

（3）睡前不要讨论问题，否则会使大脑过于兴奋，难以入睡。

（4）睡前不要对某事耿耿于怀。白天遇到烦心的事，晚上不要老在心里盘算、烦忧，要想得开，做到心境安宁，没有杂念，避免出现不良情绪。

（5）做好睡前准备工作，睡前最好先上趟厕所，排空膀胱，并用温水洗脚，使脑部血液下流，不再充血，减少大脑皮质的兴奋。

（6）和准爸爸一起胎教。上床后，和准爸爸配合一起完成胎教作业，比如和胎宝宝一起做“踢肚游戏”，和胎宝宝进行对话，讲个故事或唱一首歌，完成以上“优育下一代”的任务后便可愉快地入睡了。

（7）为优质的睡眠提供条件。要保持室内外环境的安静和空气新鲜，床铺要整洁、舒适，睡眠姿势以左侧卧位为佳。

（8）进行一些自我按摩，自我按摩时可采取双手食指推抹前额的方法，推抹时每次约30下；也可用拇指背侧推擦太阳穴30下。这些方法均可帮助准妈妈解除失眠的烦恼。

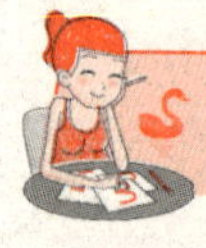

准妈妈爬楼梯要适度

根据调查，准妈妈最常被建议的运动是爬楼梯。

爬楼梯有什么好处呢？它可以加强准妈妈的心脏功能，而且还可以活动骨盆。但是，爬楼梯过度也有害处，根据研究发现，爬楼梯会增加颈椎的压力，增加膝关节的摩擦，所以，过度地爬楼梯反而会造成腰酸以及膝盖受伤。孕妇不宜下楼梯。一是下楼梯时容易重心不稳，从而具有一定的安全隐患；二是依据人体力学的研究，每下一级台阶，就会给膝关节造成一次冲击，还会增加脊椎负担。所以，孕妇爬楼梯时适度即可，建议不爬超过4层的楼梯，而且最好上爬楼梯，下乘电梯。

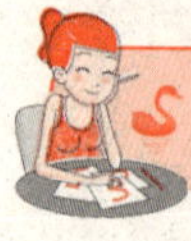

本月准爸爸的爱妻清单

怀孕6个月的准妈妈会发现从这个月开始体重飞速增长，身体也跟着变化，腹部膨大，行动开始不方便了，面对这些变化，有的准妈妈会感到沮丧、不适应，情绪经常不稳定。准爸爸在这个月要做到：

做准妈妈的“美发师”　准妈妈挺个大肚子，洗头真是不容易，尤其是缺少淋浴条件的家庭，让准妈妈勉强弯腰洗头，则有可能诱发早产。所以准爸爸应当是妻子的“美发师”、“护花使者”，主动帮妻子洗头，帮助爱妻洗头，是一件很浪漫且温馨的事情。

可以让妻子躺在舒服的长沙发上或是躺床上，在身下铺上大的塑料垫，然后你就可以打来适宜温度的水，拿来洗发用品，轻柔地为准妈妈洗头了。

相信，有你这样的“美发师”，妻子一定会找到浪漫和幸福的

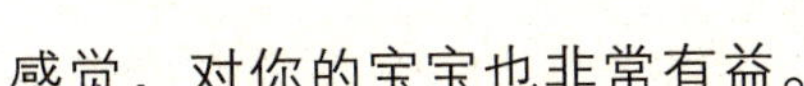

感觉，对你的宝宝也非常有益。

学会倾听和赞美　多听妻子的倾诉，经常赞美她，告诉她你喜欢她怀孕的样子，怀孕的女人是最漂亮的。

争做合格的家庭医生　产科医生不会像准爸爸一样深入到准妈妈的生活之中去，这时候准爸爸就可以扮演家庭医生的角色，比如提醒妻子记住医生的叮咛，经常询问妻子有没有不舒服的状况，这些微小的细节，都会让妻子感受到丈夫的关爱。对妻子的情况了如指掌后，待分娩时，准爸爸就会成为得力的助手。

第八章

孕7月

主打营养素："脑黄金"

主打营养素：DHA、EPA和脑磷脂、卵磷脂。

主要食物源：核桃、松子、葵花子、杏仁、榛子、花生等坚果类食品，此外还包括海鱼、鱼油等。

作用与功效：预防早产，防止胎儿发育迟缓，保证胎儿大脑和视网膜的正常发育。

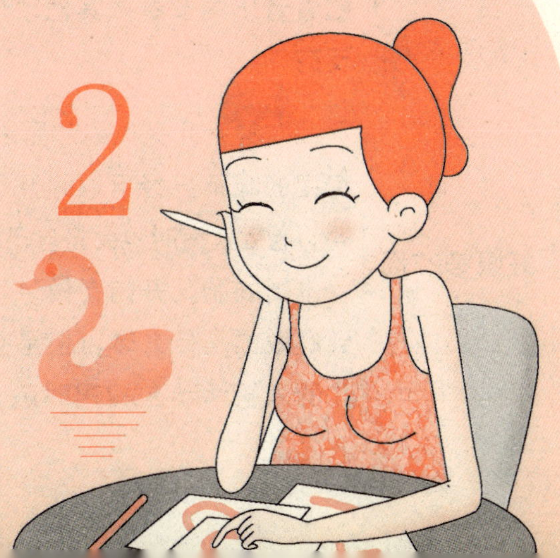

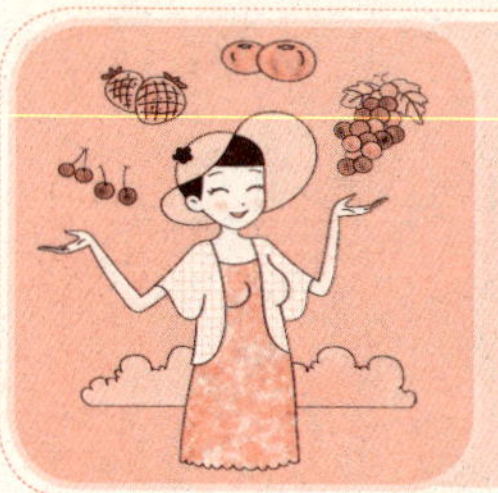

孕育档案：本月母子生理变化

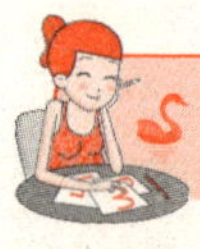

胎宝宝档案：本月胎儿身体变化

妊娠第25周	◎此时的胎儿身长约24厘米，体重约600克 ◎胎儿这时候在妈妈的子宫中占据了相当大的空间，开始充满了整个空间。胎儿在此时身体的比例开始匀称 ◎胎儿舌头上的味蕾正在形成，所以胎儿在这时候已经可以品尝到食品的味道了
妊娠第26周	◎胎儿身长约27厘米，体重约700克，脊椎变得结实和柔韧起来，已经可以支撑胎儿的身体了。体重以很快的速度增加，脸和身体都变得胖乎乎的 ◎虽然肺里还没有空气，但是能做呼吸动作，还能伴随着音乐的节奏做其他动作，碰触腹部时胎儿也会有反应
妊娠第27周	◎此时的胎儿身长约29厘米，体重约800克，这时候胎宝宝的眼睛已经可以睁开和闭合了，同时有了睡眠周期。胎宝宝有时也会将自己的大拇指放到嘴里吸吮 ◎本周的胎儿开始会做梦了，但是还没有人能够说出到底做的是什么梦，但是有一点是肯定的，那就是胎儿的大脑活动在27周时是非常活跃的

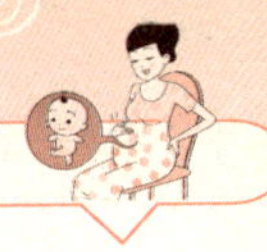

妊娠第28周	◎胎宝宝身长约32厘米，体重约1000克。胎儿大脑的表面会形成槽形和锯齿状的沟，胎儿的脑组织细胞有明显的增加 ◎头发在逐渐增长，体重也增加得很快。男胎的睾丸下降到阴囊内，女胎的阴唇也在慢慢地长大，但是还未能遮盖住阴蒂

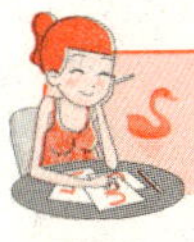

准妈妈档案：本月准妈妈身体变化

妊娠第25周	◎孕妇的腹部变得更大，下腹部与上腹部变得更加膨隆 ◎子宫将横膈膜和下部的肋骨向上推，使胃受到挤压，加上孕激素使胃中的食物排空缓慢，致使大量的胃酸返流入食道，引起恶心、灼热的感觉。同时，由于胃的压迫，常会有腰酸背痛的感觉
妊娠第26周	◎孕妇腹部会进一步增大，子宫在脐上6厘米处可以触及。由于在孕期一般比较注意饮食，所以本周体重可能会增加较多 ◎随着体态的臃肿、行动的笨拙，一部分孕妇可能会感到有一些不舒服，如背疼、盆腔压迫感、腿部痉挛和头痛，还会有记忆力暂时性下降，不过，妊娠激素却可以促进脑部更活跃，提高记忆力
妊娠第27周	◎孕妇腹部明显隆起，腹部隆起的程度与孕妇的身高、体重、体格及包围胎儿的羊水量有关 ◎这时能听到强烈的胎动。准妈妈对胎动的感觉程度是因人而异的，因此，不必去和其他的准妈妈比胎动

妊娠第28周	◎孕妇的子宫大约在脐上8厘米，距耻骨联合约28厘米，体重增加7.5～10千克，子宫继续变大，而且又向肚脐上方延伸了一些 ◎腹部皮肤上出现了明显的红色垂直妊娠纹，腹部、臀部和大腿处又长出了一点肉。有的孕妇还会有胎儿下坠的感觉

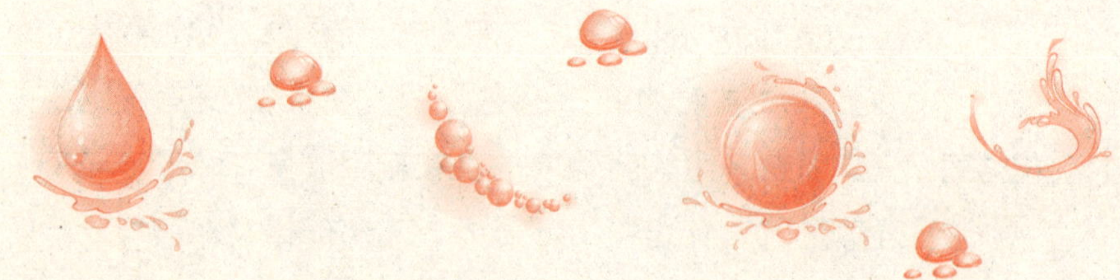

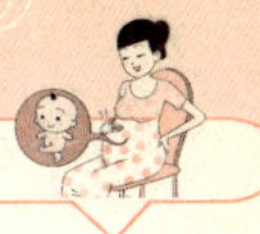

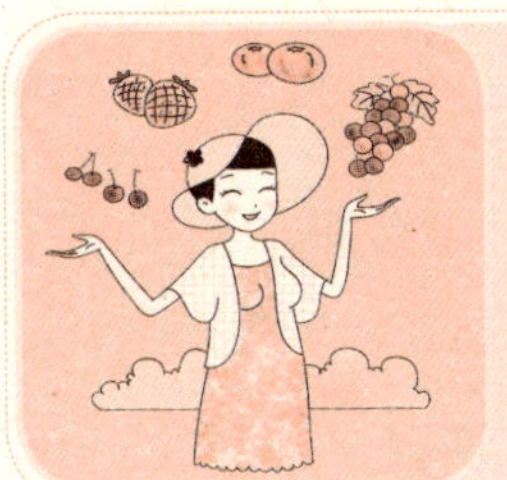

营养指南：本月准妈妈饮食宜忌

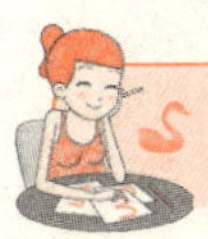

准妈妈收礼只收"脑黄金"

何为"脑黄金"？人的大脑中65%是脂肪类物质，其中多烯脂肪酸DHA与EPA是脑脂肪的主要成分。它们对大脑细胞，特别是神经传导系统的生长、发育起着重要作用。因此DHA、EPA和脑磷脂、卵磷脂等物质合在一起被称为"脑黄金"。

"脑黄金"的摄入对于准妈妈来说，具有双重的重要意义。首先，"脑黄金"能预防早产，增加婴儿出生时的体重。服用"脑黄金"的准妈妈妊娠期较长，比一般产妇的早产率下降1%，产期平均推迟1~2天，婴儿出生体重平均增加100克。其次，"脑黄金"的充分摄入能保证婴儿大脑和视网膜的正常发育。因此，准妈妈应经常摄入足量"脑黄金"。

补充"脑黄金"的途径，除服用含"脑黄金"的营养品外，还要多吃些富含DHA类的食物，如核桃仁等坚果类食品。摄入后经肝脏处理能合成DHA。DHA只存在于鱼类及少数水产动物中，其他食物如谷物、大豆、薯类、畜禽肉及蔬菜、水果等几乎都不含有DHA。

国家粮食局科学研究院的研究人员对阿拉斯加鱼油、鲑鱼、带鱼、黄花鱼、鲅鱼、鲳鱼与鲈鱼、鳜鱼、武昌鱼、鲤鱼和草鱼等鱼的肌肉和内脏脂肪中DHA、EPA（二十碳五烯酸，另一种人体必需的脂肪酸，常与DHA结伴出现）的含量进行分析比较，结果显示，除鲤鱼和草鱼外，无论是海水鱼还是淡水鱼，其脂肪中均含有一定数量的EPA、DHA。

特别是淡水鱼中的鲈鱼，其肌肉脂肪中的DHA含量居所有被测样品之首。为了避免让鱼肉中宝贵的DHA在食用时减少流失，还要注意合理的烹饪方法。DHA不耐高热，因此对于富含DHA的鱼类，建议采用清蒸或炖的方法，不建议油炸，因为油炸温度过高会大大破坏DHA。

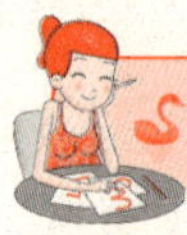

本月准妈妈应遵循的饮食原则

妊娠进入第7个月，准妈妈的食欲大增，体重增长较快，应注意在均衡饮食的基础上，减少高脂肪、高热量食品的摄入，适量增加富含维生素食物的摄入，具体应包括以下几方面的内容:

准妈妈易饿易饱，应注意防止便秘 本月，准妈妈的子宫明显地增大。准妈妈虽然感到饿，但是因为膨胀的子宫压迫胃肠也会进食很少，通常吃不了多少就饱了，但不久就又饿了。根据这种情况，一天可以多吃几回饭，不必拘泥于一日三餐的习惯。间食时不要仅考虑牛奶、点心之类，而要当做一顿饭来摄取营养。由于肠胃受压迫，消化器官的功能必然要减弱，往往引起便秘。因此，排便时要避免使蛮力，否则会造成早期破水、脱肛和痔疮。平时要多吃新鲜的蔬菜和水果、薯类等，注意防止便秘。

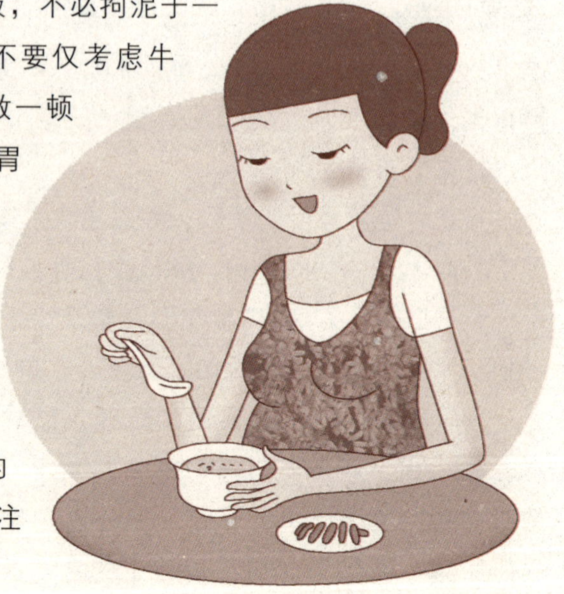

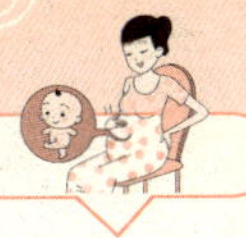

适当控制盐分和水分的摄入　本月准妈妈体重增加，血流量也增加，特别是血管受增大的腹部压迫，血液流通受到障碍，同时由于激素和代谢的关系，往往易水肿。水肿多由下肢开始，严重的也会由腹部肿到上半身的。盐分中的钠进入人体以后，过分地蓄积，最后也会造成水肿。过分摄取盐分、过分活动以及长时间站立，都会加重水肿的程度。如果任其发展下去，血压会升高，变成妊娠期高血压疾病，蛋白尿也会出现。所以妊娠期间注意不要过分摄取盐分。

忌营养过度　这个时期，准妈妈营养过度，造成热量的堆积，是准妈妈肥胖最大的原因。放任食欲，能吃多少就吃多少，这种摄取营养的方法是错误的。过分肥胖，就容易得妊娠期高血压疾病、水肿和蛋白尿，使分娩不正常，甚至造成难产。妊娠中应遵守吃八分饱的原则，以营养为中心安排食物。蛋白质、维生素、矿物质等营养素要充分摄取，热量多的主食不要摄取过多。

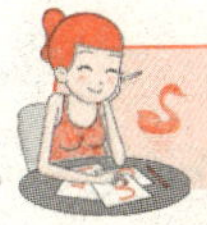

维生素——孕期极好的营养来源

维生素大部分在体内无法合成，必须通过食物来补充。但在烹饪过程中容易损失，所以要注意烹调方式，以防维生素的流失。绿叶青菜应先洗后切，蔬菜入锅要快火急炒。关于维生素的种类和作用，请参考下表：

维生素的种类和作用

维生素	作用	缺乏时易患疾病	含量多的食物
A	促进胎宝宝生长，增强抗病能力，有利于皮肤黏膜、视力的健康及乳汁分泌	夜盲症	胡萝卜、倭瓜、杏、李子、蛋黄及鱼等

维生素	作用	缺乏时易患疾病	含量多的食物
B	维持子宫肌肉的一定张力，使产程顺利	神经炎	米、麦皮和胚芽
C	预防坏血病和增强准妈妈对疾病的抵抗力	胎儿发育不良，分娩时出血、牙龈出血	红果、枣、柑橘、柠檬以及番茄、白菜等
D	使钙质易为小肠吸收和利用	导致缺钙	白萝卜干、干蘑、干鱼、黄油等
B_1	促进糖类的代谢，增进食欲，帮助消化吸收，通便	水肿、脚气、多发性神经炎、流产、早产	谷类的胚芽，荞麦面、花生、酵母、豆类等
B_2	促进发育、乳汁分泌，有益于维持正常肝功能	胎儿发育不良、口唇炎、皮肤炎	牛奶、奶酪、豆豉、蛋类、青菜等
B_{12}	有益于维持正常肝功能和造血功能	恶性贫血	动物肝脏类
E	促进胎儿发育，预防流产、早产，增强生殖功能	流产、早产	油菜、菜花、玉米等
K	保持血液的凝固性	新生儿黑粪症	卷心菜、紫菜、菠菜、动物肝等

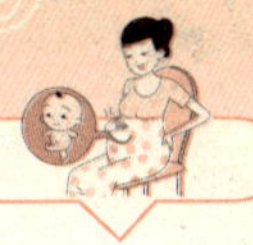

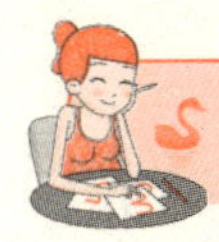

补血、补铁让胎宝宝更健康

铁是血红蛋白、肌红蛋白、细胞色素酶类以及多种氧化酶的组成成分，它与血液中氧的运输和细胞内生物氧化过程有着密切的关系。因此，铁是造血原料之一。但是到了本月准妈妈为什么会缺铁呢？其实很多准妈妈在孕早期的时候由于早孕反应，经常呕吐，没有胃口进食，营养跟不上，造血功能本来就差，随着胎宝宝在准妈妈腹中一天天长大，需要的养分越来越多，吸收了准妈妈体内相当一部分的造血物质——铁。因此，准妈妈是自己一个人努力摄入铁来供给母婴两个人使用，这样就必然带来铁的需求量过大而供给量不足的问题。

专家建议从本月开始，准妈妈要多吃一些含铁丰富的食品。比如，动物的肝、心、肾及蛋黄、瘦肉、黑鲤鱼、虾、海带、紫菜、黑木耳、南瓜子、芝麻、黄豆、绿叶蔬菜等。如果准妈妈单吃植物性食品，铁的需求量可能得不到满足，单吃动物性食品吸收铁较多一些，如果将动、植物食品混合吃，铁的吸收率可以增加一倍。因为富含维生素C的食品能促进铁的吸收。

这里为你推荐五款补铁补血的营养食谱：

火爆腰花

原料：猪腰100克，黄瓜1根，红泡椒15克，食用油、姜、葱、蒜各适量。

做法：猪腰用刀切成腰花；黄瓜切成片；将盐、糖、酱油、醋、料酒和水淀粉倒碗中调成汁；中火加热油锅，放葱、姜、蒜和红泡椒碎爆香，再开大火爆炒腰花1分钟，放入准备好的调味汁和黄瓜片，待汤汁收稠后装盘。

功效：猪腰中含有丰富的铁质，且人体的吸收、利用程度高，是补铁的好食物。

花生枸杞蛋

原料：鸡蛋1个，花生仁100克，枸杞子50克，红枣、红糖各适量。

做法：先将花生仁、枸杞子煮熟，然后放入红糖、红枣、鸡蛋一起煮，一天一次，连服10～15天。

功效：补血补铁。

枸杞红枣粥

原料：枸杞子、红枣、大米各适量。

做法：将这三种原料一起熬成粥，每天3～4次，连服30天。

功效：滋阴，补血益气。

咖喱牛肉土豆丝

原料：牛肉500克，土豆150克，咖喱粉5克，食用油10毫升，酱油15毫升，盐5克，料酒、葱、姜、团粉各少许。

做法：将牛肉自横断面切成丝，将团粉、酱油、料酒调汁浸泡牛肉丝，土豆洗净去皮，切成丝；将油烧热，先干炒葱、姜，再将牛肉丝下锅干炒后，将土豆丝放入，再加入酱油、盐及咖喱粉，用旺火炒几下即成。

功效：富含铁、维生素B_2、烟酸等，适合准妈妈食用。

猪肝绿豆粥

原料：粳米100克，猪肝100克，料酒15毫升，绿豆5克。

做法：将猪肝冲洗干净，切片，用料酒略腌备用。绿豆淘洗干净，用清水浸泡1~2小时。粳米淘洗干净，放入锅中，加清水6杯和浸泡过的绿豆，先用大火煮沸，再用小火熬煮。煮至粥将成时，再加猪肝煮熟即成。

功效：以猪肝和绿豆为主，猪肝补肝养血，绿豆利水消肿；粳米为辅佐，补脾，利小便，以增强补虚消肿之力；诸料合用，共成补肝养血、利水消肿之功效。

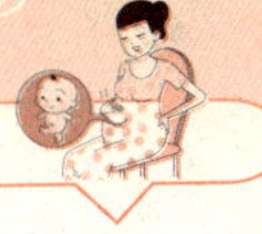

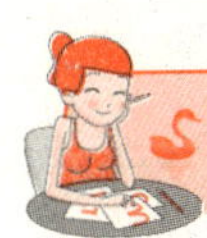

鸡蛋为准妈妈提供优质蛋白

鸡蛋是准妈妈的理想食品,其所含的营养成分全面而均衡。人体所需要的7大营养素除了纤维素之外，其余的鸡蛋中全有。它的营养几乎完全可以被身体利用。

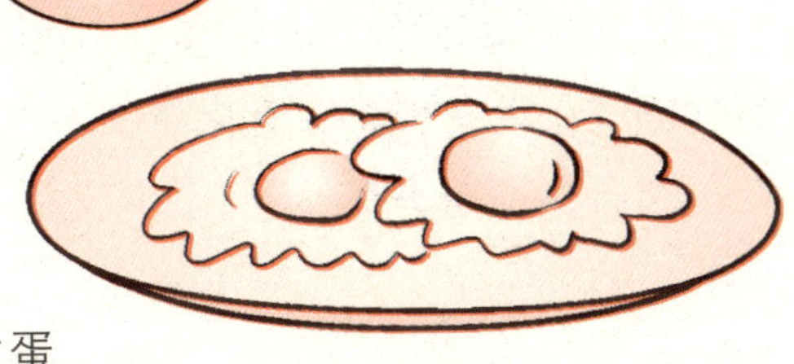

鸡蛋的最可贵之处在于它能够提供较多的优质蛋白，鸡蛋中的蛋白质含有各种必需氨基酸。每50克鸡蛋就可以供给5.4克优质蛋白，是常见食物中蛋白质较优的食物之一，这不仅有益于胎宝宝的脑发育，而且母体储存的优质蛋白有利于提高产后母乳的质量。一个中等大小的鸡蛋与200毫升牛奶的营养价值相当。每100克鸡蛋含胆固醇680毫克，主要在卵黄里。胆固醇并非一无是处，它是脑神经等重要组织的组成成分，还可以转化成维生素D。卵黄中还含有维生素A和B族维生素、卵磷脂等，是最方便食用的天然食物。

准妈妈只需要有计划地每天吃3～4个蛋黄，就能够保持良好的记忆力。因为蛋黄中含有“记忆素”——胆碱。换句话说，胆碱的主要来源是蛋黄。有关研究者提出：有控制地供给足够的营养胆碱，可以改善不同年龄人的记忆力，甚至青年人的记忆力，并且可以使60岁左右的人避免患“记忆力衰退症”。

鸡蛋的组成成分较为复杂，卵黄和卵白都含有多种氨基酸。其中卵白中的一些蛋白质有抑制蛋白水解酶的作用，但是通过加热的方法可以将其破坏。所以食用未煮熟的鸡蛋不仅因为未被充分高温消毒而含有沙门氏菌，而且还会影响人对生物素的利用，导致某些生物素的缺乏。因而准妈妈必须食用经彻底煮熟的鸡蛋。

正因为鸡蛋是接近完美的孕产期食品，所以很多准妈妈每天吃许多鸡蛋，有的多达10～20个，这种做法很不科学。凡事必有度,鸡蛋虽然是营养全面均衡的理想食品，但并不是说多多益善。准妈妈吃鸡蛋应适度，如果每天吃太多的鸡蛋，或基本依赖于鸡蛋提供营养，非但不会对身体有利，反而会有害。

第一，鸡蛋吃得过多会增加准妈妈肠胃的负担，不利于消化吸收。

第二，鸡蛋虽然营养丰富，但毕竟不能包括所有的营养素，不能取代其他食物，也不能满足准妈妈在整个孕期对多种营养素的需求。

第三，准妈妈吃鸡蛋过多，则摄取了过多的蛋白质，造成生物利用率降低，没有被充分消化吸收。

因此，准妈妈每天吃2个鸡蛋左右比较合适，最多也不要超过每天4个鸡蛋。

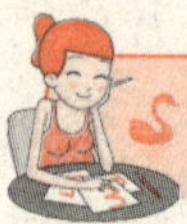

虾皮——准妈妈的营养佳品

虾皮营养极为丰富，每100克虾皮中，含蛋白质39.3克，钙2.0克，是鱼类、蛋类、乳类及乳制品的几倍到几十倍。

除此以外，虾皮还含有丰富的钾、碘、镁、磷等微量元素及维生素、氨茶碱等成分，且其肉质和鱼一样松软，易消化，不失为准妈妈食用的营养佳品，对健康极有裨益。

中医认为，虾皮味甘、性温，具有补肾壮阳、通乳、解毒的功能。故对产后乳汁不足也有一定治疗作用。

食用虾皮时要注意，许多因素都能够影响饮食中钙的吸收，如绿叶蔬菜中的有机酸，如植酸、草酸等便会与钙结合生成沉淀；摄入脂肪过多，与钙结合，形成钙皂，也妨碍吸收。因此，食用虾皮要注意避免与含植酸、草酸的食物及脂肪含量高的食物同时食用。

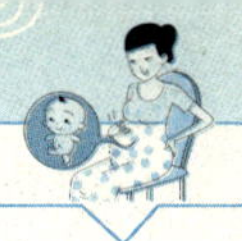

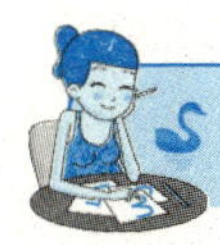

准妈妈要少吃高脂肪食物

如果准妈妈长期高脂肪膳食，势必增加胎宝宝罹患生殖系统癌瘤的危险。医学专家指出，脂肪本身虽不会致癌，但长期多吃高脂肪食物，会使大肠内的胆酸和中性胆固醇浓度增加，这些物质的蓄积能诱发结肠癌。同时，高脂肪食物能增加催乳激素的合成，促使发生乳腺癌，不利母婴健康。医学研究认为，蛋白质供应不足，易使准妈妈体力衰弱，胎宝宝生长缓慢，产后恢复健康迟缓，乳汁分泌稀少。故准妈妈每日蛋白质的需要量应达90～100克。

但是，孕期高蛋白饮食则可影响准妈妈的食欲，增加胃肠道的负担，并影响其他营养物质摄入，使饮食营养失去平衡。研究证实，过多地摄入蛋白质，人体内可产生大量的硫化氢、组胺等有害物质，容易引起腹胀、食欲减退、头晕、疲倦等现象。同时，蛋白质摄入过量，不仅可造成血中的氮质增高，而且也易导致胆固醇增高，加重肾脏的肾小球过滤的压力。有人认为，蛋白质易过多地积存于人体结缔组织内，可引起组织和器官的变性，较易使人罹患癌症。

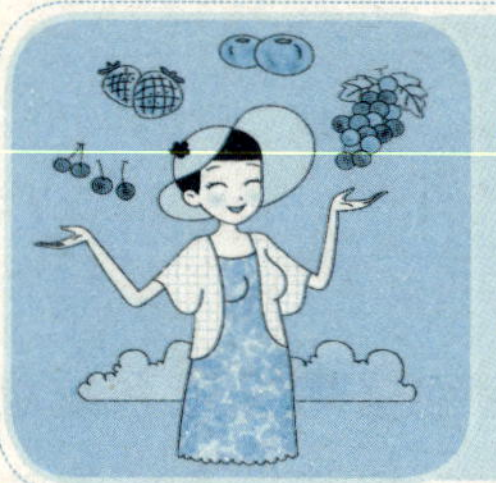

营养食谱：本月准妈妈饮食推荐

清蒸鲫鱼

原料：鲫鱼一条（约500克），葱段、姜片、生抽、盐、食用油各适量。

做法：在蒸鱼的碟子上铺姜片和葱段；鲫鱼去鳞、去内脏，刮干净肚子里面的黑膜，用少量的盐涂遍鱼身内外，鱼身上铺姜片，母鲫鱼的鱼子当然要保留；锅里水开后，放鱼，中火蒸8分钟，关火后虚蒸2分钟；关火出锅，把蒸鱼的汁倒掉；起油锅，热油后加入生抽、姜片、葱丝，煮开后淋在鱼身上即可。

功效：鲫鱼所含的蛋白质，质地优、种类齐、易于消化吸收，是准妈妈补充“脑黄金”佳选。

冬笋雪菜黄鱼汤

原料：黄鱼1条，冬笋、雪菜、猪肉各30克，葱、姜、花生油、香油、清汤、料酒、胡椒面、食盐、味精各适量。

做法：先将黄鱼去鳞，除内脏，洗净，冬笋发好，切片，雪菜洗净，切碎；猪肉洗净，切片备用。花生油下锅烧热，放入鱼，两面各煎片刻；然后锅中加入清汤，放入冬笋、雪菜、肉片和作料，先用大火烧开，后改用文火烧15分钟，再改用大火烧开，拣去葱、姜，撒上味精、胡椒面，淋上香油即成。

功效：黄鱼是准妈妈辅助补充“脑黄金”的重要品类，不仅如此，此菜还可以补气开胃、添精安神。适用于体虚食少的准妈妈作为营养滋补。

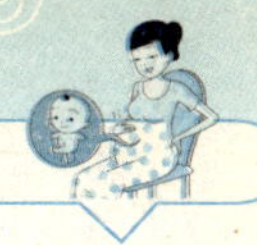

带鱼木瓜汤

原料：带鱼250克,木瓜20克，盐3克。

做法：将带鱼去内脏洗净，切小段；木瓜去皮、核洗净，切成条；炒锅添水，放入带鱼、木瓜块烧开，加入精盐烧至带鱼熟烂即可。

功效：孕妇应选用含DHA高而EPA含量低的鱼油产品。本品带鱼不仅DHA含量高，而且国产的带鱼含 DHA 多，而 EPA 低。因此对孕妇来说，选择国产品比进口产品更合适和实惠。

清蒸武昌鱼

原料：武昌鱼1尾，熟火腿、水发香菇、净冬笋各50克，精盐、鸡油、鸡汤、味精、胡椒粉、葱段、姜块、料酒各适量。

做法：鱼宰杀洗净，在鱼身两侧剞上刀花，然后撒上少许精盐，摆在盘中；香菇、熟火腿洗净后切薄片；将香菇片和火腿片相间隔地摆在鱼身上面；冬笋切薄片镶在鱼的两边，加葱段、姜块、料酒。锅置火上，下清水烧沸，将鱼连盘上笼蒸约15分钟，至鱼眼凸出、鱼肉已松软时滗出汤汁。炒锅中下鸡汤烧沸，加入鸡油、味精，浇在鱼上面，撒上胡椒粉即成。

功效：武昌鱼富含蛋白质，脂肪含量低，与火腿、香菇、冬笋共烹是孕妇理想的进补菜肴。

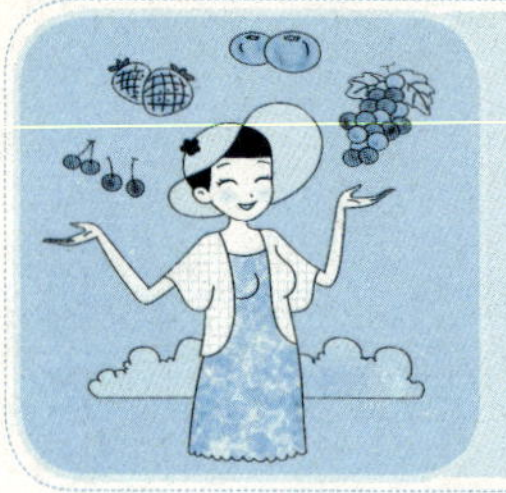

养护技巧：本月给准妈妈的生活提醒

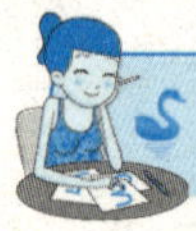

别让不良情绪成为优生的污染源

医学研究发现，准父母在剧烈争吵时，准妈妈受刺激会使内分泌发生变化，随之会分泌一些有害激素，通过生理信息传递给胎宝宝。同时，准妈妈的暴怒可以导致血管收缩，血流加快，其物理振动传到子宫也会殃及胎宝宝；而且，争吵中父母的高声大气，无异于十分有害的噪音，直接危害胎宝宝。如果准父母口角频繁，对正在发育中的胎宝宝可以说是巨大的灾难。

我们知道，废气、烟尘会对大气造成污染，那么准妈妈的不良情绪也会成为污染源，对胎宝宝的健康造成危害。每个人都会有自己的情绪，像紧张、焦虑、急躁、害怕、漠视，这些负面情绪如果长期伴随着准妈妈，那么，胎宝宝也会受到不良影响，即使他（她）不能言语表达，也会用其他的方式来告诉你。比如胎动频繁、发育缓慢等。

因此，准爸爸、准妈妈一定要保持良好情绪，不要担心孩子

"畸形"的问题。利用闲暇时间出去好好玩一下，放松心情也是一种不错的选择。

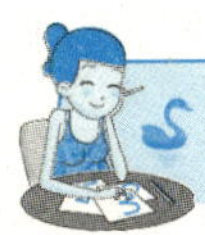

准妈妈洗头有妙招

进入孕中晚期，随着肚子的"突飞猛进"，很多准妈妈会发现，原本一些很简单的事情突然变得复杂起来，甚至很难一个人独立完成。洗头就是其中的一件。

对一般人来说，洗头是再简单不过的事情，不过对于挺着腹的准妈妈来讲，可就不那么简单了。由于无法顺利弯腰而带来的问题最多，为了不压到腹部，准妈妈洗头时要十分小心。因为稍有不慎就会造成跌倒、晕倒、腹部压痛等意想不到的事件，不但会对准妈妈的健康产生影响，更有可能会波及腹中的宝宝。比如淋浴洗头，准妈妈弯腰会很不舒服，站立太久又很累。如果想在放置盥洗盆的地方洗头，弯腰又会带来很多不适。那么，大肚妈妈应如何正确洗头呢?

（1）家里有浴缸的准妈妈可以拿一个小板凳放在浴缸里，坐着洗头，身体既不会浸没在水里，又比较轻松。

（2）上美发店洗头。这个方法省心省力，坐着享受一下洗发服务还是很惬意的，顺便按摩一下颈椎、肩膀也不错。不过，最好带上自己的洗发水，比较安全。

（3）请准爸爸帮忙。准妈妈可以躺在躺椅上，由准爸爸来帮着洗头，这对于准爸爸来说是举手之劳，不仅解决了准妈妈洗头难的问题，也能让洗头过程充满爱意，是交流感情的好机会。

另外，准妈妈洗头时要防止使用容易产生过敏的洗发水，洗头时间不可过长。洗头时的水温应保持在37～40℃，不要过热或过冷，也不宜冷、热水交替洗。而且，空腹、饱食、不适症状刚减轻时，准妈妈都不宜立即洗头或洗浴。

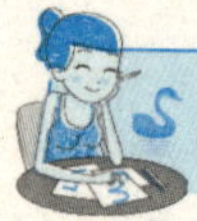

准妈妈坐立行走要小心谨慎

随着胎宝宝越长越大，相信每一位准妈妈各方面的行动一定感到越来越不适应。这个时候准妈妈需要的是正确的坐立行走。如果不注意保持正确姿势，就更会加重腰酸腿痛，而且也容易出意外。

（1）准妈妈应坐硬质椅凳，不宜长时间坐软沙发，亦不宜坐得太矮，使得腹部受屈、受压。坐时动作应缓慢，不可用力猛然坐下，应先坐在椅边，再慢慢向内移，后背要直靠在椅背上，使髋关节和膝关节成直角，大腿保持水平状态。

（2）准妈妈站立时应两腿平行，双脚稍微分开，重心落在一只脚上，每隔数分钟即将重心更换到另一只脚上。准妈妈站立姿势不良会导致骨盆底肌肉、韧带因过久负重而松弛，给分娩增加难度，延长产程，易造成阴部组织撕裂伤。

（3）准妈妈行走应尽量保持与孕前一样轻松自如，后背应挺直，臀部绷紧，脚心平稳着地行走。不要走得太急或用脚尖走路。切忌因为怀孕而昂首挺胸凸肚地行走，这样不但易疲劳，且视线被隆起的肚子遮挡，易发生意外。

（4）准妈妈屈膝下蹲拾物，背要直，足底平踏地面，也可以手扶物，单膝跪地，然后再起立。动作宜缓，不可猛然蹲下，猛然站起。不宜弯腰拾物。

（5）准妈妈上、下楼梯要步步踩实，尤其在妊娠中、后期，应手扶栏杆。上楼梯时腰要挺直，脚尖先落地，脚后跟落地时，立即

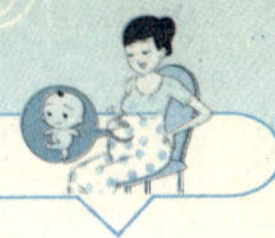

伸直膝关节，使重量移到脚，这时再举起另一只脚，以同样姿势向上踏出，应一步一阶，拾级而上。下楼梯时挺直上身，一步一步平稳缓慢下楼，注意不要踏空。

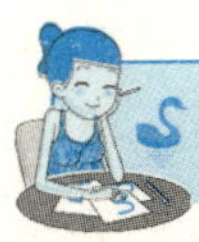

体重增加过快对准妈妈造成的两大影响

孕中晚期体重增加过快、过多，对准妈妈有以下影响：

增加妊娠并发症的发生率　准妈妈体重过重，可能并发妊娠高血压综合征。妊娠高血压综合征是一种严重影响准妈妈和胎宝宝健康甚至危及准妈妈生命的并发症。其主要的症状表现为准妈妈高血压、水肿、蛋白尿，严重时可产生头痛、呕吐、眼花、胸闷等症状，甚至抽搐、昏迷，并引发全身许多组织器官的病变。引起妊娠高血压综合征的原因还不十分明确，但与准妈妈体重过重有一定的关系，体重越重，发生妊娠高血压综合征的危险性就越大。

怀孕期间体重增加过度，会引起准妈妈体内糖代谢的改变，使血糖水平发生异常变化，还可能会增加糖尿病的发病率。孕期糖尿病不但对准妈妈有不良的影响，对胎宝宝影响更大，会引起胎宝宝畸形或形成体重超过4千克的巨大儿，对宝宝将来的健康非常不利。

增加分娩过程中的危险性　体重增加过多时，胎宝宝的体重也往往高于标准体重，使难产的发生率增加。由于胎宝宝过大，在分娩过程中会引起产妇会阴、阴道及子宫颈裂伤，给产妇带来一定的痛苦；还会使产妇子宫的肌肉纤维过度伸展，引起子宫收缩乏力，引发产后出血。这是一种严重的并发症，如抢救不及时，产妇在短时间内会大量失血，可迅速发生失血性休克，甚至危及生命；如果产妇休克时间过长，即使挽救了生命，也会留下严重的后遗症。

孕晚期体重增加过多过快，还会影响产妇产后体形的恢复及产

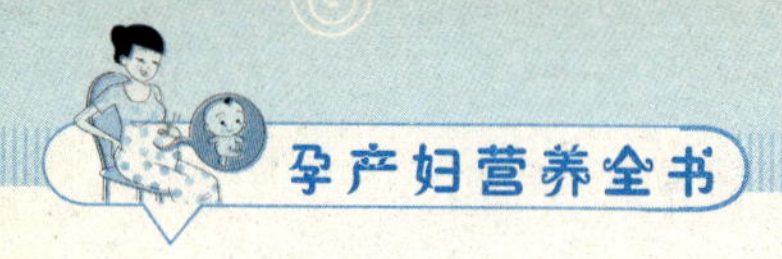

后健康。综上所述，正常的体重对于孕晚期的准妈妈来说是十分重要的。

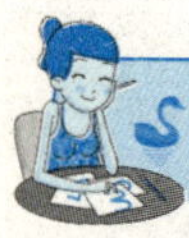

本月准爸爸的爱妻清单

准妈妈马上就要进入孕晚期了，腹部迅速增大，会很容易疲劳，有的准妈妈还会出现脚肿、腿肿、静脉曲张等状况，感到不适。准爸爸在本月里应该更加体贴妻子，并且注意要做到以下几点：

加强妻子“专业”学习 准爸爸要鼓励妻子加强“专业”学习，准妈妈学习得好，也会对胎儿产生影响，因为准妈妈是在与胎儿一起学习。准爸爸要多给妻子看儿童读物，和妻子一起读读外语等。孩子是爱情的结晶，胎教自然要双方共同承担。当你为即将做爸爸而欣喜的时候，切莫忘了胎教的责任。

帮妻子消除顾虑 漫长的妊娠期对孕妇来说是一段艰难的历程，她始终忍受着躯体变化的负担和种种心理压力，直到分娩。对此，准爸爸可以加以正确指导，让妻子多想一些对宝宝有益的事，消除那些对胎宝宝不利的想法。尤其是关于胎宝宝性别这一方面，更不能造成妻子的负担，你要自己摆正心态，也要劝家里的老年人摆正心态，不要给妻子造成心理压力。

告诉妻子“坚持就是胜利” 如果准爸爸发现妻子是三分钟热度的人，就要让自己在胎教过程中发挥出重大的作用。首先鼓励妻子适时地进行胎教，同时激发妻子进行胎教的热情。其次，准爸爸要积极参与胎教，每天与妻子一道进行胎教，用自身的信心和持之以恒的精神告诉妻子“坚持就是胜利”。最后，丈夫要帮助妻子克服一些不良的习惯和嗜好。

第九章

孕8月

主打营养素：糖类

主打营养素：糖类

主要食物源：增加主粮的摄入，如大米、面粉等。一般来说，准妈妈每天平均需要进食400克左右的谷类食品，这对保证热量供给、节省蛋白质有着重要意义。另外在米、面主食之外，要增加一些粗粮，比如小米、玉米、燕麦片等。

作用与功效：满足身体热量需求。第8个孕月，胎儿开始在肝脏和皮下储存糖原及脂肪。此时如糖类摄入不足，将造成蛋白质缺乏或酮症酸中毒，所以孕8月应保证糖类的供给。

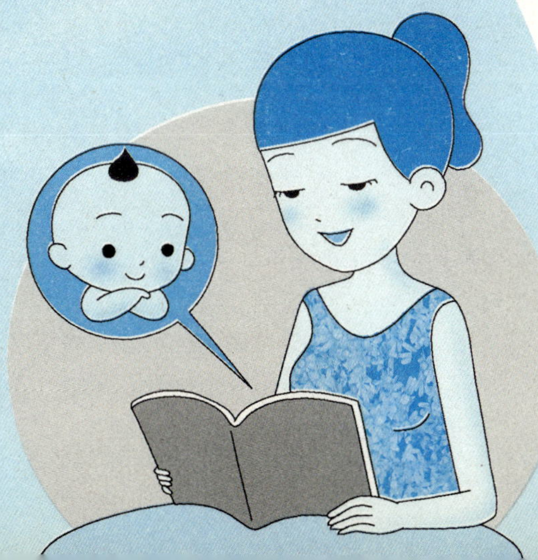

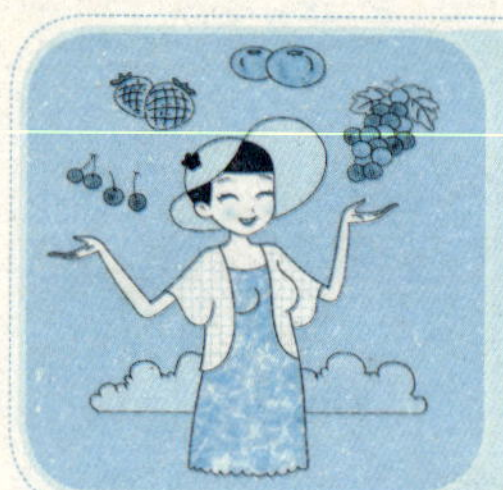

孕育档案：本月母子生理变化

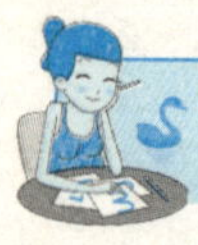

胎宝宝档案：本月胎儿身体变化

妊娠第29周	◎胎宝宝身长已有35厘米左右了，体重大约1100克。此时他（她）还会睁开眼睛并把头转向从妈妈子宫壁外透射进来的光源 ◎胎宝宝这时候大脑发育迅速，头在增大，听觉系统也发育完成，胎宝宝此时对外界的刺激反应也更明显。如果你在这时候给胎宝宝放些音乐，胎宝宝会对不同的音乐做出不同的反应
妊娠第30周	◎此时胎儿身长约38厘米，体重约1200克 ◎从本周开始，胎儿变得十分活跃，脐带很容易缠绕成结。一旦出现脐带结，脐带中的血流受阻，供给胎儿的营养和氧必然缺乏，这对胎儿是极其危险的
妊娠第31周	◎胎儿身长为40~41厘米，体重为1400~1600克胎儿身体发育已算完成，肌肉发达，皮肤红润，但脸部仍然布满皱纹，神经系统开始发达，对体外强烈的声音会有所反应 ◎胎儿的动作会更活泼，力量更大，甚至有时会用力踢母亲的腹部

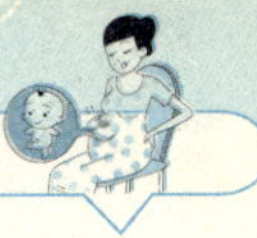

	◎此时胎儿的头部应朝下，才算是正常的胎位。如果本周胎儿早产，由于胎儿的肺部发育有重要的进展，胎儿已具备生活于子宫外的能力，存活的可能性极大，但孕妇仍需特别小心
妊娠第32周	◎32周的胎宝宝身长41~43厘米，体重约为1700克 ◎这时如果宝宝是男孩，他的睾丸可能已经从腹腔进入阴囊，但是有的宝宝可能会在出生后当天才进入阴囊;如果是女孩，她的大阴唇已明显地隆起，左右紧贴

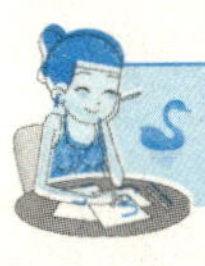

准妈妈档案：本月准妈妈身体变化

妊娠第29周	◎子宫变得越来越大，并开始压迫体内的器官，受压的器官包括膀胱，排尿次数会比以前更频繁。体重增加8.5～11.2千克 ◎本周腹部上方的黑线更加明显，脊椎和骨盆关节的变化有可能引起腰痛，存在患高血压和妊娠期糖尿病等危险
妊娠第30周	◎由于胎儿、胎盘及羊水的继续增长，子宫体积和体重也随之增加。随着这种状况的出现，孕妇会感觉到腹部及骨盆部出现不适 ◎当腹部变得更大时，会感到行动迟缓，举止笨拙。除此之外，激素的增加和对分娩的恐惧感等因素也很容易导致孕妇心情低落，从而使一些准妈妈患上抑郁症

妊娠第31周	◎孕妇肚子越来越大，子宫底高为30～32厘米，体重增加了大约10千克。子宫的胀大导致胃、肺与心脏备受压迫 ◎分泌物依然增加，排尿次数也增多，而且尿后仍会有尿意
妊娠第32周	◎手臂、腿部和足部等部位出现水肿，压迫感也日益增大，在腹部、胸部和大腿等部位变肥胖的同时，会有妊娠纹出现，瘙痒症也会加重 ◎孕妇的内脏器官可能会轻度移位，一般没有什么问题，但如果有水潴留的情况出现，很可能会引起静脉曲张，所以注意不要穿紧身的衣服

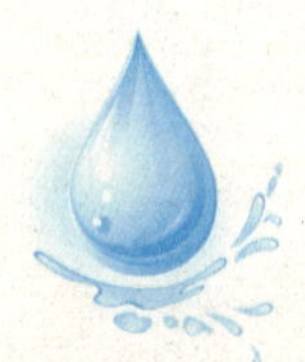

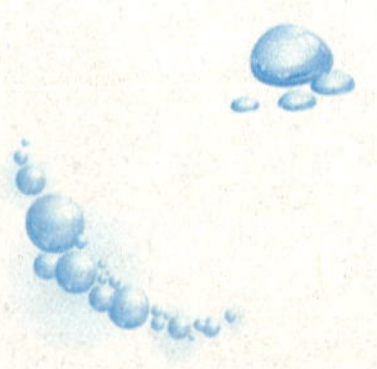
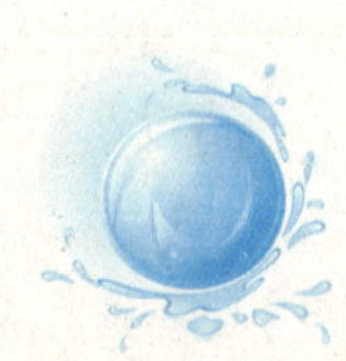
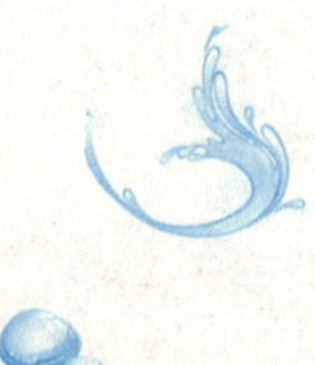

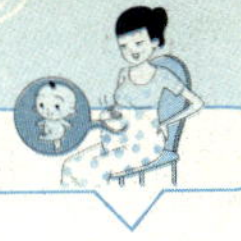

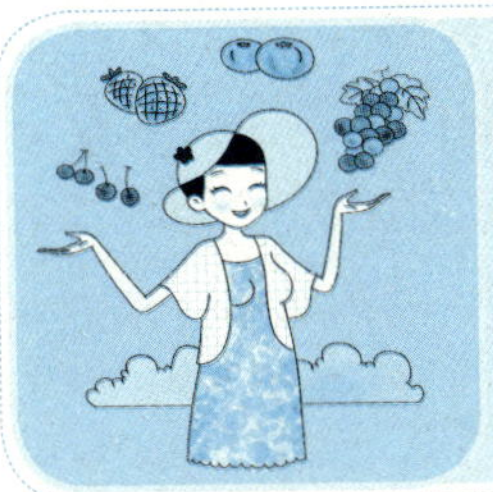

营养指南：本月准妈妈饮食宜忌

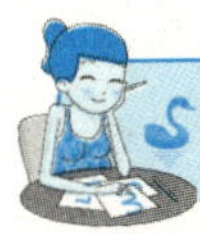

选“纤维”水果补充糖类

人体所需要的能量是由糖类提供的，糖类多以蔗糖和淀粉的形式存于食物中。多食用富含淀粉的食物(如土豆)，少食含蔗糖较多的食物，因为淀粉类食物水解缓慢，热量较少。这些热量供给孕妇平时的活动及机体的消耗，还供给胎儿活动及新陈代谢所需要的能量。

许多检查出有妊娠期糖尿病的准妈妈们，为了防止血糖升高，觉得自己要少吃糖类和水果，其实，这是不对的。准妈妈们不仅自己需要营养，而且还要为胎宝宝的生长发育提供营养，糖类和水果一个也不能少，但要选择高纤维的，才能防止血糖升高。

糖类仍以五谷、根茎及豆类为主要来源，尤其是含纤维素较高的燕麦片、糙米和全麦面包更佳。水果中的草莓、菠萝和猕猴桃等因可溶性纤维、维生素和矿物质含量高，应优先选用。但香蕉、

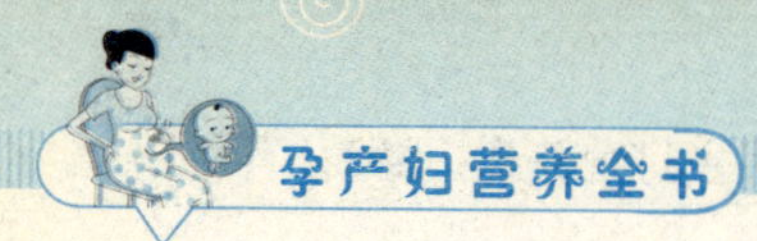

甘蔗、桂圆和葡萄等含糖量较高不宜多吃。绿叶蔬菜能提供大量维生素、矿物质和粗纤维，既能调剂孕妇的口味，适应孕妇的饮食习惯，又含糖量低，可以不限量进食。

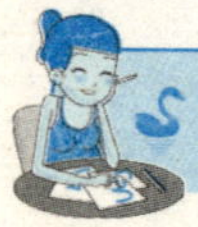

准妈妈如何补充糖类

糖类是一切生物体维持生命活动所需能量的主要来源，是构成机体的重要物质，为身体提供热量，调节脂肪代谢，还可以维持大脑功能必需的能源。此外，糖类还能为人体提供膳食纤维。在膳食中，糖类分为单糖、二糖、低聚糖、多糖四类。

摄入糖类可很快供给热量，尤其胎儿以葡萄糖为唯一的能量来源，因此消耗母体的葡萄糖较多。如果摄入糖类不足，母体需动员体内脂肪分解，而脂肪氧化不完全时可产生酮体，酮体过多母亲可发生酮症酸中毒，这会影响胎儿智能发育。因此，孕妇以摄入淀粉类多糖为宜，不必直接摄入葡萄糖或过多蔗糖，以免引起血糖波动。

准妈妈每天所需热量除蛋白质和脂肪提供外，剩余的就由糖类来补充了。准妈妈每天摄取量大约是所需热量的50%~60%。一般来讲，应在孕前基础上增加50~100克。妊娠中、晚期时，如果每周体重增加350克，说明糖类摄入量合理，反之则应减少摄入，并以蛋白质及脂肪来代替。同时，多注意摄取维生素和矿物质食物，以避免怀上巨大胎儿。

糖类就是每天所吃的主食，是胎儿新陈代谢必需的营养素，用于胎儿呼吸。因此，孕妇必须保持血糖水平正常，以免影响胎儿正常代谢，妨碍正常生长。缺乏糖类将会导致全身无力、疲乏、血糖含量降低，产生头晕、心悸、脑功能障碍等，严重者会导致低血糖昏迷。

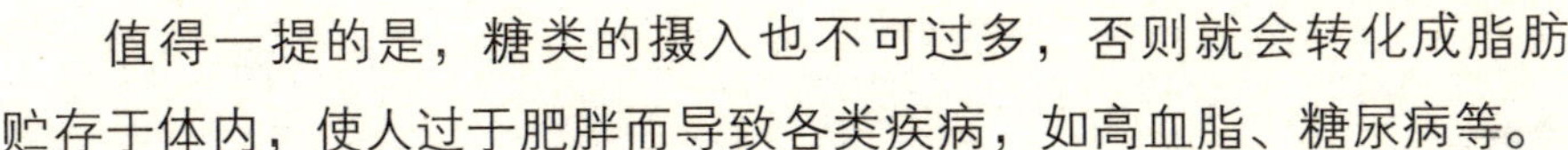

值得一提的是，糖类的摄入也不可过多，否则就会转化成脂肪贮存于体内，使人过于肥胖而导致各类疾病，如高血脂、糖尿病等。

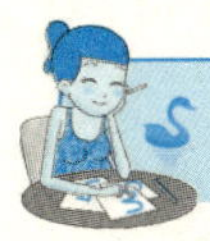

本月准妈妈应遵循的饮食原则

妊娠进入第8个月，准妈妈会因身体笨重而行动不便。子宫此时已经占据了大半个腹部，准妈妈的胃部被挤压，饭量受到影响。这个时期，母体基础代谢率增至最高峰，而且胎宝宝生长速度也达到最高峰，应该尽量补足因胃容量减少而减少的营养，实行一日多餐，均衡摄取各种营养素，特别是要保证谷类、蔬菜、水果的摄入，防止胎宝宝发育迟缓。

从本月开始，胎宝宝开始在肝脏和皮下储存糖原及脂肪，此时如果糖类摄入不足，易造成蛋白质缺乏或酮症酸中毒，所以妊娠8个月应保证热量的供给，除需大量葡萄糖供给胎宝宝迅速生长和体内糖原、脂肪储存外，还需要一定量的脂肪酸，尤其是亚油酸。此期也是胎宝宝大脑增殖高峰，大脑皮质增殖迅速，丰富的亚油酸可满足大脑发育所需。

本月，胎宝宝的骨骼开始钙化，因此要增加钙的补充量。每日饮奶250毫升以上，同时补充钙剂300毫克，海带、虾皮、发菜、芝麻酱、紫菜、豆腐等也可选食。

另外，为了减轻水肿和妊娠高血压综合征，在饮食中要少放食盐，同时，饮食不可毫无节制，体重的增加应限制在每周350克以下。

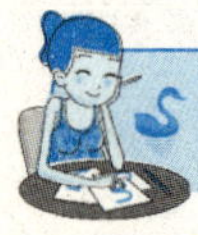

合理饮食，生个漂亮宝宝

女性在怀孕期间，如果能有意识地进食某些食物，会对腹中胎宝宝的生长发育起到意想不到的作用。而精巧、科学地调配饮食，能帮助您扬长避短，摆脱缺憾，生出一个称心如意的漂亮宝宝。

告别粗糙的肤质　如果父母皮肤粗糙，准妈妈应该经常食用富含维生素A的食物，因为维生素能保护皮肤上皮细胞，使日后孩子的皮肤细腻有光泽。这类食物如动物的肝脏、蛋黄、牛奶、胡萝卜、番茄以及绿色蔬菜、水果、干果和植物油等。

改善偏黑的肤色　有的父母肤色偏黑，准妈妈就可以多吃一些富含维生素C的食物。因为维生素C对皮肤黑色素的生成有干扰作用，从而可以减少黑色素的沉淀，日后生下的婴儿皮肤白嫩细腻。这类含维生素C丰富的食物有番茄、葡萄、柑橘、菜花、冬瓜、洋葱、大蒜、苹果、刺梨、鲜枣等，其中尤以苹果为最佳。苹果富含维生素和苹果酸，常吃能增加血红蛋白，不仅能使皮肤变得细白红嫩，更对贫血的妇女有极好的补益功效，是准妈妈的首选水果。

拥有良好的视力　视力不佳或患有近视的父母往往会有这样的忧虑，担心小宝宝遗传上他们的眼疾。处在这种情况下的准妈妈可以多吃些富含维生素A的食物，比如动物肝脏、蛋黄、牛奶、鱼肝油、胡萝卜、苹果等。其中尤以鸡肝含维生素A为最多，胡萝卜还可以促进血红蛋白的增加，从而提高血液的浓度，是我国民间常用的补血养血佳品。

培育光泽油亮的乌发　如果父母头发早白或者略见枯黄、脱落。那么，准妈妈可多吃些含有B族维生素的食物。比如瘦肉、鱼、动物肝脏、牛奶、面包、豆类、鸡蛋、紫菜、核桃、芝麻、玉米以及绿色蔬菜，这些食物可以使孩子发质得到改善，使孩子头发不仅

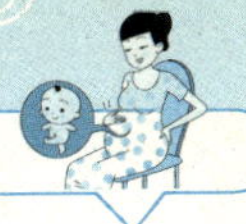

浓密、乌黑，而且光泽油亮。

“高”人一等就是好　如果父母个头儿不高，应吃些富含维生素D的食物。维生素D可以促进骨骼发育，促使人体增高，这种效果尤其对胎宝宝、婴儿最为明显。此类食品有虾皮、蛋黄、动物肝脏以及蔬菜。

益脑、补脑、健脑　相信所有的父母都想提高孩子的智力，那么，准妈妈就应该在怀孕期间多吃些含碘丰富的食物，比如海带等海产品，用以补充胎宝宝对碘的需要，促进胎宝宝甲状腺的合成，有利于胎宝宝大脑的良好发育。这类食品中尤以海带为最佳，海带含有丰富的蛋白质、脂肪酸和钙、铁等微量元素。食用海带不仅可以补碘，还可以促进人体新陈代谢，提高机体抗感染能力，起到补脑健脑的作用。

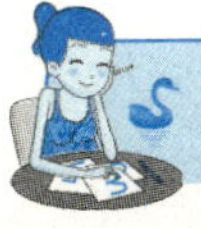

准妈妈选择食物的注意事项

（1）每日各类食物尽量都有，这些才能保证营养素的摄入齐全。

（2）酒、浓咖啡及香烟对身体有害无益，应尽量避免。不宜过多喝茶，茶叶中含有大量的咖啡因，咖啡因具有兴奋作用，饮用过多会刺激胎动增加，甚至危害胎宝宝的生长发育。

（3）摄取过多糖含量高的食品如糕点、糖果等，轻则引致体重过重及牙齿损坏使体内碱度下降，重则引起疲乏、无力。长时间酸性体质还容易使准妈妈罹患某些疾病，更重要的是会因此而影响胎宝宝正常、健康地生长发育，同时也影响准妈妈的食欲，所以应尽量避免。

（4）新鲜疏菜、水果不可缺少。

（5）盐腌渍类食物应少吃，如咸蛋、咸鱼、咸菜等；加工食品如腊肉、火腿、香肠、腐乳等也要少吃或不吃。

（6）辛辣调味品，如芥末、辣椒、胡椒等应少吃。

（7）不必额外补充其他补品，均衡饮食可供给足够的营养。

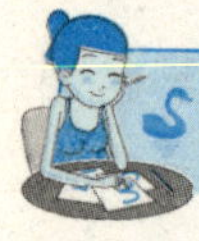

孕晚期准妈妈不要吃得太咸

大多数准妈妈在受孕8个月以后，容易发生水肿及高血压症状，这时如果吃得过咸可以使这些症状加重，危害母体、胎宝宝健康。因为食盐摄入的过多会增加细胞外液量，引起水钠潴留，同时又可加重心脏的负担。还有血管平滑肌细胞内钠与水量增加，使血管内阻力加重，盐的排泄又要依靠肾脏，这样日子久了可使准妈妈出现水肿及血压升高，甚至还会引起肾性高血压。不仅是准妈妈，就是常人吃盐太多对身体健康也是有害的。虽然准妈妈的食盐摄入量不宜过多，但也不必禁盐，这里所提倡的是节制盐的食入量。一般来讲，每天食盐不得超过1.5～2.0克。正常进食每天带给人的8～15克氯化钠，其中1／3由主食提供，1／3来自烹调用盐，另1／3来自其他食物。准妈妈节制盐的摄入可以用一些无咸味的其他提味品，可使准妈妈逐渐习惯节制盐的摄入，如食用新鲜番茄汁、无盐醋渍小黄瓜、柠檬汁、醋、无盐芥末、香菜、大蒜、洋葱、葱、韭菜、丁香、豆蔻都可以代替盐提高食欲，全脂或脱脂奶以及低钠制作的酸奶、乳制甜奶也都可以食用。

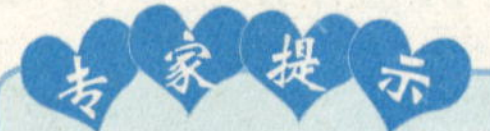

准妈妈少吃咸食，不只是烹调菜肴时少加盐，而且一些盐腌制的菜也不要食用，如咸菜、腌雪里蕻以及咸点心等都会为人体增加钠盐。尤其不要吃咸鱼。咸鱼除含钠盐以外，还含有大量二甲基亚硝酸盐，有致癌作用，会危害母子健康。

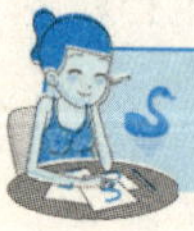

准妈妈对四种鱼坚决要忌口

鱼类被公认为健康食品，有些鱼还含有保护心脏的脂肪。然

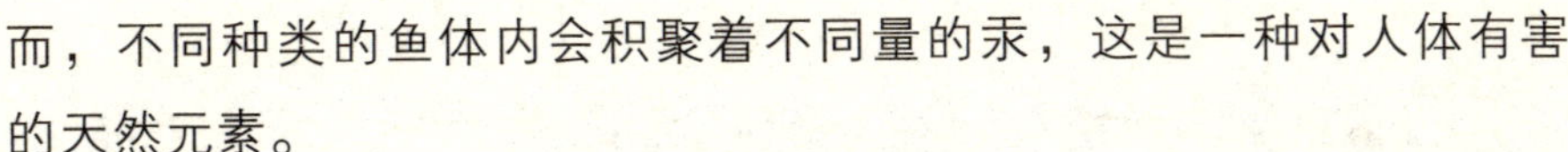

而，不同种类的鱼体内会积聚着不同量的汞，这是一种对人体有害的天然元素。

最近，美国食品和药物管理局提醒准妈妈及计划怀孕的妇女，要避免吃鲨鱼、鲭鱼王、旗鱼及方头鱼，因为这四种鱼的汞含量很高，会影响胎宝宝大脑的生长发育。汞进入准妈妈体内之后，可以破坏胎宝宝的中枢神经系统，造成宝宝的认知能力低下。有关人员表明：每年受汞影响的准妈妈约有六万名。虽然食品和药物管理局提出的警告主要是针对准妈妈的，但这也提醒了母亲和幼儿注意不要过多食用前面提到的四种鱼类。

不过，如果有哪位女士吃了以上四种鱼，现在也大可不必惊慌，因为吃这些鱼的危害在于汞的长期积累，偶尔吃一顿两顿是没什么大碍的。

值得注意的是，金枪鱼因为所含的汞少而没被列入准妈妈禁食范围；但有关人士认为，怀孕期间吃很多罐装金枪鱼也是不好的，孕期妇女每星期吃金枪鱼的量不要超过198克。

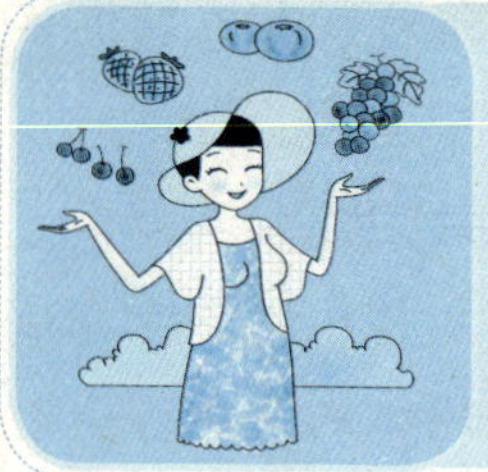

营养食谱：本月准妈妈饮食推荐

咖喱排骨

原料：猪排250克，土豆250克，洋葱1个，食用油、咖喱粉、盐、姜、清汤各适量。

做法：猪排切成3厘米长，清水洗净，随冷水入锅烧沸，去除浮沫，捞出再用清水洗净血污待用；土豆削皮后切成3厘米大小的块，洋葱分成3厘米左右的片。锅内放油，烧至六七成热时，放姜片爆炒一会儿，放猪排和土豆块翻炒数十次后，加咖喱粉和清汤，烧沸后改用中火炖至肉将脱骨、土豆软烂时，加入洋葱片和精盐，再改大火烧沸1～2分钟即可。

功效：此品含有丰富的动物蛋白质、矿物质、维生素、糖类等营养素，长期食用可预防妊娠高血压综合征的发生。

猪肉白菜馅包子

原料：标准面粉100克，黄酱或甜面酱少许，猪肉50克，香油10毫升，大白菜200克，葱、姜、盐、小苏打各少许。

做法：将干面用水调成面团，和入面肥，发好待用，用时加小苏打少许，揉匀；将面团分为4份，每份用擀面杖擀成圆形饼，中间要稍厚，周围边薄些，以便包馅时好打褶；将肉剁成肉泥，加入香油、黄酱、葱、姜、盐等调好；将白菜洗净，沥水，剁碎与肉泥调匀，即成馅料；将包子皮包好馅料，放入笼内蒸约30分钟即成。

功效：大白菜的糖类很丰富，而且富含胡萝卜素、维生素B_1、维生素B_2、维生素C、粗纤维以及蛋白质、脂肪和钙、磷、铁等，常吃此类包子对准妈妈补充糖类大有裨益。

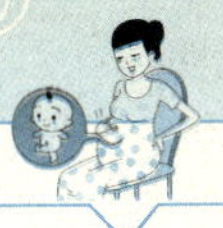

排骨汤面

原料：标准面条500克，猪大排1000克，小白菜200克，小麦面粉50克，大葱、盐、酱油、料酒、胡椒粉、花生油各适量。

做法：将小白菜洗净，切成丝，放入沸水锅中氽熟，取出，沥水，备用；将葱洗净，切成末备用；将猪排骨剁成约3厘米长的骨牌块，放入盆中，加入酱油、料酒、精盐、胡椒粉腌渍约10分钟，再加入面粉拌匀，使排骨块干身，备用；将锅内倒入花生油，待烧至七成热时放入腌好的排骨块，炸至焦黄，再用中火炸熟，捞出沥油；将面条煮熟，放入清水盆中过凉，捞出沥干，装入碗内；将锅内倒入清汤烧沸，加入酱油、精盐、胡椒粉、葱末搅匀，浇入面碗中，再放上排骨和小白菜丝即可。

功效：小白菜不但富含糖类，它还富含维生素B_1、维生素B_6、泛酸等，具有缓解精神紧张的功效。

茭白炒芹菜

原料：芹菜300克，茭白100克，胡萝卜200克，猪瘦肉50克，食用油、盐、味精、料酒、姜、葱各适量。

做法：芹菜剪去根，不用掐掉芹菜叶，很多人吃芹菜只吃茎，不吃叶，其实叶也是好吃的，芹菜叶所含的营养成分比茎还多，而且香味更浓，只需择去黄叶，洗净后切寸段；茭白去外皮后切丝，胡萝卜也切丝；猪瘦肉切丝后加盐、料酒、葱、姜、生粉拌匀；炒锅坐炉上，点火倒油，油热后下入肉丝滑炒，变色后即可盛出；锅内再放油，烧热后先下入胡萝卜丝煸炒，然后倒入芹菜和茭白丝一同翻炒，至断生变软后，倒入肉丝，加盐、味精翻炒均匀即可出锅。

功效：茭白，又称菱笋，它富含蛋白质、糖类、维生素B_1、维生素B_2、维生素C及钙、磷、铁、锌及粗纤维素等营养成分，有清热利尿、活血通乳等功效。用茭白煎水代茶饮，可防治妊娠期水肿。用茭白炒芹菜食用，可防治妊娠高血压综合征及大便秘结。

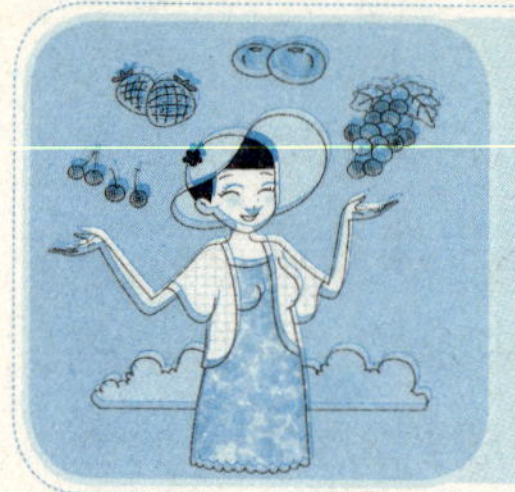

养护技巧：本月给准妈妈的生活提醒

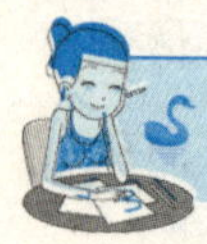

准妈妈情绪要平稳

离分娩越来越近了，准妈妈不仅焦急，而且紧张。人称分娩乃女性的生死大关，这种说法，在过去很合适，因为过去卫生条件差，医疗设备落后，分娩的死亡率很高。现在不同了，产妇因分娩发生意外事故的极少。如今有先进的医疗水平、完善的医疗设备，只是要尽量到医院分娩，不要相信一些不科学的偏方，更不可迷信。对于那些有妊娠后期并发症的人，最好提早入院，医生会针对准妈妈的情况采取必要的医疗措施，以保证安全分娩。

分娩前，准妈妈不必多虑，对于你的“高血压怎么办”、“心率过速怎么办”，医生自会处理。对于你“能否顺利分娩”的问题，更用不着去担心，还没有发生的事想它又有什么意义呢?况且你并不一定会难产啊。不要让还没有发生的事徒然增添你的精神紧张。准妈妈尤其不要听信别人关于分娩如何可怕的说法，生活中自有喜欢夸大其词之人。准妈妈应该做的是临产前吃好，睡好，养足精神。同时准妈妈要保持坦然的心理、平稳的情绪、冷静的头脑，以必胜的信心迎接分娩的来临。

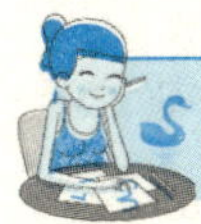

孕晚期应怎样工作

现在你可能会感到行动特别不便，这是因为胎儿的位置在不断下降，使你感到下腹坠胀。这个时期最重要的是充分休息，如果你的工作不是体力劳动的话，还可以坚持工作一两周。

孕妇坚持照常工作，在健康方面一般不会有问题。但到孕晚期，要避免上夜班、长期站立、抬重物及颠簸较大的工作。在工作中，要注意劳逸结合，一旦觉得劳累便停下来休息，即使中午不回家，也要躺下来睡个午觉。

当然，如果出现早产、妊娠高血压综合征等异常情况，医生建议休息或住院监护时，孕妇应绝对服从医生的指导而停止工作。

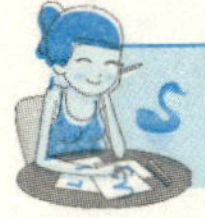

教你正确推算预产期

一般来说，怀孕需要280天，医学上把28天算做一个产科月，所以妇女怀孕40周，又称十月怀胎。预产期的推算有个公式，主要是根据末次月经的月份和日期来进行推算的。从末次月经的第一天算起，在月份上加9或较大月份减3，为分娩月份，末次月经的第一天的日期上加7，所得日期就是预产分娩日。例如，末次月经是2000年3月24日，则预产期是3+9=12月，24+7=31

日，即2000年12月31日。如果末次月经记的是农历，最好把它换算成阳历，再按上述方法计算。如果产妇习惯记农历的话，可在日期上加15天。

事实上，准妈妈的预产期虽然是有预定日期的，但对于每个具体的准妈妈来说，由于种种原因，分娩的日期往往有所变动。因为上述预产期的计算办法适用于月经周期为28~32天左右的妇女，月经20多天不足一个月次者，临产的日子多半在预产期前；如果平时月经周期长，超过一个月，甚至40多天来1次月经的，则预产期多半会后延几天。预产期是推算出来的，准妈妈分娩并不正好是预产的日期，这完全是正常的现象。60%的孕妇在预产期前后一周分娩，40%的人在预产期前3周或后2周内分娩，如果月经不规律，可能分娩日期与预产期相距更远。

如果月经不准，还可以根据早孕反应来判断，早孕反应一般在停经40天左右出现，孕50~70天反应最重，据最初出现早孕反应的时间上推40天，可作为相当于正常人末次月经时间，并据此算出预产期。

初次胎动时间对月经不规律的准妈妈推算预产期也很有意义。一般初产妇在孕18~20周时可以感到初次胎动，它往往很弱，不仔细体会往往会漏掉；经产妇比较有经验，孕16~17周就有感觉，知道了初次胎动的时间，用40减去19（初产妇）或17（经产妇），就是还有多少周到预产期了。

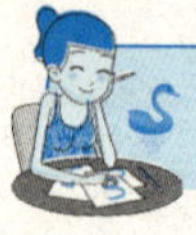

准妈妈可以乘坐飞机吗

如果准妈妈身体一切正常，无论何时乘飞机都是安全的，但临产前4~6周最好不要乘飞机，因为在这段时间内，随时可能进入临产状态。而在医务人员及医疗设备不足的情况下，飞机上分娩是很危险的。

每个人的医疗保险有不同的规定，在做旅行安排前要先问清楚。每个航空公司有不一样的规定，有些航空公司只要准妈妈有医师证明，在怀孕4～8周时允许乘坐飞机，但是医师如果不做担保，航空公司有权拒绝你搭机。

准妈妈乘飞机外出旅行时要注意以下几点：

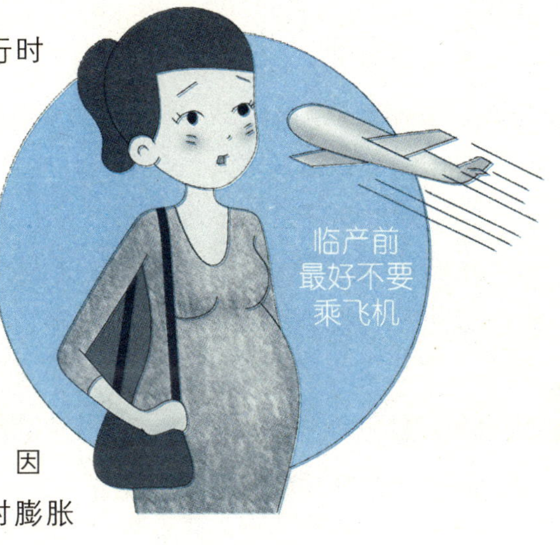

（1）虽然飞机上的氧气会较稀薄，但在正常情况下不会对胎宝宝构成影响。飞机上的空气非常干燥，你需要每小时喝一杯饮料，果汁和白开水为最佳选择，避免汽水饮料，因为肠胃中的气体会比正常时膨胀20%，令你觉得胃胀不适。

（2）预定走道位置。这样可以方便去洗手间，还可以做轻微的走动，以保持血液循环流畅。也可以不时伸展双脚，减少因屈曲过久导致肿胀。

（3）可以预订适合自己口味的餐点，或为自己准备一些食物，以免飞机上的食物不合胃口。

（4）把孕期体检报告携带好，便于医师了解情况。

（5）穿宽松的衣服、平底鞋；穿着简单的衣服方便上厕所；多带几件衣物以防气温变化。

（6）安全带要系在腰部以下，不要系在腹部，以防伤及胎宝宝。最好有一个靠枕放在背后，以免背部长时间承受太大压力而导致疲劳或拉伤。

（7）可以带一些清凉薄荷茶、姜茶，以防止呕吐或反胃。

（8）为行程安排充分的计划，以便安排足够的休息时间。

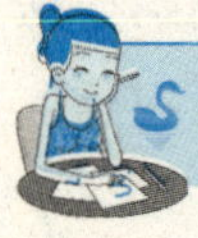

本月准爸爸的爱妻清单

进入孕晚期，准妈妈行动愈加不方便，睡眠质量不好，食欲会有所下降，缺乏耐心，心情容易变得急躁。准爸爸面对妻子的种种变化应该做到以下几点：

（1）为妻子营造一个修养生息的场所。此时居家的环境要舒适，室内要保持整洁，空气新鲜，杜绝污染，避免干扰；家具的布局、装饰品的陈设都应符合胎教环境。准爸爸应扮演好未来父亲的角色，主动承担起家务劳动，无微不至地体贴关照妻子，使妻子称心如意。只有这样，未来的母亲才能在一种平稳的心境中生活，腹中的胎宝宝才能健康地成长。

（2）对妻子保持一贯的耐心。怀孕本来就是妻子的特殊时期，正发挥着超人的耐力及忍受着各种不适。这时准爸爸要更加关心体贴妻子，给予妻子精神上的鼓励和安慰，为妻子轻轻按摩，让妻子直接感受到丈夫的关怀，使妻子的依赖得到满足，安然度过不适孕期。

（3）提醒妻子少食多餐。每次进餐时注意提醒妻子少食，每天可为她多安排几次进餐，一日三餐最好改为4~5次，帮助缓解胃部不适。每次进餐后最好躺下休息半小时，以便血液集中供应胃肠道，为胎宝宝提供充足的营养。

第十章

孕9月

主打营养素：膳食纤维

主打营养素：膳食纤维

主要食物源：全麦面包、芹菜、胡萝卜、红薯、土豆、豆芽、菜花等各种新鲜蔬菜及水果中都含有丰富的膳食纤维。

作用与功效：防止便秘，促进肠道蠕动。孕后期，逐渐增大的胎宝宝给准妈妈带来负担，准妈妈很容易发生便秘。由于便秘，又可发生内、外痔。为了缓解便秘带来的痛苦，准妈妈应该注意摄取足够量的膳食纤维，以促进肠道蠕动。

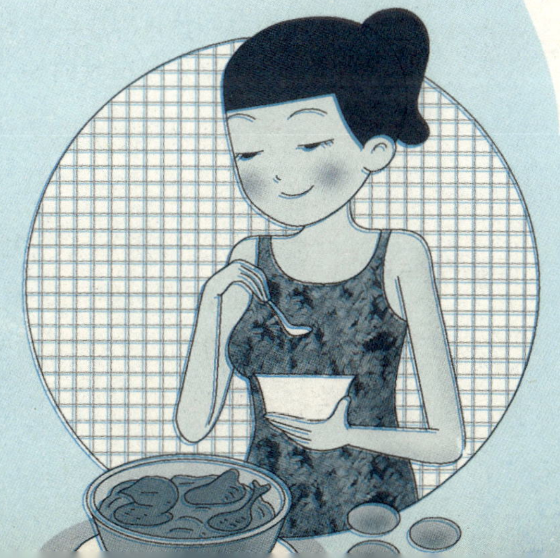

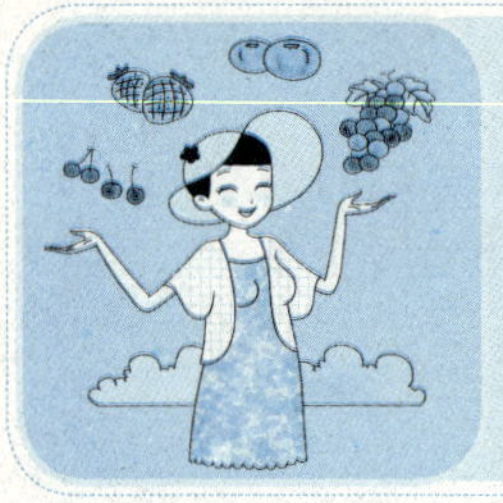

孕育档案：本月母子生理变化

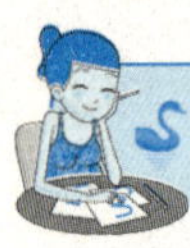

胎宝宝档案：本月胎儿身体变化

妊娠第33周	◎身长为44~47厘米，体重约1800克，胎儿在继续生长 ◎胎儿的皮下脂肪变厚，全身变得柔软而膨胀，皮肤上的皱纹消失，出现弹性，变成有光泽的粉红色，脸型已经变得接近出生时的婴儿 ◎这时，胎儿的毳毛已经消失，头发也长长了，四肢的指甲也变长了。头部朝下，已经进入临产位置了
妊娠第34周	◎胎宝宝身长为48~50厘米，体重约2000克，他（她）已经为出生做好了准备：将身体转为头位，即头朝下的姿势，头部已经进入骨盆 ◎胎宝宝的头骨现在还很柔软，而且每块头骨之间还留有空隙，这是便于分娩时使头部能够顺利通过狭窄的产道
妊娠第35周	◎胎儿身长约51厘米，体重约2500克。胎儿现在开始变胖 ◎胎儿的皮下脂肪形成，将会在出生后起到调节体温的作用 ◎宝宝的两个肾脏已经发育完全，肝脏也可以自行代谢一些物质了。35周的宝宝指甲长长了，有的可能会超过指尖

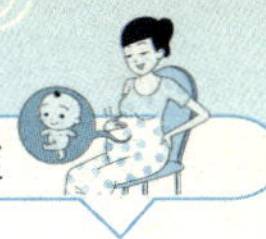

妊娠第36周	◎胎宝宝身长约53厘米，体重约2800克。此时，胎儿身体的各个器官完全发育成熟，但身体仍在生长 ◎胎儿的毳毛几乎完全消失，仅在肩膀、胳膊、腿或者身体的褶皱部分还残留一些。皮肤变得细腻柔嫩，被胎脂所覆盖，便于胎儿顺利地从产道娩出

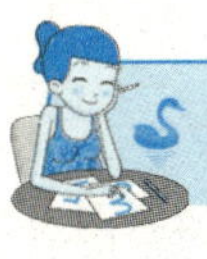

准妈妈档案：本月准妈妈身体变化

妊娠第33周	◎子宫容积已经增大了500倍。生理性贫血开始消失，此时红细胞的产生已经赶上了血浆产生的速度 ◎由于子宫压迫到胃部，肺和心脏也受到了压迫，会出现喘不过气来以及心悸的情况。很多孕妇还会感到肩膀酸痛及脖子僵硬等
妊娠第34周	◎孕妇的耻骨联合向上测量到子宫底的距离，约为34厘米 ◎本周孕妇可能感觉到腹部压力增大。其实这是胎儿将要出生前的一种感觉，因为此时胎头在产道内的位置更低了
妊娠第35周	◎孕妇会感到身体沉重感日增，内脏受到挤压，似乎没有空间可以畅快呼吸或容纳更多食物 ◎这时孕妇的耻骨联合测量到子宫底的距离大约为35厘米，从脐部到子宫底约为12厘米 ◎到本周为止，体重大约增加12千克。本周可能还会出现静脉曲张，所以不要静止不动，应该多做些轻缓的活动

妊娠第36周	◎孕妇的子宫顶部到达了最高点，正好在胸骨下方，这会有呼吸不舒服感，肋骨出现刺痛 ◎阴道分泌物较多，产道变得柔软而有弹性，更利于分娩。由于孕激素的长期作用，使头发同步增长，会导致今后头发同时脱落

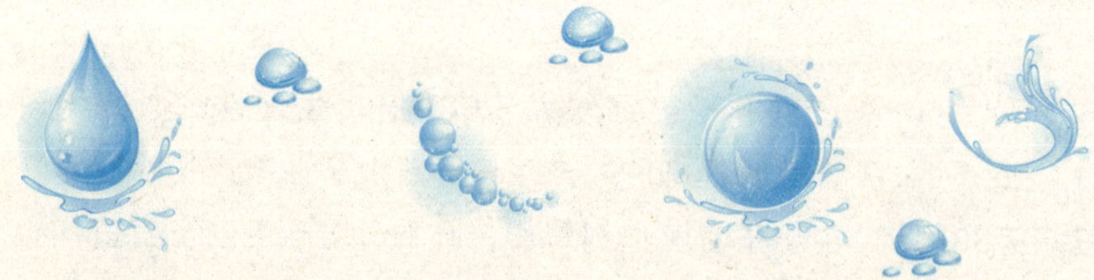

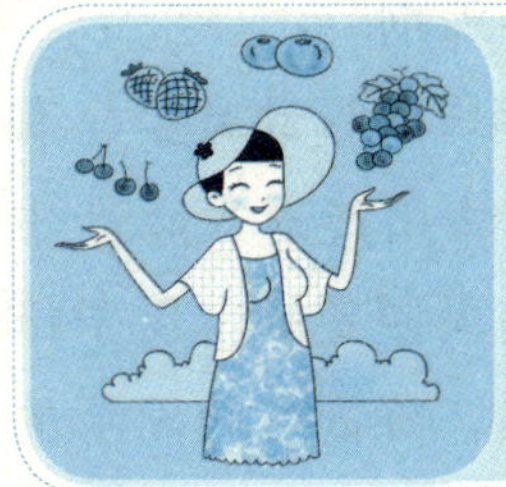

营养指南：本月准妈妈饮食宜忌

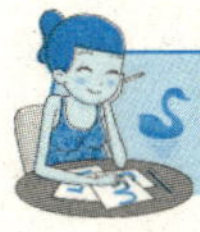

膳食纤维——准妈妈不可或缺的营养

膳食纤维对人体主要有减肥降脂、控制血糖、降低胆固醇、治疗便秘、预防痔疮、口腔保健等功效，对体态偏胖的准妈妈是尤其不能缺少的营养之一。

什么是膳食纤维？

膳食纤维可分为水溶性和非水溶性两种。水溶性膳食纤维包括某些植物细胞的贮存物和分泌物及微生物多糖，其主要成分是胶类物质，如果胶、黄原胶、阿拉伯胶等；非水溶性膳食纤维的主要成分是纤维素、半纤维素、木质素。

膳食纤维对准妈妈有什么帮助？

增加饱腹感，有利于控制体重　膳食纤维在胃部吸水膨胀后，体积增大，增容作用使人产生饱腹感，饭量减少，有利于控制体重。另外，膳食纤维进入肠道以后，还可以有效阻止肠道对脂肪、蛋白质、胆固醇等的吸收，食物中的膳食纤维越多，这种抑制吸收的减肥降脂作用越明显。准妈妈通过多进食膳食纤维，利用其减肥降脂作用控制体重增长，避免胎儿生长过大。

控制血糖，预防妊娠期糖尿病　准妈妈因妊娠存在胰岛素抵抗，许多准妈妈发生糖尿病，而对妊娠期糖尿病的准妈妈来说，控制血糖至关重要。膳食纤维不但能减少脂肪、胆固醇的吸收，还可以

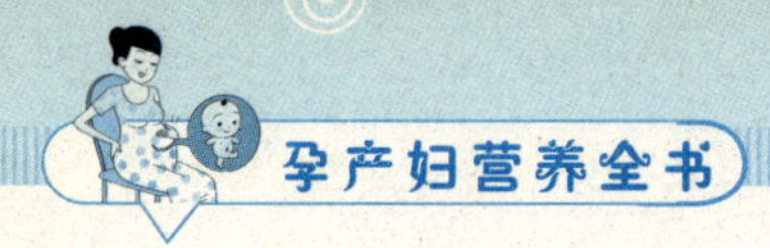

控制食物中糖的吸收速度，是一种天然的“糖类阻滞剂”。

促进胃肠蠕动，预防便秘　准妈妈妊娠期胃肠蠕动减少，有1/3的准妈妈发生便秘和痔疮。膳食纤维的增容作用能对大肠产生机械性刺激，促进肠蠕动，保留较多的水分，使大便变软，易于排出，可预防和治疗便秘。同时，由于大便的通畅，降低肛门周围的压力，去除了因大便秘结使肛周血流受阻，长期阻滞与淤积所引起痔疮的病因，从而起到防治痔疮的作用。

可减少毒性金属元素的吸收　膳食纤维还有离子交换作用，可减少毒性金属元素吸收，同时也与重要的矿物质结合，影响电解质与矿物质吸收，如食用适量的膳食纤维，钙、镁、铁、锌吸收率有所增加。补充膳食纤维不是越多越好，过多食用含有膳食纤维的食物，会使胃肠道“不堪重负”，造成腹胀、早饱、消化不良等。而且，还会影响蛋白质、葡萄糖、钙、铁、锌，以及维生素的吸收。

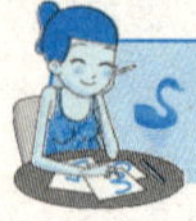

“膳食”让准妈妈轻松解“秘”

十月怀胎都是一天天“熬”出来的，呕吐、头晕、倦怠……强烈的妊娠反应让准妈妈叫苦不迭，终于熬到了孕中期，准妈妈开始盘算着该怎么给肚里的宝宝好好补养一下，却一不小心又被便秘“盯上了梢”。在这样的非常时期，由于担心小宝宝的安全，准妈妈们一般都不敢随意用药，但是便秘的困扰又让她们苦不堪言。那么，孕中期的准妈妈应怎样解决便秘问题呢?

那么，为什么孕中期很容易发生便秘呢?专家解释说，这是因为怀孕后体内激素的分泌发生改变，孕激素增加、肠胃道蠕动速度变慢，逐渐增大的子宫压迫胃肠道，致使粪便停留在肠内的时间变长，继而引起便秘的发生。有的准妈妈为了胎宝宝的发育成长，在孕期刻意大量食用补品或高热量的食物，使得饮食过于精细，含渣的食物相应减少，结果导致膳食纤维摄取量不足，如果准妈妈又是“好静”一族，能躺着不坐着，能坐着不站着，能站着不走动，就更容易形成排便困难。

便秘是孕期最常见的疾病之一，但是，千万别小看便秘，准妈妈的健康状态直接关系到母体和宝宝的健康和生长发育。专家提醒说，便秘会造成孕妇食欲不振，营养摄入不足，直接影响胎儿的生长发育，造成胎儿营养不良、发育迟缓，如果排便过于用力，严重者可能会造成流产。妊娠晚期便秘，会导致孕妇腹痛、腹胀，严重者可导致肠梗阻，并发早产，危及母婴安危。此外，有些便秘的孕妇在分娩时，堆积在肠管中的粪便妨碍胎儿下降，导致产程延长甚至难产。

既然如此，如何调理便秘呢？准妈妈出现便秘后，应当以预防和调理为主，首先要养成每天定时排便的良好习惯，适当增加身体的活动量；同时，每天要安排合理的饮食，多吃含纤维多的食物。很多人喜欢选择果蔬，虽然吃水果蔬菜没有错，但是，之所以效果没有那么明显，主要是因为膳食纤维的有效摄取量并没有达到身体所需。

膳食纤维是平衡膳食结构中必要的营养素之一，被称为“第七营养素”。由于膳食纤维体积大，可促进肠的蠕动，减少食物在肠道中停留时间，同时，膳食纤维在大肠内经细菌发酵，直接吸收纤维中的水分，使排泄物变软，从而使粪便易于排出，起到预防便秘的效果。

准妈妈应以正常妊娠体重增长的规律合理调整膳食纤维摄取

量，以保证孕期消化与吸收功能正常。就其推荐的用量来看，成年人每天摄入膳食纤维20~35克，已基本形成共识。但英国营养学家指出，人们每天至少应该摄入35克以上的膳食纤维，才能起到预防和保健作用。推荐量的膳食纤维中非水溶性膳食纤维应占70%~75%，水溶性膳食纤维占25%~30%为宜，而且认为应以天然食物提供的膳食纤维为主。准妈妈可根据自身饮食结构、体重增长速度、是否存在糖尿病、排便状况等来调整膳食纤维的补充量。在补充膳食纤维时注意以下三点：

（1）要摄取含膳食纤维较多的精制作较低的食物。

（2）许多食物的皮要比肉质所含的营养和膳食纤维多，如苹果、梨等水果，黄瓜、茄子、萝卜等蔬菜，赤豆、绿豆、蚕豆等杂粮，这些食物最好要带皮吃。

（3）榨糊喝或做馅吃，可以增加其摄入量。

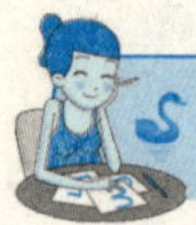

本月准妈妈的饮食原则

妊娠进入第9个月，胎宝宝逐渐下降进入盆腔，虽然准妈妈的胃部会感觉舒服一些，但仍会有挤压感，所以每餐可能进食还是不多，不能充分摄取维生素和足够的钙、铁。因此，准妈妈要适当加餐，以保证摄入营养的总量。

本期胎宝宝肝脏以每天5毫克的速度储存铁，直到储存量达300~400毫克。如果此时铁摄入不足，可影响胎宝宝体内铁的存储，出生后易患缺铁性贫血。动物肝脏、绿叶蔬菜是最佳的铁质

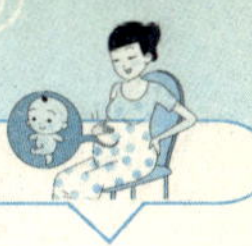

来源。

随着腹部的更加膨大，准妈妈的消化功能也继续减退，更加容易便秘。因此，准妈妈要多吃玉米、蔬菜等含纤维多的食物。一些有补益作用的膳食也可以吃一些，以利于面对随时可能到来的分娩活动中的热量消耗。

必须补充维生素和足够的铁、钙和充足的水溶性维生素，以维生素B_1最为重要。本月如果维生素B_1不足，易引起呕吐、身体倦怠，还可影响分娩时子宫的收缩，使产程延长，分娩困难。另外，妊娠全过程都要补充钙，如果胎宝宝体内的钙摄入量不足，胎儿就要动用母体骨骼中的钙，致使准妈妈发生软骨病。

在妊娠第9个月里，应继续控制食盐的摄取量，以减轻水肿。由于准妈妈胃部容纳食物的空间不多，所以不要一次性地大量饮水，以免影响进食。

马上面临着分娩，准妈妈的饮食还是要注意营养，继续保持以前的良好饮食方式和饮食习惯。少吃多餐，注意饮食卫生，减少因进食太多或是饮食不洁造成的肠胃道感染，以免给分娩带来不利影响。

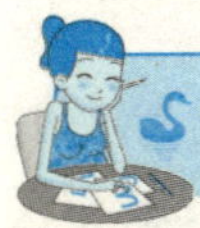

少而精，孕末期饮食有讲究

怀孕末期，由于子宫底较高而压迫心脏和胃，引起准妈妈心跳加速、气喘、胃胀、没有食欲。一次吃不了太多的东西，可分成几次吃，每次少吃一些。应注意饮食的质量，要少而精，以保证必需的营养供给，要多吃健脑食物以促进胎宝宝大脑发育。

（1）海洋动物食品含有丰富的蛋白质，食用后有利于神经系统的发育，也有利于新陈代谢的顺利进行。脂肪多为不饱和脂肪酸，还有卵磷脂、脑磷脂等。此外，海洋动物食品中还含有大量的维生素A和维生素D以及丰富的矿物质，如钙、磷、碘、铁、镁等，这些和眼睛、皮肤、牙齿、骨骼的正常功能关系甚为密切。

（2）大豆被誉为“绿色的牛乳”和“植物肉”，主要含有大豆球蛋白、氨基酸等物质，还富含其他食物中缺乏的对胎宝宝生长发育及智力发育都有重要作用的赖氨酸。

（3）核桃形状类似大脑，有健脑、补肾、补血、润肺等功效。其中含有油脂量高达68%～76%，蛋白质17%～27%，还含有多种矿物质和维生素。500克核桃仁可相当于2500克鸡蛋或4500毫升牛奶的营养价值。

（4）牛奶中的蛋白质以酪蛋白为主，还有白蛋白、乳球蛋白，脂肪则含有油酸、亚油酸。

（5）瘦肉含蛋白质20%左右，能供给多种氨基酸和不饱和脂肪酸。

（6）鸡蛋含有丰富的蛋白质、卵磷脂、维生素A、维生素B_2、维生素B_6以及各种矿物质，鸡蛋黄对神经系统的发育有很好的作用。

（7）各种果实的籽仁如葵花子、西瓜子、南瓜子、松仁子等，都含有油酸及亚油酸，对脑的发育益处很大。

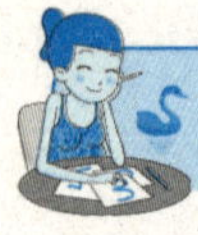

孕晚期不宜食用刺激性食物

刺激性食物主要是指葱、姜、蒜、辣椒、芥末、咖喱粉等调味料和部分蔬菜，这些食物可以促进食欲、促进血液循环和补充人体所需的维生素、微量元素(如锌、硒)等。但辣椒、生葱、生姜、生蒜以及芥末、咖喱辛辣过重，准妈妈不宜食用。

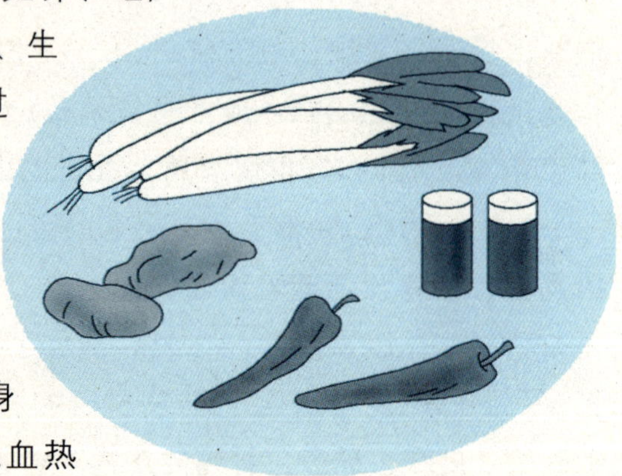

这是因为这些辛辣物质会随母体的血液循环进入胎宝宝体内，给胎宝宝不良刺激。从准妈妈身体来说，怀孕后大多呈现血热

阳盛的状态，而这些辛辣食物从性质上说都属辛温，而辛温食品会加重血热阳盛的状态，使体内阴津更感不足，会使准妈妈口干舌燥、生口疮、心情烦躁等症状加剧。这样，自然不利于胎宝宝的正常发育。

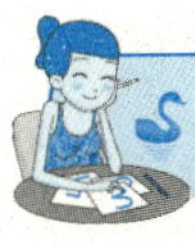

孕晚期准妈妈要注意补铁

准妈妈每天除了维持自身组织变化的需要外，还要为胎宝宝生长供应铁元素。铁是供给胎宝宝血液和组织细胞的重要元素。胎宝宝除了摄取日益增长所需要的铁之外，还需要在肝脏中贮存一部分铁。同时，母体还要为分娩失血及哺乳准备铁。一般情况，孕妇每天的需铁量为15毫克。

轻度缺铁性贫血是妊娠期较常见的一种并发症。轻度贫血对于妊娠及分娩的影响不大，而重度贫血可以引起早产、低体重儿或者死胎等问题。整个妊娠期胎宝宝及母体红细胞生成需要铁大约800毫克，尤其在妊娠最后3个月，胎宝宝除了造血之外，胎宝宝的脾脏也需要贮存一部分铁。为了预防妊娠贫血，妊娠后期必须吃足量的含铁食品。

富含铁的食物有：动物的肝、心、肾以及蛋黄、瘦肉、黑鱼、虾、海带、紫菜、黑木耳、南瓜子、芝麻、黄豆、绿叶蔬菜等。如果准妈妈单吃植物性食品，铁的需求量可能得不到满足。单吃动物性食品吸收铁较多一些。如果将动、植物食品混合吃，铁的吸收率可以增加一倍。因为富含维生素C的食品能促进铁的吸收。

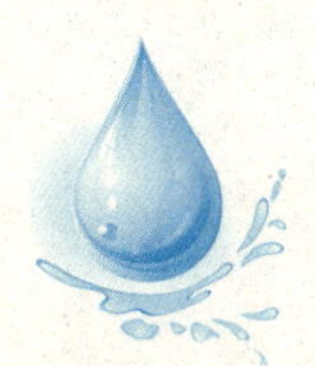
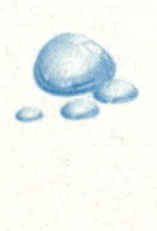
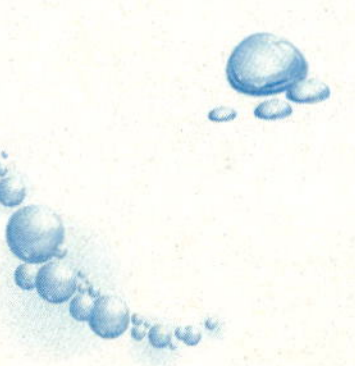
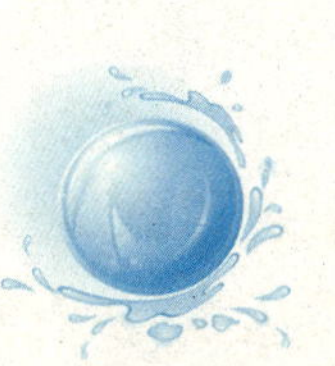
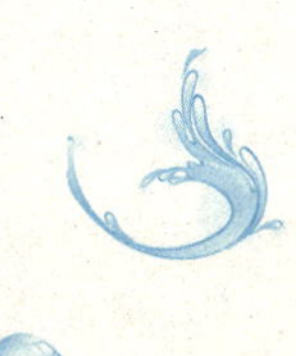

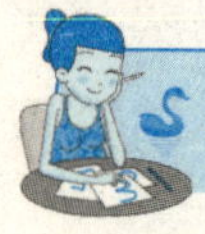

准妈妈少吃土豆为好

土豆是世界上公认的营养丰富的食物。美国人认为，每餐只吃全脂奶粉和土豆，就可以得到人体所需要的全部营养。土豆的蛋白质中含有18种人体所需的氨基酸，是一种优质的蛋白质。其中所含的黏体蛋白质能预防心血管类疾病。土豆中维生素B_1的含量也居常食蔬菜之冠。

然而，食入发芽、腐烂了的土豆却可导致人体中毒，这是怎么回事呢？原来，土豆中含有一种叫龙葵素的毒素，而且龙葵素较集中地分布在发芽、变绿和溃烂的部分。有人测定，每千克土豆嫩芽中龙葵素的含量可高达5200毫克，高出土豆块中60~65倍。

龙葵素被吸收进入血液后有溶血作用，还可麻痹运动、呼吸中枢，刺激胃黏膜，最终可因呼吸中枢麻痹而死亡。此外，龙葵素的结构与人类的甾体激素如雄激素、雌激素、孕激素等性激素相类似。准妈妈若长期大量食用含生物碱较高的土豆，蓄积体内会产生致畸因素。有人推算，有一定遗传倾向并对生物碱敏感的准妈妈，食入44克以上发芽的土豆，即可能生出畸形儿。而且土豆中的生物碱并不能因常规的水浸、蒸、煮等烹调而减少。有鉴于此，准妈妈还是少吃土豆为好。

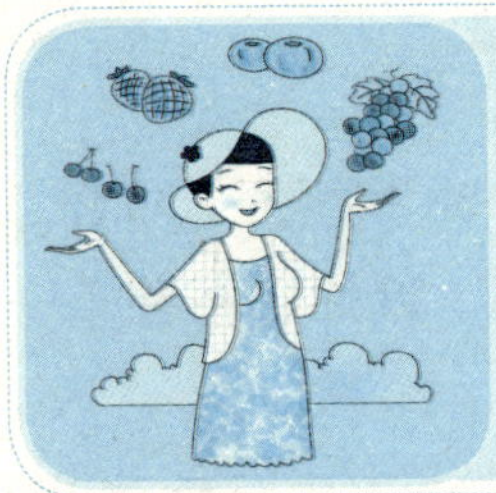

营养食谱：本月准妈妈饮食推荐

翡翠菜花

原料：菜花250克，鸡脯肉100克，火腿15克，冬笋15克，菠菜250克，淀粉15克，蛋清2个，面粉5克，葱、姜、盐、味精、料酒、香油各适量。

做法：将菜花洗净，掰成指头肚大小的20块，放入沸水锅内烫一下，捞出，控净水。将火腿、香菇、冬笋均切成小薄片。将菠菜择洗干净，葱、姜洗净，一并捣烂，用纱布包住挤出汁。将鸡脯肉砸成泥，加入淀粉、蛋清、盐搅拌，再放入用菠菜、葱、姜挤出的汁，打成糊。盘内稍抹一层香油，将搅好的鸡肉糊20份放大盘内，稍按一下，将菜花柄上粘点面粉，插在鸡肉糊中间，上屉蒸8分钟，取出放入大碗内。锅内添一点水，将火腿片、香菇片、冬笋片放入烧开，加盐、料酒、味精、香油搅匀，倒入碗内即成。

功效：本菜营养丰富、全面，含优良蛋白质、维生素类及钙、磷、铁等矿物质。对准妈妈产前补充营养及胎宝宝骨骼的生长发育有利。

蛋黄豆腐

原料：豆腐1块，蒜苗(又青又细的)50克，虾米25克，红咸鸭蛋黄2个，食用油、精盐、白糖、料酒、鸡精、麻油、葱姜末、鸡汤各适量。

做法：将豆腐切成色子块，用开水氽一下，沥干水分后放入精盐、鸡精调味。将虾米用清水泡发，洗净切成末；蒜苗、葱、姜洗净切末；咸鸭蛋去皮，蛋黄拈成蛋黄粉。炒锅点火放油，油热后放入葱、姜末煸炒，再倒入豆腐、蒜苗、虾米翻炒，加入鸡汤、料酒、白糖、精盐、鸡精、麻油，收汁出锅时撒入蛋黄粉即成。

功效：鸭蛋含蛋白质12.3%，脂肪12.3%，并含有丰富的磷、硒、钾及一定量的钙、铁、维生素A、B族维生素、卵磷脂等有益成分。鸭蛋有滋阴清肺的功效。

番茄蘑菇燕麦汤

原料：植物油1茶匙，半个洋葱(切碎)，1个蒜蓉，4茶匙蘑菇（切片)，1/2杯桂格燕麦饭，上汤2杯，清水5杯，番茄2个（切粒)，2杯低脂奶或纯味豆浆，盐、胡椒粉各适量。

做法：放1茶匙油爆香洋葱碎及蒜蓉，放入蘑菇片炒至洋葱及蘑菇片软身。加入桂格燕麦饭、上汤、清水、番茄粒拌匀。待材料滚起后，转慢火煮5分钟。最后倒入低脂奶或纯味豆浆，加少许盐及胡椒粉调味煮至微开即可。

功效：燕麦富含膳食纤维素，是含有膳食纤维最多的谷物之一，其所含的膳食纤维足足是白米饭的10倍。不仅是准妈妈补充膳食纤维的重要食物，还可以防止血液中的胆固醇过高，帮助消化系统消化食物和吸收营养，控制血糖。

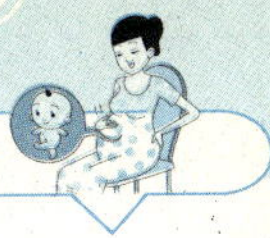

冬瓜绿豆汤

原料：冬瓜250克，绿豆1汤匙，高汤、生姜、葱、盐各适量。

做法：汤锅上火加高汤烧沸；生姜洗净拍破放入锅内，葱洗净挽结入锅。绿豆淘洗干净，去掉浮于水面的豆皮，然后入汤锅炖烂；冬瓜去皮去瓤，洗净，切块投入汤锅内，炖至软而不烂，加少许盐即成。

功效：清热，利尿，解暑。适用于夏季水湿阻滞引起的小便不利或小便色黄而少、口渴心烦、水肿或尿道感染、灼热疼痛等病症。

黄鱼汤

原料：黄鱼250克，大豆色拉油100毫升，豆芽50克，肉汤250毫升，料酒、盐、糖、淀粉、鸡精、葱、姜末、麻油各适量。

做法：小黄鱼洗净，去头和内脏，加盐、料酒、淀粉腌一会儿，开油锅，油至七成热，把小黄鱼放到油里两面煎黄即捞出；锅底留油，将葱、姜末、豆芽煸炒一会儿，下进肉汤、糖，烧开后放入小黄鱼，加麻油、鸡精烧开即可。

功效：豆芽富含膳食纤维，黄鱼含有蛋白质、脂肪、钙、磷、铁、维生素B_1、维生素B_2、烟酸、碘等营养物质，此菜开胃、益气、填精，脾胃不佳之孕妇食之尤益。

蛋丝色拉

原料：生菜、紫甘蓝、红辣椒、芹菜、火腿各50克，鸡蛋3只，色拉酱适量。

做法：将紫甘蓝、红辣椒和芹菜分别洗净，切丝，氽水，沥干后待用；生菜、火腿切丝待用；鸡蛋打匀，摊成蛋皮，切成条；将准备好的原料一起装盘，拌入色拉酱即可。

功效：生菜、芹菜等都含有丰富的膳食纤维，能很好地帮助准妈妈解除便秘之苦。

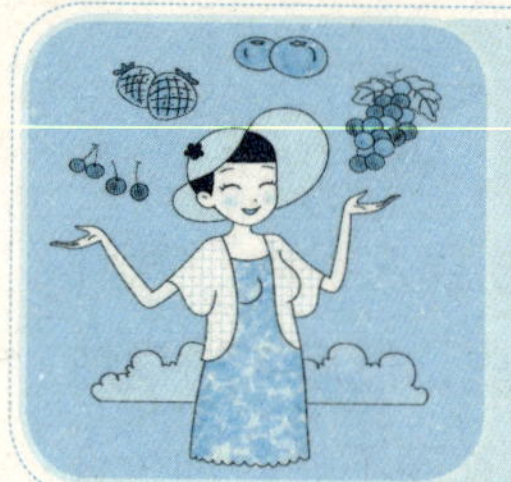

养护技巧：本月给准妈妈的生活提醒

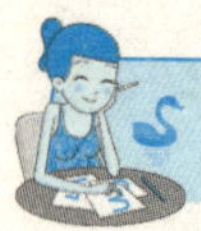

安定情绪，耐心让自己更安心

随着妊娠天数的一天天增加，尤其到了妊娠后期，准妈妈开始盼望孩子早日降生。越往后，准妈妈的这种心理越强烈。临到预产期，有的准妈妈会变得急不可待。熬过了漫长的孕期，急于看到孩子的真实面貌，这种心情可以理解，但却是不可取的。要知道，此时的胎宝宝各种功能已完全具备，一条脐带连接了母子两颗心，无论是在情感上还是在品性上，母亲都会直接影响着胎宝宝心智的发育。母亲着急，心境不好，也会影响到胎宝宝在最后一段时间里生活不安宁，这实在要不得。

十月怀胎，一朝分娩。分娩是早晚的事，到时候孩子自会降临，所以，根本不必为最后的几天着急。9个月都熬过来了，不差这几天，所以准妈妈要安心度过最后几日。要知道，孕期马上就要终止，准妈妈所能享受的孕育生涯也只有几日之遥，要好好珍惜才对。在孕期的最后一段日子里，教一教胎宝宝出生后该做的事，给胎宝宝讲一讲他（她）将看到的这个大千世界。

告诉胎宝宝，父母会爱他（她）、保护他（她），会给（她）他安全和保障，父母亲在热切地等待他（她）的安全降临。给胎宝宝以信心，教胎宝宝愉快地降生，这同时也在增强准妈妈自身的分娩信心，调节分娩的愉快心理。

妻子急于分娩，丈夫又何尝不想早日见到两人爱情的结晶。但丈夫还是应藏起自己的急切心理，做好妻子的工作，陪妻子愉快地度过分娩前的时光。此时，妻子行动不便，丈夫一定要对妻子多加照料，体贴入微。每日与妻子共同完成胎教的内容，这已到了胎教的最后一课，也是很重要的一课，夫妻一定要把胎教坚持到底。

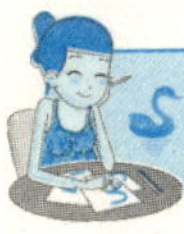

准备分娩用品，随时迎接宝宝到来

有些准妈妈可能从孕六七个月时就开始准备住院需要用的东西了。当然，提前准备会防止因突发情况临时住院而手忙脚乱。现在已经到孕9月了。准妈妈准备全住院需要用的东西了吗？下面我们列出一些清单，将要或正在准备的准妈妈赶快检查一下，看看自己还漏了什么。

必备物	住院时必需物品的清单
证件及押金	夫妻双方身份证、户口本、准妈妈的保健手册、病历本等，当然住院费更不可少，还要准备好现金卡，以便在紧急情况下可以随时取款
妈妈的用品	内裤和卫生巾（分娩后阴道分泌物会增多，需要经常更换内裤和卫生巾。最好准备足够的内裤和卫生巾），毛巾（这是住院时经常用到的住院用品，需多准备几条），防溢乳垫(产后会有较多的乳汁分泌出来，此时在胸罩里放入防溢乳垫乳汁就不会流出来了)，睡衣两三套（长袖，棉、丝面料，冬天用绒的、夹棉的等），拖鞋（冬天也用棉的）、袜子、外衣、帽子、大衣或羽绒服（冬天）等

宝宝的用品	尿布、尿裤（尿裤的质料最好以防水性强，又有适度通气性的为主。至于其形状，通常以T字型居多，而且又可以预防股关节脱臼），婴儿衣服（以柔软而且刺激小的纱、棉质最为合适），被子（以棉质为好），小脸盆两三个（新生儿应每天洗澡保持清洁，所以澡盆是必备的），体温计、室温计
其他用品	多功能杯、保温瓶、餐具、杯子、吸管、红糖、纸巾、牙膏，以及陪护者的必需用品、衣服包等

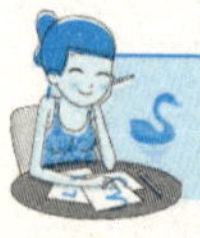

保证孕晚期的睡眠质量

孕晚期，很多准妈妈都很难安然入睡，主要是由以下原因引起：随着子宫的日渐增大，准妈妈无法保持原来的睡眠姿势；身体的变化会给准妈妈带来种种的不适感；体内的激素变化使准妈妈的情绪发生了很大的变化，增大的子宫刺激到膀胱，引起准妈妈晚上起夜次数增多；缺钙引起的晚间腿脚抽筋而影响睡眠。

那么，准妈妈该怎样做才能睡个好觉呢？

采取左侧位睡觉 到了孕晚期，准妈妈睡觉时应采取左侧位，这是最舒服、最安全的体位。左侧卧位时，上面的腿向前弯曲并与床接触，使腹部与床面相贴，这样的睡眠姿势会减轻腹部的重量，让准妈妈感觉很踏实。

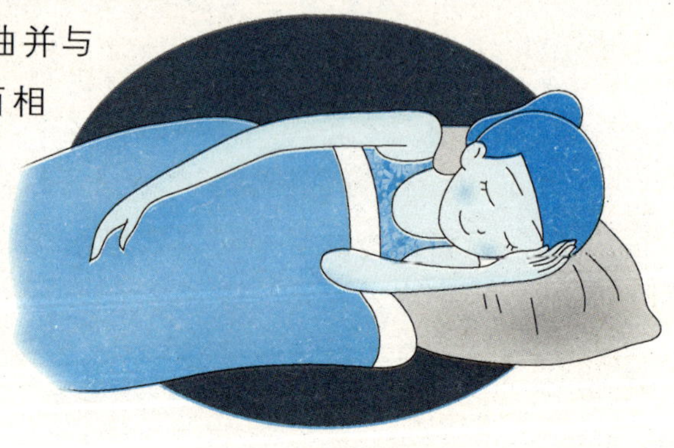

坚持运动 准妈妈要养成定时运动的习惯，

如果身体情况允许，应该一直坚持到分娩。即使在感觉身体最沉重的时候，准妈妈也要坚持到户外散步，做准妈妈体操等。并且临睡前记得热水泡脚，或者进行脚步按摩，把腿抬高一些，可消除下肢肿胀带来的不适，也可预防抽筋。

注意补钙 准妈妈应该在医生的指导下服用补钙制剂，并且在日常生活中多吃含钙质的食品，比如牛奶和奶制品、鱼类、虾类、绿叶蔬菜等。风和日丽时，准妈妈多晒晒太阳，保证钙的吸收。准妈妈要少吃精淀粉的食物，如白面包、白米饭、甜食等，这些精淀粉食物容易造成准妈妈体内血液酸碱度不平衡，进而影响睡眠。

控制盐分的摄入 准妈妈还要注意在日常生活中控制盐分的摄入，同时从吃晚饭时到入睡前这段时间不要喝太多水，不断起夜会影响睡眠。

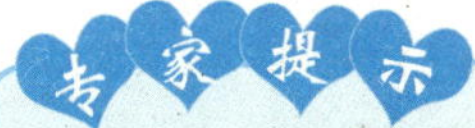

没有睡意的时候，可以听听柔和的音乐，或看看书。用温水洗澡后，喝一杯温热的牛奶再睡，也有利于提高睡眠质量。

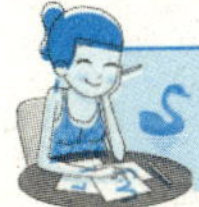

经历过剖宫产的准妈妈多和医生交流

做过剖宫产的准妈妈，从孕早期就应该定期检查，发现异常及时处理。如果本次妊娠距上次手术不足2年，仍有骨盆狭窄、胎位不正等情况时，则可能还会进行剖宫产。如果经医生检查可以试产，则有可能自然分娩。不过，应和医生沟通，权衡利弊，合理地选择。

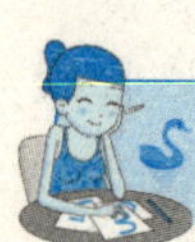

用日记写些对宝宝的期待

宝宝再有一个多月就要出生了。本月，准妈妈可以写下自己对胎宝宝的期待，内容越详细越好，如期待宝宝做事认真负责，长得活泼可爱，懂得关心别人，怀着一颗感恩的心等等。做这样一个计划表，可以在胎宝宝出生后，把你的期待融入到对宝宝的教育计划当中去，让他（她）能够在各方面都有优异的表现。在写下这些期待时，想着孩子正如你期待的那样，这种潜意识里的期待就一定能让胎宝宝感受到，从而对他（她）的大脑发育起到很好的促进作用。

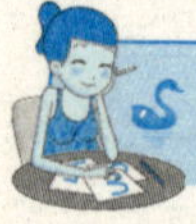

要对高危妊娠的准妈妈加强监护

高危妊娠，是指妊娠期存在一些对母亲不利的因素或合并症，构成对分娩或产妇、胎宝宝、新生儿的威胁。

高危妊娠一般包括下面的一些情况：如孕妇患有心脏病、糖尿病、肾炎、高血压、血液病等；孕妇有异常妊娠或不良分娩史，如习惯性流产或早产、死胎、产伤、手术产、母子一些并发症等，上述对孕妇和胎宝宝很危险，所以应加强对高危妊娠准妈妈的监护，及时发现问题、处理问题，确保准妈妈和胎宝宝安全。

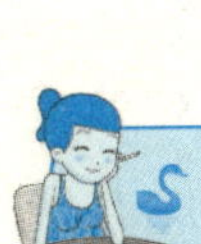

本月准爸爸的爱妻清单

本月胎宝宝发育已经基本成熟，在为出生做最后的准备了，准妈妈的肚子已经相当沉重，准爸爸要做好以下工作：

要学会“逆来顺受”　此期，丈夫是妻子最可以依赖的对象。因为马上面临分娩，准妈妈难免焦虑，这时，妻子可能会拿丈夫当“出气筒”，会通过不断地向丈夫诉说来排解内心焦虑与急躁的情绪，这需要丈夫耐心地“洗耳恭听”，并给以及时的安慰。

帮助准妈妈翻个身　对于孕晚期的准妈妈来说，睡觉可不是件舒服的事，翻身变得越来越困难，要么是身子先过去，再把肚子挪过去，要么是肚子先过去，身体再跟过去。如果这时身边有个只顾自己呼呼大睡、对妻子的困难一无所知的老公，那份心情是可想而知的，所以，这一时期的准爸爸要牺牲一点自己的睡眠了，警醒一些，多留意身边的妻子，适时帮她翻个身，时刻让妻子感到温暖，也让宝宝感受父爱的伟大。

常邀请亲朋好友到家中小聚　如果你的妻子是属于羞于去公共场所、不愿拜访朋友的性格，那么你可以时常邀请几位亲朋好友到家中小聚。热烈的气氛，开心的畅谈，有利于孕妇情绪的调节，也十分利于胎儿的发育。胎儿的生长需要适宜的环境，丈夫要带妻子欣赏艺术、看看表演、听听音乐，阅读一些画报或著作，让妻子有丰富的感情和情绪。丈夫在参与胎教中要培养、激发妻子和自己的爱子女之情，设想美满的小家庭中即将有

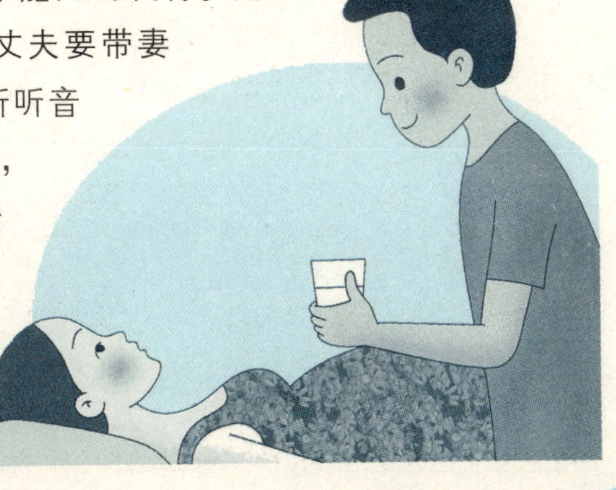

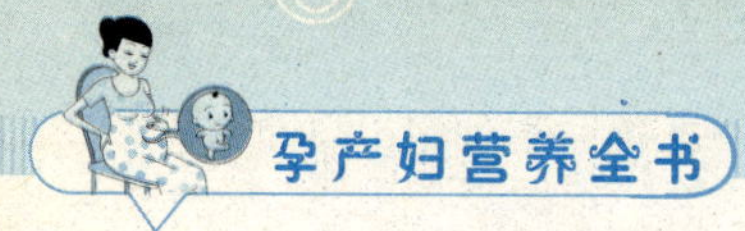

一位小生命降临，将给家庭带来更多的温馨与幸福。

想办法使妻子心胸开阔　妊娠晚期的第36周，妻子对分娩的恐惧与焦虑逐渐增加，还考虑到有关分娩的疼痛、产伤、胎儿健康、母亲的责任及夫妻关系的变化等一系列问题，这时，作为丈夫，要想办法使妻子心胸开阔，与她一起多读书，做一些手工，做一些智力游戏，适当运动，继续坚持胎教。

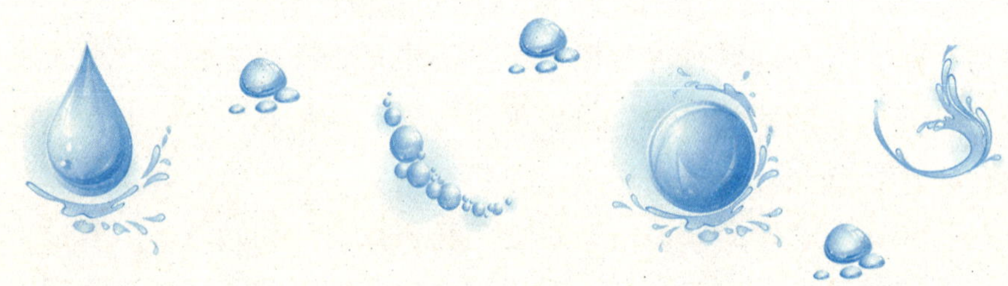

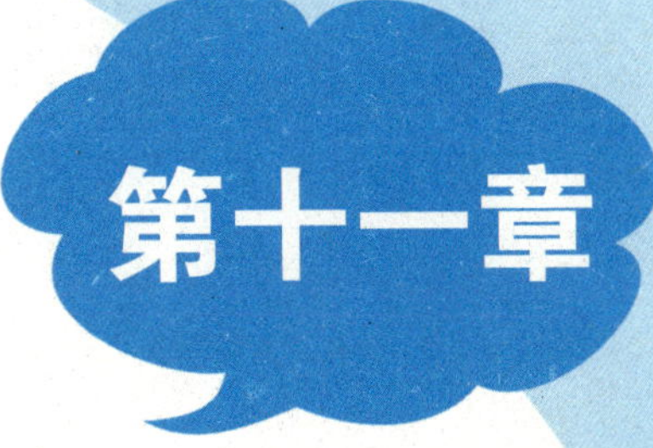

孕10月

主打营养素：维生素B_1

主打营养素：维生素B_1

主要食物源：维生素B_1在海鱼中的含量比较高。

作用与功效：维生素B_1可避免产程延长，分娩困难。如果维生素B_1不足，易引起准妈妈呕吐、倦怠、体乏，还可影响分娩时子宫收缩，使产程延长，分娩困难。

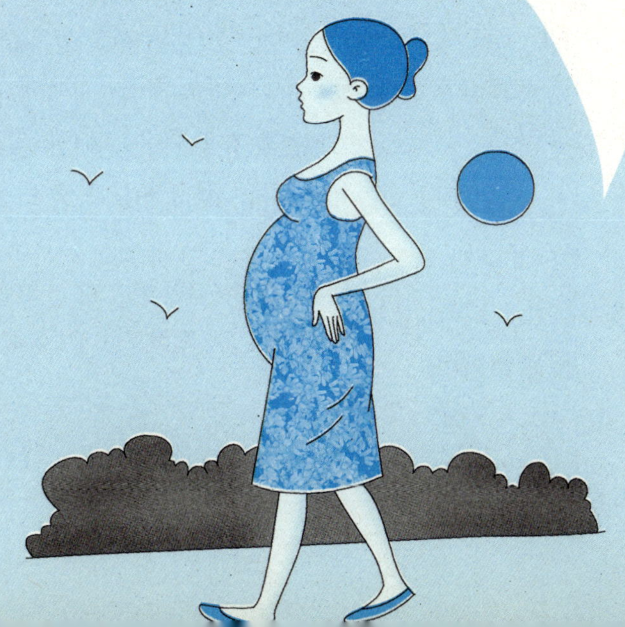

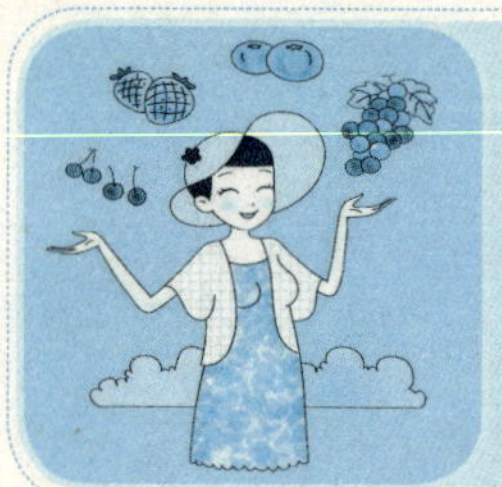

孕育档案：本月母子生理变化

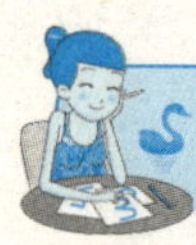

胎宝宝档案：本月胎儿身体变化

妊娠第37周	◎胎宝宝身长约54厘米，体重约3000克。宝宝的头现在已经完全入盆，如果此时胎位不正常的话，那么，胎儿自行转动胎位的机会就已经很小了 ◎胎宝宝这时候的头发已经长得又长又密了，但是不必对宝宝头发的颜色或疏密过多担心，在出生后随着营养的补充，宝宝的头发自然会变得浓密光亮
妊娠第38周	◎本周的胎儿身长55厘米左右，体重3200克左右 ◎胎宝宝的头现在已经完全入骨盆，胎宝宝的头部在骨盆内摇摆，周围有骨盆的骨架在保护，这样会很安全 ◎胎儿身上覆盖的一层细细的毳毛和大部分白色的胎脂逐渐脱落，胎儿的皮肤开始变得光滑
妊娠第39周	◎胎儿身长为56厘米左右，体重3200~3400克 ◎胎宝宝此时身体各器官都发育完成，在本周的活动也越来越少了，因为胎宝宝的头部已经固定在骨盆中 ◎随着头部的下降，宝宝即将来到这个世界上

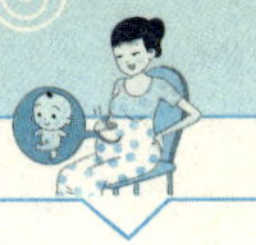

妊娠第40周	◎在这一周之内，胎宝宝发育完成，所有身体功能均达到了娩出的标准。宝宝基本都会娩出，但是也会提前或延后2周，这是正常的 ◎此时的羊水会由原来的清澈透明变得浑浊，同时胎盘功能也开始退化，到胎宝宝出生后胎盘即完成了使命

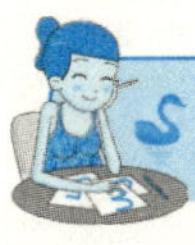

准妈妈档案：本月准妈妈身体变化

妊娠第37周	◎孕妇的体重将会进一步增加。此时，胎儿的头部能够继续转动并使头部转到下方，进入骨盆腔，因而对你的肋骨和内脏的压力减轻了，你会有一种轻松的感觉，呼吸和进食也容易多了 ◎子宫此时会进一步压迫膀胱，使尿频、尿急现象比以前更严重
妊娠第38周	◎随着分娩日的逐渐临近还会出现紧张、心情烦躁、焦急等现象 ◎同时孕妇身体会越来越感到沉重，因此要注意小心活动，避免长期站立，洗澡的时候避免滑倒等
妊娠第39周	◎子宫越来越大，孕妇也越来越难熟睡。无论以什么样的姿势睡觉都会觉得不舒服，孕妇有时还会被梦所困扰，睡觉也不能一觉睡到天亮，在黎明时醒来的情况变多 ◎有时候会做十分清晰的产下男胎儿或女胎儿的梦，会梦见水果、动物等，偶尔梦见胎儿不舒服或受伤时，还会因为心痛而从梦中惊醒

妊娠第40周	◎子宫底又回到第8周末的高度，但子宫较8月末时为宽（腹部亦变大） ◎胎宝宝多半已进入骨盆。胃部的压迫减轻，饭量有所增加 ◎下降的子宫压迫了膀胱，会越来越感到尿频，一旦出现“宫缩”、“见红”、“破水”等情况时，要迅速赶往医院分娩

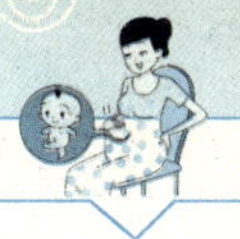

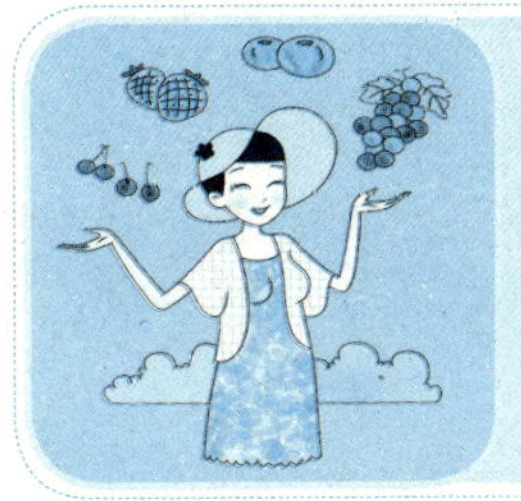

营养指南：本月准妈妈饮食宜忌

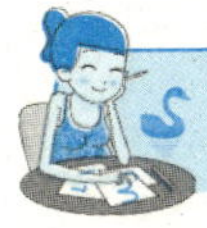

准妈妈补充维生素B_1要恰到好处

维生素B_1又称硫胺素或抗神经炎素，味苦，有引湿性，露置在空气中，易吸收水分。在碱性溶液中容易分解变质。酸碱度在3.5时可耐100℃高温，酸碱大于5时易失效。遇光和热效价下降。故应置于遮光，凉处保存，不宜久贮。在酸性溶液中稳定，在碱性溶液中不稳定，易被氧化和受热破坏。

孕期对女性来说是一个特殊的生理阶段，孕妇缺乏维生素B_1可能会引起胎儿出生后出现先天性脚气病，出生时全身水肿，体温低，吸吮无力，经常呕吐，肢体无力，终日昏睡或者哭声微弱、夜啼等。应及时诊断治疗否则易导致心力衰竭。维生素B_1不能在体内合成，贮备也少，全靠食物供应。孕期女性对维生素B_1的需求增加，那么孕期到底该怎样补充维生素B_1呢？

维生素B_1

在妊娠早期，孕妇就要开始补充维生素B_1，直到妊娠结束。每天应补充0.4克的维生素B_1，哺乳期孕妇应每天补充0.5克的维生素B_1。那么，通过哪些食物能更好地补充维生素B_1呢？

在南方以食米为主，加工越精细的米维生素B_1含量越低，要鼓励孕妇多吃粗粮。在北方应提倡用酵母发面，不要加碱，以减少维生素B_1的损失。

需要说明的是，补充维生素B_1并非越多越好，因为在加用叶酸和烟酸时会妨碍维生素B_1的加磷作用，在用汞利尿时会使维生素B_1大量随尿排出，所以，通常情况下，服用叶酸的孕妇，如果需要补充维生素B_1，其用量应当增加。

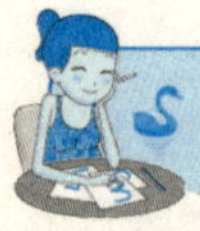

临产前的营养方案

妊娠进入第10个月，随时会面临分娩，准妈妈胃部不适感会有所减轻，食欲随之增加，因而各种营养的摄取应该不成问题。但是，准妈妈往往在最后阶段因为心理紧张而忽略了饮食，很多准妈妈会对分娩过程产生恐惧心理，觉得等待的日子格外漫长。这时准爸爸应帮助准妈妈调节心情，做一些准妈妈爱吃的食物，以减轻其心理压力，正常地摄取营养。

为了储备分娩时消耗的能量，准妈妈应多吃富含蛋白质的食物，还要注意食物口味清淡，易于消化。

本月应该限制脂肪和糖类等热量的摄入，以免胎宝宝超重，影响顺利分娩。为了储备分娩时消耗的能量，应该多吃富含蛋白质、糖类等能量较高的食品。在这个月里，由于胎宝宝的生长发育已经基本成熟，正在服用钙剂和鱼肝油的准妈妈应停止服用，以免加重代谢

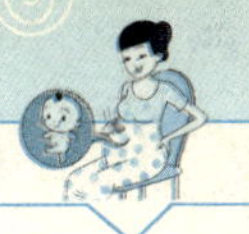

负担。

初产准妈妈从有规律性宫缩开始到宫口开全，大约需要12小时。如果准妈妈是初产妇，无高危妊娠因素，准备自然分娩，可准备一些易于消化吸收、少渣、味鲜可口的食物，如排骨汤面、鸡蛋汤面、牛奶、酸奶、巧克力等食物，同时注意补充水分，让自己吃饱吃好，为分娩准备足够的能量。吃不好睡不好，紧张焦虑，容易导致疲劳，可能引起宫缩无力、难产、产后出血等危险。

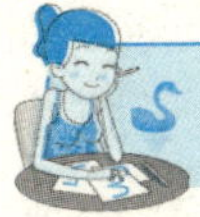

补充蛋白质，做最后的冲刺

蛋白质是孕晚期非常重要的营养元素，在畜肉、禽肉、鱼肉、蛋、奶等动物性食物里，蛋白质的含量很丰富，准妈妈可以多吃。如果要准妈妈控制体重，不妨多吃一些豆类蛋白质，如豆腐和淡豆浆。这些食材不仅富含优良的蛋白质，其他营养元素也很丰富，而且热量比猪肉低很多。

整个孕期，准妈妈体重如果在正常范围内，也不能在最后时刻松懈，日常的饮食，以怀孕前的饮食量作为标准，适当地增加优良蛋白质即可，比如多吃鸡、鸭、鱼、肉、奶、蛋等含有丰富优良蛋白质的食物。

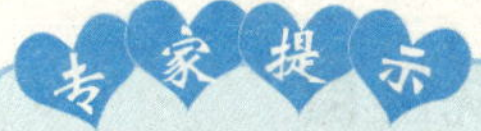

到了孕晚期，不仅有偏胖的准妈妈，也有因为体重控制过度或其他原因，而造成准妈妈过瘦的情况。众人皆知，顺产时需要花费大量体力，如果不能补充充足的能量，到了分娩的时候就很容易体力不足，因此，在肝功能正常的情况下，偏瘦的准妈妈应该适当增加奶、蛋、瘦肉、鱼虾等优良蛋白质的摄入来补充能量。

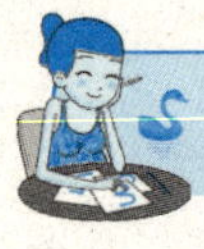

剖宫产的准妈妈饮食学问大

在这千钧一发的最后关头，准备剖宫产的准妈妈更应该加倍谨慎，那么在饮食上需要注意些什么呢?

剖宫产术前准妈妈不宜滥用高级滋补品，如高丽参、洋参以及鱿鱼等食品。因为参类具有强心、兴奋作用，鱿鱼体内含有丰富的有机酸物质——EPA，它能抑制血小板凝集，不利于术后止血与创口愈合。

剖宫产术后产妇需要等待6小时后再进食。剖腹手术，由于肠管受刺激而使肠道功能受刺激，肠蠕动减慢，肠腔内有积气，易造成术后的腹胀感。6小时后宜服用一些排气类食物，如萝卜汤等，以增强肠蠕动，促进排气，减少腹胀，并使大小便通畅。易发酵产气多的食物，如糖类、黄豆、豆浆、淀粉等，产妇要少吃或不吃，以防腹胀。当产妇排气后，饮食可由流质改为半流质，食物宜富有营养且易消化，如蛋汤、烂粥、面条等，然后依产妇体质，饮食再逐渐恢复到正常。

剖宫产的产妇应禁止过早食鸡汤、鲫鱼汤等油腻肉类汤和催乳食物，可在术后7～10天再食用。

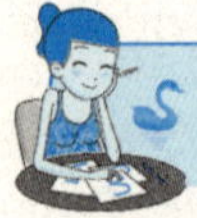

巧克力——妇产专家推荐的“分娩佳食”

一般产妇整个分娩过程要经历12～18小时，这么长的分娩过程，势必要消耗极大的体力。而且，临产后正常子宫每分钟要收缩3～5次。有人估计，这一过程消耗的能量相当于走完200多级楼梯或跑完1万米所需的能量，可见分娩过程中体力消耗之大。这些消耗除准妈妈体内储存的能量外，最好能在分娩过程中适当给予补充，才有利于产妇顺利分娩。

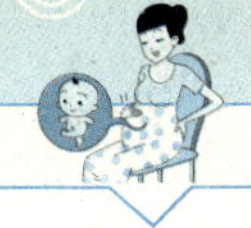

分娩时吃些什么食品好呢？在传统习惯中多给产妇吃鸡蛋，认为既可免去上厕所的麻烦，还能补充营养。专家认为产妇过多吃鸡蛋并不合适。此外，水分过少也不利于准妈妈健康。很多专家向广大产妇推荐的分娩佳食是巧克力。巧克力含有丰富的营养素，每100克巧克力中含糖类55～66克，脂肪30～38克，蛋白质15克，还有铁、钙以及维生素B_1等，同时，巧克力中的糖类可迅速被身体吸收利用，比鸡蛋快得多。因此，产妇在分娩前，应准备些优质巧克力，以备在分娩过程中食用，及时补充体力消耗，促进分娩的尽快完成。

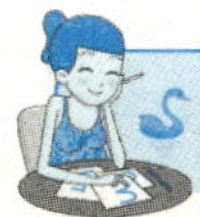

准妈妈两个产程的饮食

第一产程的饮食　第一产程中，由于不需要产妇用力，所以产妇可以尽可能多地吃些东西，以备在第二产程时有力气分娩。所吃的食物应以糖类的食物为主，因为它们在体内的供能速度快，在胃中停留时间比蛋白质和脂肪短，不会在宫缩紧张时引起产妇的不适和恶心、呕吐，食物应稀软、清淡、易消化，如蛋糕、挂面、汤粥等。

第二产程的饮食　第二产程中，多数孕妇不愿进食，可适当地喝点果汁和菜汤，以补充因出汗而丧失的水分。由于第二产程需要不断用力，应进食高能量、易消化的食物，如牛奶、粥类、巧克力等。如果实在无法进食，也可通过输入葡萄糖、维生素来补充能量。

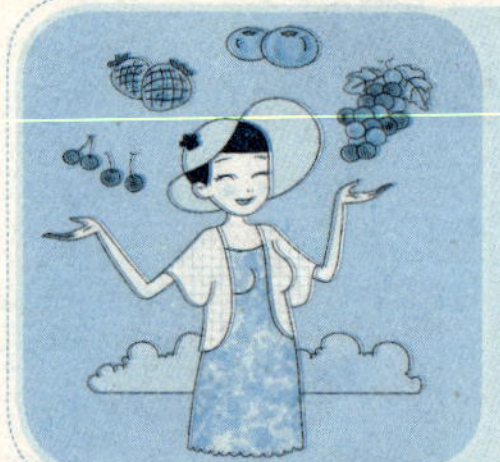

营养食谱：本月准妈妈饮食推荐

黄瓜炒猪肝

原料：黄瓜200克，猪肝150克，胡萝卜50克，食用油、葱、姜、蒜各少许，料酒2茶匙（10 毫升），盐1茶匙（5克），淀粉2茶匙（10克）。

做法：猪肝切片后，在水中清洗后，泡水30分钟；将猪肝用5克淀粉、料酒腌10分钟，葱、姜、蒜切末，黄瓜、胡萝卜切片；锅中放油，倒入猪肝炒至八成熟取出；锅中重新放油，倒入葱、姜、蒜末；倒入黄瓜片；倒入胡萝卜片；小炒一下后，倒入猪肝；加入盐，最后用水淀粉液倒入锅中勾芡，收汁即可。

功效：此菜含有丰富的维生素B_1，同时，猪肝含丰富的蛋白质及动物性铁质，是营养性贫血儿童较佳的营养食品。它还含有大量的维生素A，有助于幼儿的骨骼发育，促进表皮组织修复。

肉片炒粉皮

原料：猪瘦肉100克，粉皮300克，酱油3毫升，料酒2毫升，醋3毫升，盐2克，味精1克，淀粉3克，葱3克，姜2克，汤50毫升，食用油30毫升，鸡蛋半个。

做法：将粉皮切成长3厘米、宽2厘米的片；猪肉洗净切成片，放入1毫升酱油、0.5毫升料酒、1个鸡蛋、1克淀粉，抓匀。将葱、姜切成片。炒锅上火，加入油，将肉片放入煸熟，加入葱片、姜片、酱油、料酒、汤、醋、盐、味精，放入粉皮略炒，开锅后略烧片刻，随即放入水淀粉将汁收浓，即可装盘。

功效：此菜富含蛋白质、脂肪、钙、磷、铁及维生素A、B族维生素、维生素D、维生素C等，很适合妊娠晚期妇女食用。

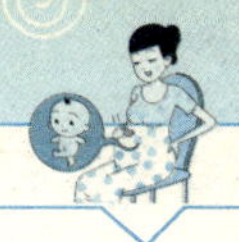

荷包蛋泥鳅汤

原料：泥鳅500克，鸡蛋2个，食用油100毫升，料酒50毫升，葱、姜、盐、味精、胡椒粉各少许。

做法：如有条件，买回来的泥鳅最好用清水活养半天到一天，使泥腥味出尽，再用盐水洗净外表黏液；姜切片，葱切末；将油烧热，放入泥鳅、姜片、料酒，将泥鳅煎至金黄；将煎好的泥鳅加水，倒入锅内，加入盐和味精，调好味，撇去浮沫，煮汤；将鸡蛋煎成荷包蛋，待汤煮沸后，放入锅内；将泥鳅、荷包蛋和汤装入盘内，撒上胡椒粉、葱花即成。

功效：泥鳅有暖中益气的功效，富含准妈妈所需要的维生素B_1、维生素B_2，还有利尿，补脾，益肾，利湿的功效。

炒猪肝

原料：鲜猪肝500克，葱50克，熟茭白片100克，酱油2汤匙，白糖1汤匙，醋2茶匙，食用油、干面粉、料酒、精盐、味精、香油、水淀粉各适量。

做法：在猪肝上撒些干面粉，揉搓后洗净，剔去白筋，再用温水洗净，切成片，用水淀粉、精盐浆起待用。葱切成斜片待用；炒锅上火，放约500毫升油烧至六成热时，放入猪肝，用勺拨散，待变色时倒进漏勺沥油；原锅内留少许油复上火，放入葱片、茭白片煸炒，加料酒、酱油、味精、白糖，水淀粉勾芡，放入猪肝，淋上香油、醋，炒匀装盘即可。

猪肝切时要求清爽利落，厚薄一致；猪肝划开断红断生即可，过度则质地发老，不足则内部不熟，血水容易外溢。

功效：本菜含有丰富的维生素B_1，准妈妈不仅可以轻松补充维生素，同时也有很好的补充铁和蛋白质的效果，还能健脾胃。

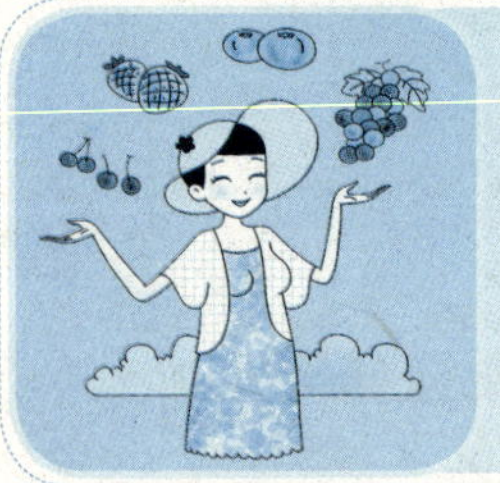

养护技巧：本月给准妈妈的生活提醒

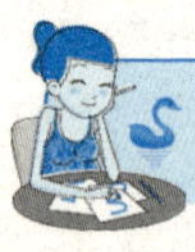

以良好的情绪迎接分娩

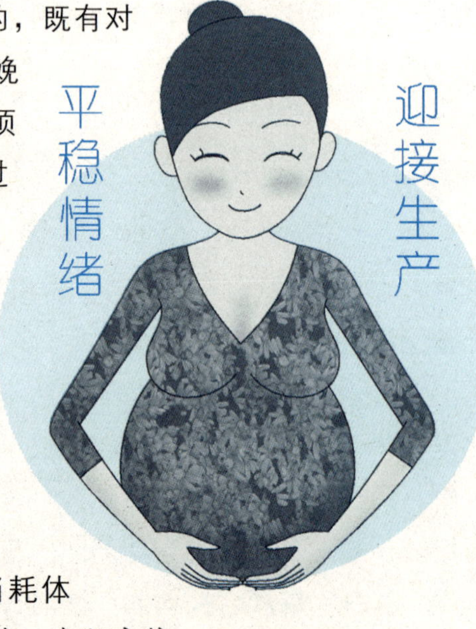

本月准妈妈的心情是复杂的，既有对胎宝宝降生的渴望，也有对分娩过程的担心。所以，准妈妈必须调整心态，只有这样，分娩过程才会很顺利。反之，精神过度紧张，势必会引起血压升高、宫缩乏力、产后出血等状况。

当准妈妈出现分娩征兆时，一定要保持一个稳定的情绪，一旦宫缩开始，产程启动，不要慌张，因为烦躁不安会消耗体力，使产程延缓，增加分娩痛苦。应坚定信心，相信自己能在医生和助产士的帮助下安全、顺利地分娩。

在这个过程中，母体产道产生的阻力和子宫收缩力相互作用，会成为帮助胎宝宝前进的动力，虽然会给产妇带来一些不适，但这是十分自然的现象，不要害怕、紧张。产妇的承受能力、勇敢心理也会传递给胎儿，是胎宝宝性格形成的最早期教育。

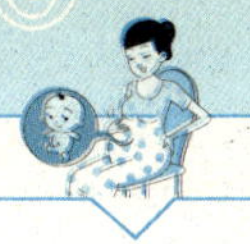

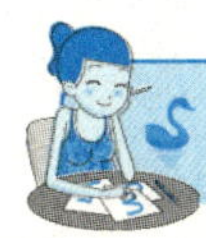

预产期到了还不生，怎么办

大多数的准妈妈见面都会问对方预产期是哪一天，因为预产期意味着妈妈与宝宝即将见面，那是一个幸福时刻。俗话说：“十月怀胎，一朝分娩。”准妈妈们都急切地盼望着分娩日期的到来。随着预产期的临近，有些准妈妈发现自己一点动静也没有，难免发愁：为什么过了预产期，宝宝还不肯出来呢?其实，并不是所有临产产妇都会在预产期当天分娩的，在距预产期前2周，预产期后2周分娩都属于正常范围(孕38～42周)，准妈妈不必过于担心。过了预产期还不生，该怎么办呢?

(1)到医院评估宝宝宫内安危情况。怀孕40周后根据情况每周1～3次来医院产检，监测胎儿安危：测量宫高、腹围；B超检查胎头大小、双顶径值、胎位、胎盘位置及胎盘成熟度、羊水情况，如出现羊水过少，要及时就诊；做胎心监护，了解胎心率变化；做胎儿成熟度检查，胎盘功能监测等等。如果产检正常，医生会建议在家待产，否则，就需住院待产。

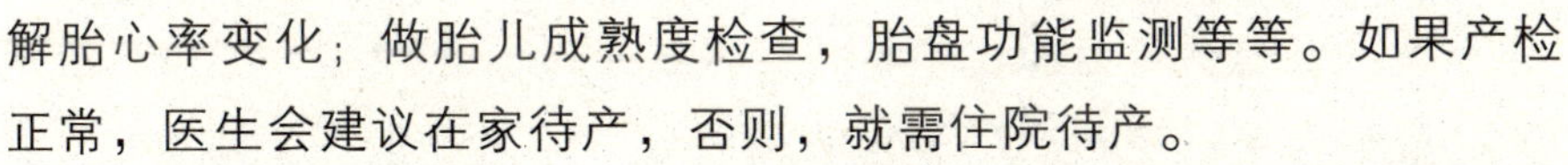

(2)在家自我监测。在家要特别注意胎动次数，胎动监测是评价胎儿宫内安危最简便有效的方法之一。每天早上、中午和晚上各计算胎动次数1小时。

(3)注意临产先兆。准妈妈们要了解很多关于临产的先兆。出现以下三个明显特征则需及时就诊：

1)腹痛：准妈妈有规则的宫缩痛，每几分钟一次阵痛，疼痛让人无法忍受。

2) 破水：胎膜破裂有羊水流出，很多准妈妈不知道还会以为是尿液。胎膜破裂后胎儿脐带易受压、脱垂，所以发现有流水的时候应抬高臀部，平躺着送到医院。

3) 见红：一般临产前24~48小时出现，是分娩即将开始比较可靠的征象。

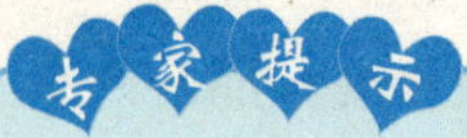

如果妊娠超过41周(超过预产期1周)仍无分娩征兆，准妈妈要及时到医院分娩，妊娠超过42周称为过期妊娠，通常医生会使用催产的方法来帮助分娩或根据不同情况选择剖宫产。

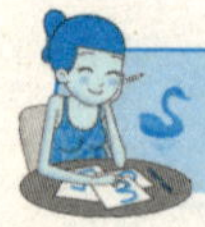

临产时有“七大”禁忌事项

“十月怀胎，一朝分娩”是一自然现象，对准妈妈来说是一个较大的生理变化与心理刺激，准妈妈在临产前要愉快、健康地度过这一时期，应注意以下几点：

忌怕 大多数初产妇缺乏分娩的生理常识，对分娩有不同程度的恐惧心理，担心分娩时疼痛、出血过多和难产，临产前准妈妈这种焦虑、恐惧情绪会通过中枢神经系统抑制子宫收缩，造成产程延长，甚至发生难产和产后子宫收缩不全，流血不止。情绪紧张又会使交感神经兴奋，血压上升，使胎宝宝缺血缺氧引起窒息。因此，准妈妈产前应消除对分娩的恐惧感，只要认真进行产前检查，就会平安地生下孩子，分娩的安全性几乎近100%。

忌急 有些准妈妈在分娩上也是一个“急性子”，没到预产期就焦急地盼望能早日分娩，到了预产期更是终日寝食难安。她们不懂得预产期有一个活动范围，提前10天或错后10天左右都是正常现象。俗话说“瓜熟蒂落”，不必着急。

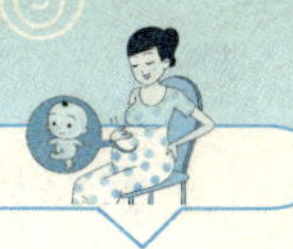

忌粗心　一些准妈妈大大咧咧，到了妊娠末期仍不以为然。结果临产时常常由于准备不充分而弄得手忙脚乱，这样很容易出差错。

忌累　忌累是指身体或精神上的过度劳累。到了妊娠后期，活动量应该适当减少，工作强度亦应适当减低，特别是要注意休息好，睡眠充足。只有这样才能养精蓄锐，使分娩时精力充沛。

忌饥饿　产妇分娩时要消耗很大的体力。因此，产妇临产前一定要吃饱、吃好。此时家属应想办法让产妇多吃些营养丰富又易于消化的食物，切忌什么东西都不吃就进产房。

忌远行　一般在接近预产期的前半个月就不宜再远行了，尤其不宜乘车、船远行。因为旅途中各种条件都受到限制，一旦分娩出现难产是很危险的事情，它有可能威胁到母子安全。

忌滥用药物　分娩是正常的生理活动，一般不需要用药，也没有能使产妇阵痛减轻的药物。因此，产妇及亲属万不可自行其是，滥用药物，更不可随便注射催产剂，以免造成严重后果。

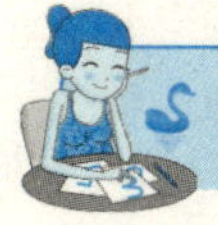

妻子待产，准爸爸要做好“后勤工作”

终于来到了激动人心的一刻，胎宝宝很快就要和你们见面了，在这千钧一发的时刻，妻子待产期间，准爸爸需要时刻陪在妻子身边，给妻子精神安慰，转移妻子分娩阵痛的注意力，驱散恐惧心理，以有助于实现自然分娩。然而很多准爸爸却在陪产的过程中显得手忙脚乱。对于陪产，准爸爸要做好心理准备，对将要看到的情景有个心理预期。

第一产程　子宫的规律收缩使准妈妈开始出现规律性的阵痛，随着子宫收缩的逐渐加强，阵痛加剧。此时准妈妈会因疼痛而感到痛苦不堪。

准爸爸要做的：在精神上支持妻子，一定要坚定她的信心；在宫缩间隙，给妻子吃牛奶、巧克力等，这样可以让妻子保持充沛的体力和精力，及时提醒妻子排尿和排便；要和医生、助产士保持好关系，并积极配合医务人员，将妻子的愿望和需求及时反映。

第二产程　准妈妈的子宫继续收缩，此时产道充分扩张，宫缩疼痛减轻。当胎头就要出来时，外阴部强烈的紧张会使准妈妈感到肛门、会阴部有烧灼感，此时的疼痛主要集中在阴道、直肠、会阴部。

准爸爸要做的：此时妻子可能会感到口干，你可以喂妻子一些温开水，说话时态度要亲切、温和，对妻子的话要有兴趣地回答，注意使用简单、易懂的语言，自己一定不要紧张、失态。从语言到神情到动作，你的自信无形中影响着妻子，给她自信。

第三产程　苦尽甘来！宝宝出娩后，子宫会收缩变小、变硬，不久，胎盘从子宫壁剥离并娩出阴道，准妈妈顿觉腹中空空，虽然身心疲惫不堪，但内心却充满了幸福和喜悦。

准爸爸要做的：在照顾妻子的同时注意观察她的情况，如果有特殊情况出现就要及时通知医生，看到自己的宝宝时，要记得向疲惫的妻子表示慰问，对医生的辛苦表示感谢。

专家提示

丈夫陪同妻子进产房，并在整个过程陪伴在妻子的身边，妻子就能感受到丈夫想与自己一起分担痛苦的心情。如果丈夫能在妻子剧烈的阵痛折磨时抓住她的手，用充满爱意的话鼓励她，那么妻子的心灵就会得到安慰，还会变得更加勇敢，这个过程对妻子和丈夫来说，不仅会成为值得留恋的重要瞬间，还将成为两个人幸福的回忆。

第十二章

幸福1+1，坐好月子养好孩子

十月怀胎，一朝分娩，新妈妈出院回家正式晋级为母亲。但准妈妈正式成为母亲后，并非就万事大吉了。一方面要积极投身产后恢复，另一方面，还要无微不至地投入到对孩子的照顾之中去。如何在产后做一个“漂亮妈妈”，又如何才能孕育一个“健康宝宝”呢？俗话说“妈妈吃什么，孩子吃奶就吃什么”，因此，新妈妈应该继续坚持“食养为本”的原则，同时双管齐下：既为自己身体恢复，也为孩子聪明、健康，既从食物的角度也从生活调理的角度着想，从而使生活更美好。

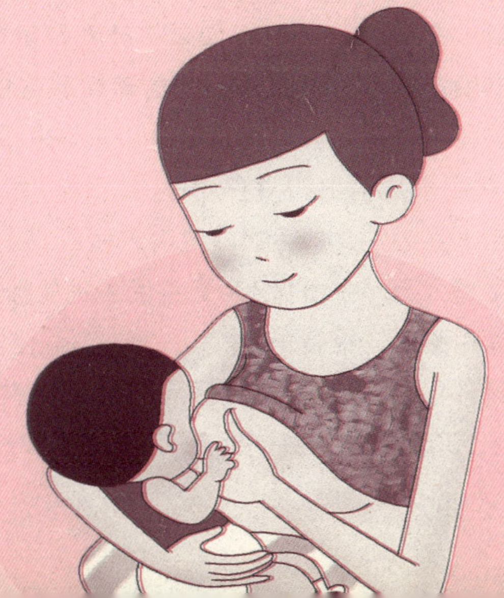

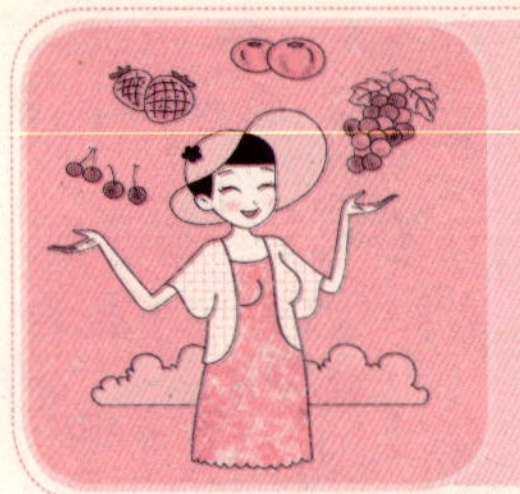

营养指南：月子里的妈妈的饮食宜忌

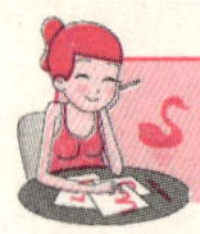

月子里的妈妈别忘记“补钙先行”

月子里的妈妈一定要补钙，妈妈缺钙的直接结果是导致处于哺乳期的新生儿先天性缺钙，为母子将来高发的骨质疏松症埋下隐患。

为什么要补钙?

因为哺乳的妈妈，每天大约需摄取1200毫克的钙，才能使分泌的每升乳汁中含有300毫克以上的钙。乳汁分泌量越大，钙的需要量就越大。

再有，哺乳的妈妈在产后体内雌激素水平较低，泌乳素水平较高。因此，在月经未复潮前骨更新钙的能力较差，乳汁中的钙往往会消耗过多体钙。这时，如果不补充足量的钙就会引起妈妈腰酸背痛、腿脚抽筋、牙齿松动、骨质疏松等这样的“月子病”;还会导致婴儿发生佝偻病，影响牙齿萌出、体格生长和神经系统的发育。

在月子期间如何补钙?

根据我国饮食的习惯，建议产后的妈妈每天喝奶至少250毫升，以满足每升乳汁中所需300毫克优质钙的标准，此外，妈妈们还可以适量饮用酸奶，提高食欲。

另外，月子里的妈妈每天还要多吃些豆类或豆制品，一般来讲，吃100克左右的豆制品就可摄取到100毫克的钙。同时，妈妈也

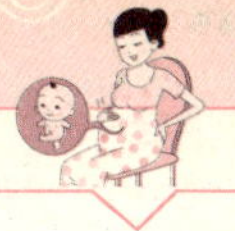

可以根据自己的口味吃些乳酪、虾米、芝麻或芝麻酱、西蓝花及紫甘蓝等，保证钙的摄取量至少达到每日800毫克。由于食物中的钙含量不好确定，所以最好在医生的指导下补充钙剂。这样，便可清楚自己是否补足了钙。再有，妈妈也可以多去户外晒晒太阳，这样也会促进骨密度恢复，增加骨硬度。

这里为大家介绍一款美食，既好吃，做起来又简单，补钙的效果还非常好。这道菜就是韭菜炒虾皮。先取虾皮30克，韭菜300克，盐、食用油、味精各适量。然后把韭菜择洗干净，将水沥干，切成2厘米长的段；将虾皮清洗干净，把多余的水分挤出去；把锅放在火上，将油放入锅内烧热，把虾皮放入锅内先炸一下，随后将韭菜、盐放入锅内，加少量水，翻炒几下，放入味精调味，出锅即可食用。

此菜营养非常丰富，尤其含钙量高，还含有维生素C 和纤维素，对产后妈妈和母乳喂养的新生儿预防缺钙有很大帮助。

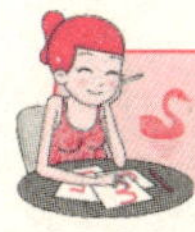

合理吃素，坐月子轻轻松松进补

十月怀胎扰乱了女性身体里的内部环境：营养储备、内分泌……样样都为了孩子而改变。因此，月子里的调养对于每个新妈妈未来的健康都至关重要。如何建立身体内部环境的新秩序，重新储备营养，是每个新妈妈都要面对的问题。但过度进补不但对健康有害，还会让自己变成“肥婆”。

那么，怎样才能补得健康、补出活力呢?素食也许可以帮你这个忙。叛逆新妈妈的月子素食，合理饮食比“大补”更重要。老一辈人说：“月子要坐好。”道理很简单，如果说月子没有坐好，伤口愈合不佳，内分泌就会失调，如此一来细胞代谢变慢，不但无法将怀孕时期堆积的脂肪消耗掉，还会产生出更多的脂肪。久而久之，身体机能得不到恢复不说，整个人还会变得臃肿，这时候，再想调理好就得花更多的心力和时间了。所以，对于新妈妈来说，刚生完

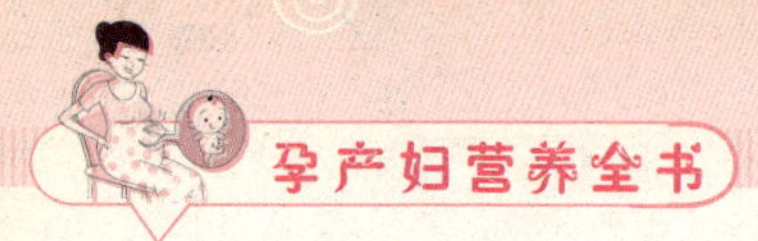

宝宝，补是一定要补的，但补什么，怎么补，学问就大了。进补不等于大吃大鱼大肉，调理得当、合理膳食非常重要。

科学的数据表明，产后应少食多餐，菜谱要考虑营养的均衡，尽量不挑食。主食要比怀孕晚期增加一些，还要多吃蛋白质和蔬菜。素食调理4原则可以让新妈妈健健康康享受月子哟!

原则一：加强蛋白质摄取

其中包括动物蛋白质和植物蛋白质。

这类食物被人体消化后，会变成小分子的氨基酸，氨基酸是身体组织建造修补的主力，新妈妈多补充一些富含蛋白质的食物，会让产后伤口快速愈合。另外，氨基酸还可以刺激脑部分泌出一些让人心情振奋的化学物质，所以在月子里多吃蛋白质，还可以有效减少产后忧郁症的发生。

比如，由素火腿、素鲜鱿、素鱼丸、青椒和芹菜在铁板上烧烤成菜肴， 配以鲜香的调味酱，会令人胃口大开。素火腿等原料都是由大豆蛋白制作而成的，是极佳的蛋白质来源，天然植物蛋白更容易被人体吸收，而且不会增加肠胃的负担。

原则二：加强B族维生素的摄取

五谷类和豆类含有较丰富的B族维生素，可以促进身体的能量代谢，还有助于提升神经系统功能和加强血液循环，对于产后器官功能的恢复有很大益处。

比如，由富含B族维生素的老南瓜泥制作而成的汤，此汤色泽金黄，浓香诱人，入口润滑，食之能补中益气，养血美颜。

原则三：适量摄取纤维质，促进排便的顺畅

产后由于缺乏运动，常常会造成排便困难，所以纤维质的摄取对新妈妈而言很重要。在排毒通便方面，没有什么比蔬菜、水果更天然有效的了。

比如，将新鲜芦荟和西芹、白果、腰豆放在一起烩炒，色泽丰

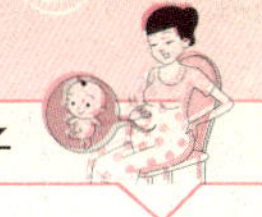

富，清淡爽口，富含植物纤维还可以补充到大量维生素C。

原则四：补铁增血气

水果中，红枣维生素C和铁含量最多，红枣还含有大量的葡萄糖和蛋白质。中医认为，红枣是产妇最好的补品，它具有补脾活胃、益气生津、调整血脉和解百毒的作用。

比如，雪梨、红枣炖银耳是滋补佳品，甜糯可口，润肤养颜。新妈妈们要想变得漂亮，千万不能错过！还有如莲藕下恶露，黄花菜安神利尿，黄豆芽通便，海带预防贫血，莴笋通乳汁，都可食用。

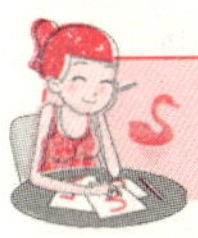

产后妈妈抗衰老饮食诀窍

乳汁，孕育宝宝，宝宝长大了，妈妈却衰老了，在哺乳宝宝的过程中，妈妈的身体健康也很容易受到影响，但常常被忽视。那么，新妈妈应该怎么吃才对呢？

补充水分很重要 产后最初几天常常会感到口渴，食欲不佳，这是因为胃液中盐酸分泌减少、胃肠道的肌张力及蠕动能力减弱；皮肤排泄功能变得极为旺盛，特别爱出汗；还增加了给孩子哺乳的任务。因此在月子当中补充大量的水分就特别重要。果汁、牛奶、汤等都是很好的选择。

别忘了适量补充盐 有人说新妈妈在月子里不能吃盐，所以饭菜、汤里一点盐也不放。事实上，这样做只会适得其反，适量的盐对新妈妈是很有益处的。由于产后出汗较多，乳腺分泌旺盛，体内的盐很容易随着汗水流失，因此适量地补充盐分有助于产后体力的恢复。

不挑食比“大补”更重要 从营养的角度看，产后新妈妈每天大约需要热量2800千卡（11715.2千焦），因此新妈妈的饮食量大致应比怀孕前增加30%左右。无论你产后怎样繁忙，也要按时吃饭，粗细粮搭配，菜谱也需要考虑营养的均衡，要荤素搭配，多样化，尽量不挑食，不偏食。无需“大补”，只要饮食合理、平衡、营养丰富就可以了。

多吃含钙丰富的食物 哺乳期的妈妈应保证摄入充足的钙，以满足母婴二人的生理需要，否则，可能造成腰酸腿痛，还可能因为奶水中的钙量不足影响婴儿的生长发育；在自身钙量不足的情况下哺乳，还可能使哺乳妈妈体内的钙量消耗过多，造成骨质疏松等问题。含钙丰富的食物有海带、紫菜、虾皮、黑芝麻、牛奶等。

适当吃酸性食物 哺乳期，很多人认为要给孩子喂奶，需要自己先大补，因而每天吃大鱼大肉。酸性食物吃得过多，会大大影响身体的消化机能，也容易上火。火气旺，加上添了宝宝也添了很多家务，难免就会心情烦躁，容易发脾气。多吃清淡食物，多喝水，练练瑜伽都可以调节心情。

据英国《每日邮报》报道，每天喝酸奶，可帮助母亲摆脱肥胖。芬兰研究人员说，孕妇多喝一些含有“友好”细菌的酸奶有助于产后恢复体形。这种细菌，也会在益生菌的饮料中存在，会让喝的人不储存脂肪。图尔库大学的研究人员说，一天一杯酸奶就够了。他们跟踪了256名妇女的健康和体重，这些妇女从怀孕3个月到分娩后一年，他们都跟踪调查。一年后，产后喝益生菌的女性身材都不错，她们中的肥胖率最低，而且身体的脂肪百分比也最低。

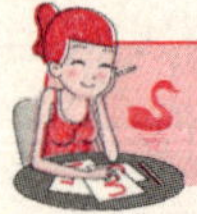

新妈妈饮食进补的“十四知”

“十月怀胎，一朝分娩”好不容易生下了宝宝，不少新妈妈开始胃口大开，家人当然也是千方百计送上好吃的。那么在饮食上究竟该怎样有针对性地补才合理呢？

（1）猪腰有强化肾脏、促进体内新陈代谢、恢复子宫机能、治疗腰酸背痛等功效。

（2）芝麻含钙高，多吃可预防产后钙质流失及便秘。

（3）猪蹄能补血通乳，可治疗产后缺乳症。

（4）猪肝适合在早上、中午食用。

（5）鸡蛋蛋黄中的铁质对贫血的产妇有疗效。

（6）莲藕排骨汤可治疗坐月子期间的贫血症状，莲藕具有缓和神经紧张的作用。

（7）干贝有稳定情绪的作用，可治疗产后忧郁症。

（8）胡萝卜含丰富的维生素A、B族维生素、维生素C，是产妇的最佳菜肴。

（9）花生能养血止血，可治疗贫血、出血症，具有滋养作用。

（10）西芹纤维素含量高，多吃可预防产妇便秘。

（11）黑豆含有丰富的植物性蛋白质及维生素A、B族维生素、维生素C，对脚气、水肿、腹部和身体肌肉松弛者也有改善功效。

（12）海参是零胆固醇的食品，含优良蛋白质，适合产后虚弱、消瘦乏力、肾虚水肿及黄疸者食用。

（13）猪心有强化心脏的功能。

（14）鱼含钙丰富，适合产妇食用。

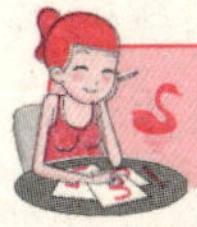

教你“挑食”，别让宝宝跟你“上火”

特别是哺乳喂养的新妈妈，月子里上火会影响到乳汁，弄不好宝宝也就容易跟着上火。平时吃东西时要注意，不能吃辛辣等易上火的食物，性寒凉的食物也不能多吃。最好也不要吃清火的药。

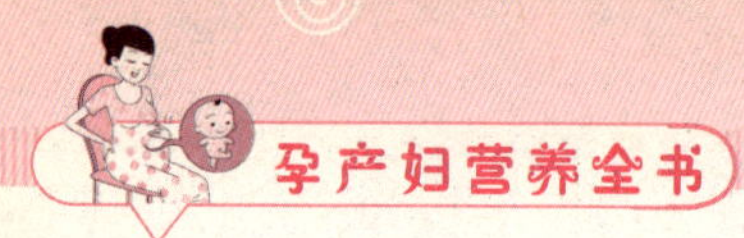

多食蔬菜　白菜可以清热除烦，利大小便；芹菜能去肝火，解肺胃郁热，常食有益；莴笋清热、顺气、化痰；茭白清热解毒，适合心经有火、心烦口渴、便干尿黄的妈妈食用；莲藕清热生津、润肺止咳；百合清热润肺、止咳，可以缓解妈妈咽喉肿痛，心烦口渴。

适量食用绿豆　喝些绿豆汤或绿豆稀饭，能清凉解毒，清热解烦，对脾气暴躁、心烦意乱的人最为适宜，但哺乳妈妈要适量食用。

水果能清热排火　除橘子、芒果等水果性热外，其他水果，如苹果、桃、香蕉等都可以起到清热降火的作用。荸荠既是水果，也可配菜吃，能缓解哺乳妈妈心烦口渴、口舌生疮、便干尿黄的现象；杨桃清热生津，内火炽盛、口腔溃烂的妈妈最适合吃它。

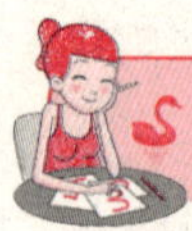

新妈妈生活七大忌

并不是孩子出生后，妈妈就可以没有约束，想吃啥就吃啥了，为了孩子健康，还要把住自己的嘴，具体有以下禁忌：

禁忌之一：忌生冷

从医学的角度来说，产妇由于分娩消耗大量体力，分娩后体内激素水平大大下降，新生儿和胎盘的娩出，都使得产妇代谢降低，体质大多从内热到虚寒。因此，中医主张产后宜温，过于生冷的食物不宜多吃。特别是夏天，冰激凌、冰水等冷饮最好不要食用，从冰箱里拿出来的水果和菜最好温热后再吃。

禁忌二：忌辛辣

因为辛辣食物可助内热，使产妇虚火上升，有可能会出现口舌生疮、大便秘结或痔疮等症状，也可能通过乳汁使婴儿内热加重，

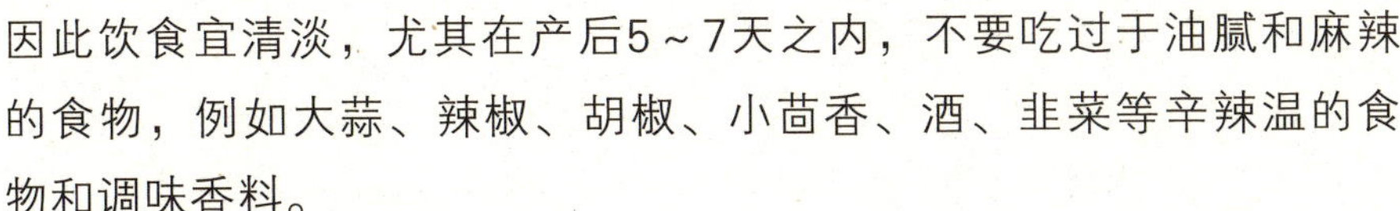

因此饮食宜清淡，尤其在产后5～7天之内，不要吃过于油腻和麻辣的食物，例如大蒜、辣椒、胡椒、小茴香、酒、韭菜等辛辣温的食物和调味香料。

禁忌三：忌咖啡

咖啡会使人体的中枢神经兴奋。1杯150毫升的咖啡，即含有100毫升的咖啡因，虽无证据表明它对婴儿有害，但对哺乳的妈妈来说，应有所节制地饮用或停饮。同样，茶叶也具有兴奋中枢神经的作用，最好不要饮用。

禁忌四：忌大补

每个人的体质不同，对营养的需求也不完全相同，适当地补充人体所缺的营养品或是中药是有利于身体平衡健康的，而不适当或过量的补充反而会有害身体。桂圆、黄芪、党参、当归、西洋参等补血补气的中药煲入汤中也是可以的，但最好等产后恶露排完后，或恶露颜色不再是鲜红色的再吃，否则可能引起活血，增加产后出血，俗称补伤。因为桂圆中含有抑制子宫收缩的物质，不利于产后子宫的收缩恢复，不利于产后瘀血的排出。

禁忌五：忌寒性水果

一些寒性的水果，如西瓜、梨等不宜多食，某些脾胃虚弱者，食后可能会腹泻。当然，在夏季可以少量食用。

禁忌六：忌烟草

如果哺乳妈妈在喂奶期间吸烟，尼古丁会很快出现在乳汁当中被宝宝吸收。研究显示，尼古丁对宝宝的呼吸道有不良影响，因

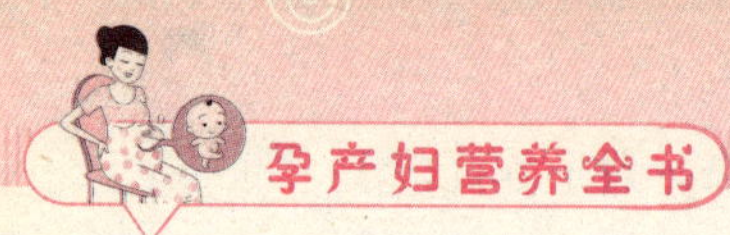

此，哺乳妈妈最好能戒烟，并避免吸入二手烟。

禁忌七：忌药物

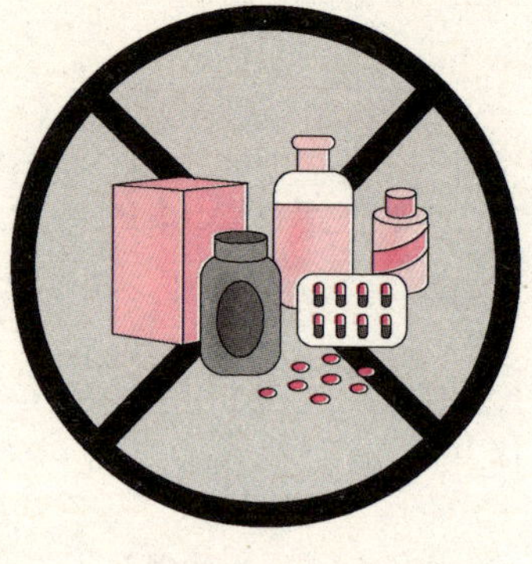

对哺乳妈妈来说，虽然大部分药物在一般剂量下都不会让宝宝受到影响，但仍建议哺乳妈妈在必要服药前，要主动告诉医生自己正在哺乳的情况，以便医生开出适合服用的药物，并选择持续时间较短的药物，以达到通过乳汁的药量最少的目的。

另外，妈妈如果在喂了宝宝母乳后服药，应在乳汁内药的浓度达到最低时再喂宝宝，这样宝宝才会更加安全。

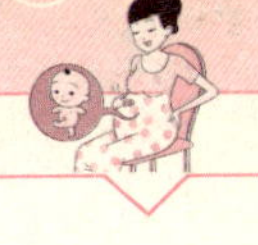

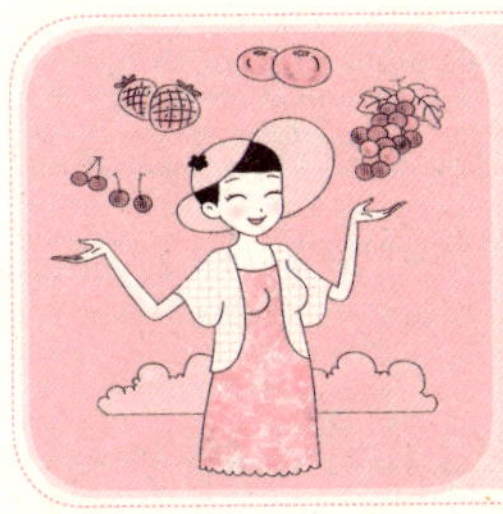

新妈妈的塑身与调护

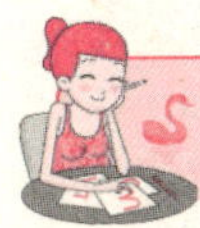

恢复性生活自信“要紧”法

子宫可以说是母体在怀孕、分娩期间体内变化最大的器官，它由原来的50克一直增长到妊娠足月时的1000克。当孕育了10个月的胎儿从母体娩出的那一刻起，小宝宝就开始了自己的生活，可是妈妈体内的那个小房子——子宫——以及阴道等，可不会一下子就恢复到原来的状态。这时，如果不加强骨盆肌肉锻炼，就可能使阴道松弛。锻炼阴道、肛门括约肌的力量，是尽快恢复性生活自信的“要紧”方法。新妈妈不妨用之来锻炼恢复自己的身体。

举腿缩阴操　新妈妈靠床沿仰卧，双手把住床沿，以防滑下。臀部放在床沿上，双腿合拢，慢慢向上举起，向上身靠拢，双膝伸直。当双腿举至身躯的上方时，双手扶住双腿，使之靠向腹部，双膝保持伸直。然后，慢慢地放下，双腿恢复到原来姿势。如此反复六回，每天一次，可帮助新妈妈缩紧阴道。

随时随地收肌练习　站立，双腿微分开，收缩两侧臀部肌肉，使之相挟，形成大腿部靠拢，膝部外转，然后收缩括约肌，使阴道上提。经过锻炼，即可学会分清阴道和肛门括约肌的舒缩，改善阴道松弛状态，提高阴道的夹缩机能，藉以掌握夫妻同房时的舒缩能力，使性生活和谐、美满。

训练阴道的吮吸动作　首先找到双腿之间的耻骨、尾骨肌，新妈妈在收缩肛门括约肌与阴道肌肉时就可以感到这两块肌肉的存在。洁净双手，仰卧在床上，将1个手指轻轻插入阴道，此时尽量将身体放松，然后再主动收缩肌肉夹紧手指，在收缩肌肉时吸气，你能感受到肌肉对手指的包裹力量。此动作每次持续收缩3秒，每天连续做几次。

训练阴道的吮吸动作要持续6周练习，如果能够收缩与放松自如了，可以进行从收缩到放松的快速转变练习，达到一秒钟内可以收缩放松各一次。

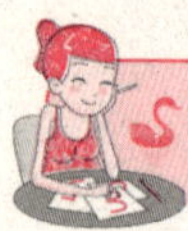

四种保养法使乳房变得丰满

产后是女性胸部保健的绝佳时机，妈妈们只要护胸、健胸方法得当，不仅可以维持乳房原貌，而且还可以使乳房变得更加丰满、结实。

喂奶：使乳房“再发育”　不少新妈妈都认为，哺乳是导致乳房下垂、松弛的主要原因。但专家指出，母乳喂养不仅不会影响乳房原貌，而且，如果按照医生的指导哺乳，母亲的乳房在哺乳期后还会变得更加丰满、结实。

哺乳过程中要讲究方法。每次喂奶，先让孩子吸一侧乳房，吸空后再吸另一侧，反复轮换。并且，哺乳时不要让孩子过度拉扯乳头，每次哺乳后，用手轻轻地托起乳房，按摩10分钟，这样，断乳后乳房会仍旧保持丰满，并能保持两边的乳房一样大。

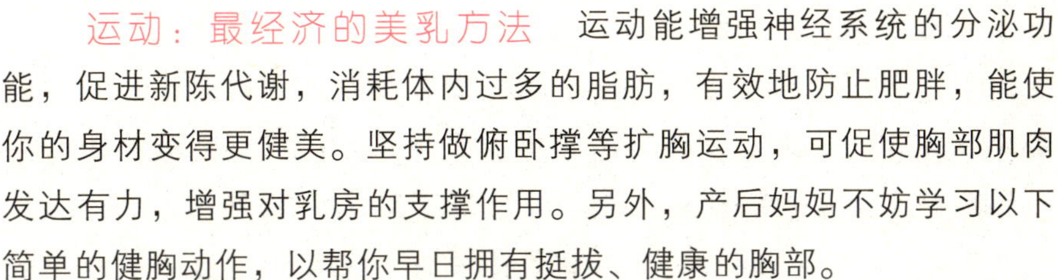

运动：最经济的美乳方法 运动能增强神经系统的分泌功能，促进新陈代谢，消耗体内过多的脂肪，有效地防止肥胖，能使你的身材变得更健美。坚持做俯卧撑等扩胸运动，可促使胸部肌肉发达有力，增强对乳房的支撑作用。另外，产后妈妈不妨学习以下简单的健胸动作，以帮你早日拥有挺拔、健康的胸部。

动作一：向前弯腰，背要挺直，双手放在膝上，上身尽量向前，收缩腹部，拉平脊椎骨，反复做20次。

动作二：将双臂拉直，向后用力伸展，背部要保持平直，然后复原，重复10次后，一旦适应后，每日可做20次。

动作三：站在空气新鲜的地方，两手抱住后脑勺，身体向左右各转90°，连续做30次。

专家提示

一定要注意运动强度，不要做太过激烈的运动。锻炼时从轻微运动开始，循序渐进，必要时咨询妇产科医生。此外，如果正在哺乳时进行健胸计划，应尽量在锻炼前哺乳，避免过度剧烈的手臂运动，还应大量喝水以防止脱水。

饮食："吃"出美胸来 "吃"，是一种非常简单而奏效的美胸方法。而新妈妈想拥有漂亮的胸部，就必须经常食用含有身体所必需的热量的食物。另外，饮食中的蛋白质、维生素及微量元素等物质，可以促进乳房的正常发育，尤其是在产后期，更应摄入足够量的营养物质，并注意食物美胸的一些方法，以保证乳房能发育得完全而漂亮。

（1）切忌节食减肥：有些妈妈看到自己发胖的身体，就急于进行节食减肥，节食的后果是使乳房的脂肪组织也随之受累，乳房随之缩小。因为乳房除了腺体之外，还有脂肪组织，而且，脂肪组织的多少是决定乳房大小的重要因素之一。如果一个人连基本的营养都无法保证，非常瘦小，乳房部的脂肪组织必然也会很少，那乳房过小则无美可言了。

（2）补充蛋白质：饮食中的蛋白质、维生素及微量元素等物质可以促进乳房的正常发育。尤其是在产后期，应摄入足够量的上述营养物质，以保证乳房能发育得完全且漂亮。

（3）多吃豆类食品:豆类食物含有B族维生素，有助于激素的合成。产后的新妈妈不妨多吃些豆类食品如黄豆、花生。一些富含蛋白质的食物如杏仁、核桃、芝麻等，都是良好的丰胸食物。当然，海参、猪脚、蹄筋等富含胶原蛋白质的食物，也是不错的丰胸圣品。

（4）特别要补充锌：因为锌是促进人体生长发育的重要元素，特别是可促进性特征的产生、性机能的形成。铬元素也是一种活性很强的物质，它能促进葡萄糖的吸收，并在乳房等部位转化为脂肪，从而促使乳房的丰满、臀部的圆润。

（5）各种维生素不可或缺:维生素是美化胸部的重要营养元素，因此新妈妈要在平日饮食中注意摄取。

健美：挺拔乳房轻轻松松“按”出来　按摩一方面可以帮助皮肤吸收，另一方面可以抬高胸线。这也是胸部肌肤保持弹性和润泽的良方。建议产后新妈妈学习以下按摩方法：

手法一：双手四指并拢，用指面由乳头向四周呈放射状轻抹乳房1分钟。在操作时手法要轻柔，用力不可过重，避免过分牵扯。

手法二：用右手掌面从左锁骨下向下用柔和而均匀的力量推摩至乳根部，再向上推摩返回至锁骨下，共做3个往返。然后按上法用左手推摩右侧乳房。

手法三：用右手掌面从胸骨处向左推摩左侧乳房直至腋下，再返回至胸骨处，共做3个往返。然后按上法用左手推摩右侧乳房。

只要新妈妈能坚持按上面的建议进行，相信你会在孕育后依然保持一对骄人的双乳。

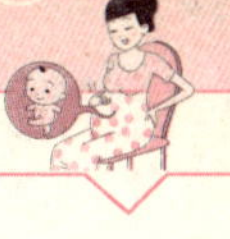

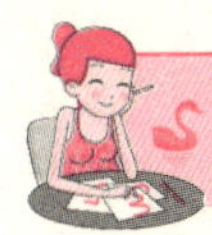

六种美腹操锻炼腹部

由于胎儿在子宫内生长发育时，腹壁肌肉被过度拉长和伸展，肌肉弹性会有实质性的降低，腹部肌肉松弛非常严重，如果不经过锻炼，腹部肌肉的弹性不能复原，为了使形体恢复得更好，其中最简单、最经济、效果最好、无任何副作用的体形恢复策略，就是在产后尽快做有利于锻炼腹部肌肉的美腹操。

美腹操一

仰卧床上，两手抱住后脑勺，胸腹稍抬起，两腿伸直上下交替运动，由幅度小到幅度大，由慢到快，连做50次左右。

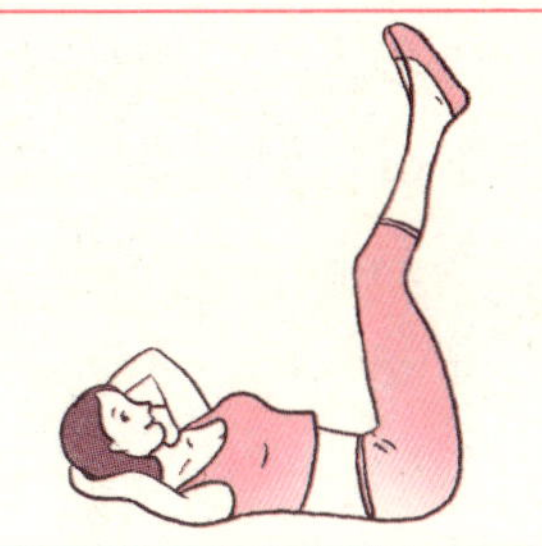

美腹操二

仰卧床上，两手臂伸平，两腿一齐向上翘，膝关节不要弯曲，脚尖要绷直，两腿和身体的角度最好达到90°，翘上去后停一会儿再落下来，如此反复进行，直到腹部发酸为止。

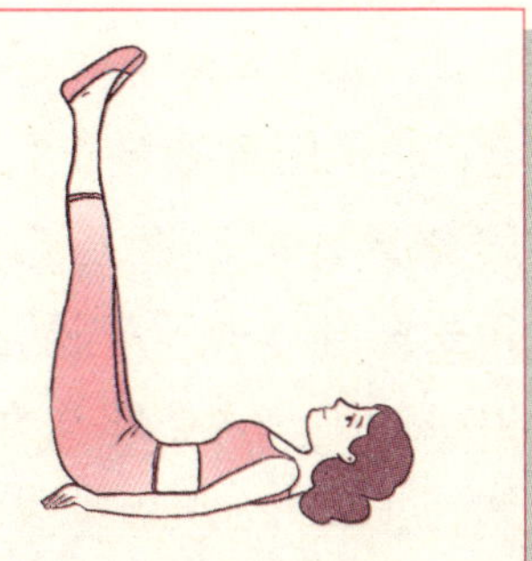

美腹操三

两手放在身体的两侧腰部，用手臂支撑住床，两腿向上抬起，臀部尽量向上抬，抬起后停止，4秒钟落下，休息一会儿再继续进行。

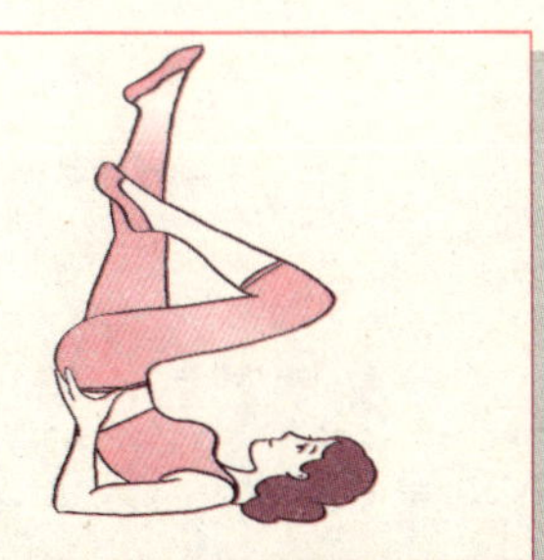

美腹操四

站立位置，两腿分开同肩宽，吸气，双手臂伸展高举，呼气。腰向右弯曲，左臂放下至腿，右臂同时向左压，压4~5次，左臂伸展开压2次。完毕，恢复站立位置。向左的步骤相同。

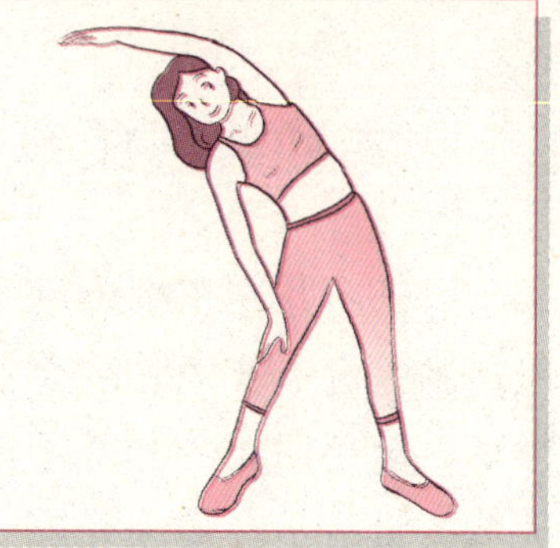

美腹操五

跪在床上，两手扶床面，胸部尽量向下压，腹部尽量收缩，同时深呼吸。然后将胸挺起来，用力鼓肚子，同时深呼气，每天起床后及睡觉前各练5~10次。

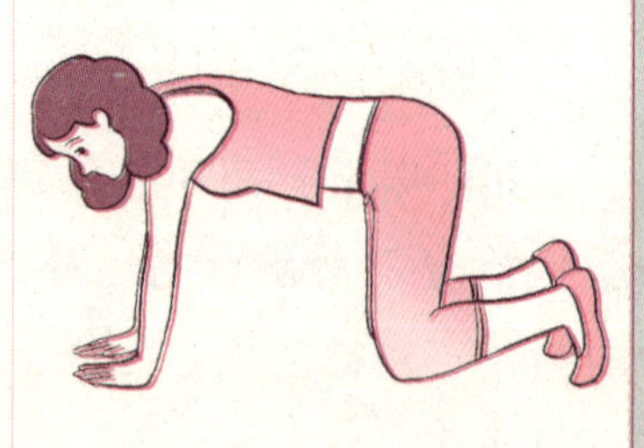

美腹操六

一条腿立在地上，支撑整个身体的重量，另一条腿弯曲抬起，然后用支撑身体的那条腿连续蹦跳，每次20~30下，两条腿交替进行，直到腿酸为止。开始可手扶拐棍。

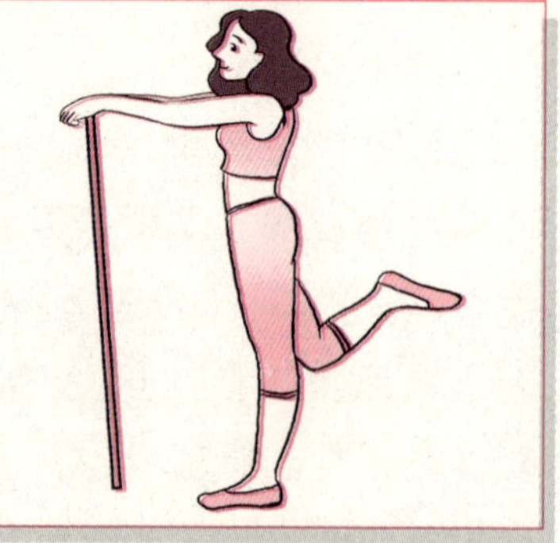

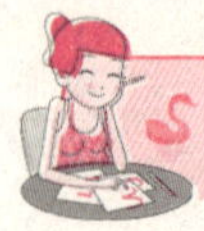

运动按摩塑造娇俏美臀

产褥期过后，相当一部分女性会因脂肪积累造成臀部肥大，给人沉重的感觉，失去女性应有的美感。为了恢复强健并富有弹性的臀部，产妇须坚持做一些运动按摩，从而塑造娇俏美臀。

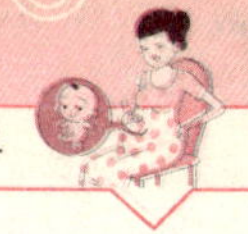

美臀运动

平躺在床上，双手抱住左膝，将左膝靠向腹部，再换右膝；或以手抱双膝，同时靠向腹部。双腿可交换做，也可以同时做，可美化双臀并收缩小腿。

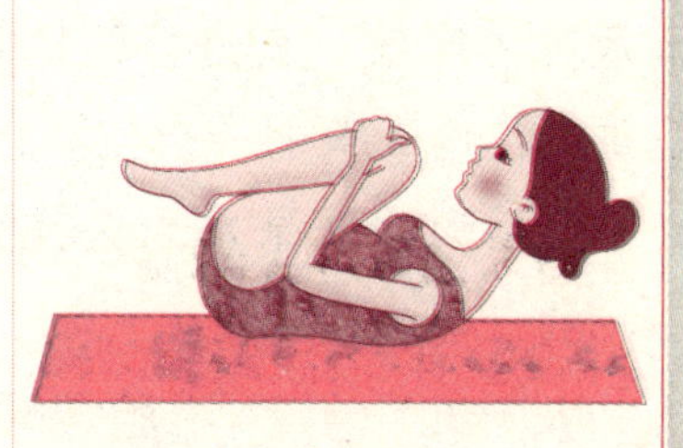

爬行运动

手撑起上半身，双腿曲膝，趴于地，类似于擦地状。新妈妈可用护膝，避免受伤。也可借出汗将“聚积”体内的水分排泄掉，以恢复臀部肌肉弹性。

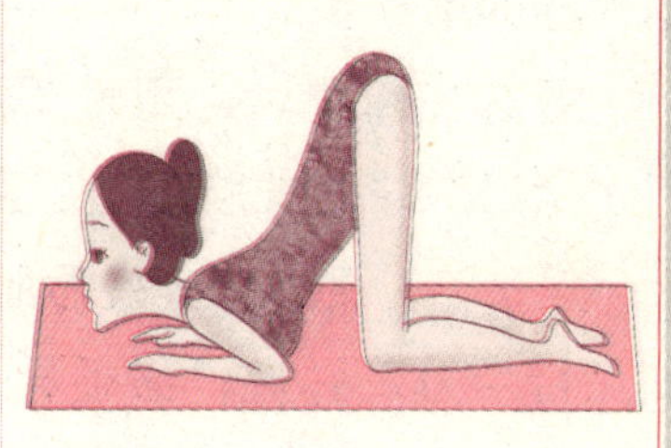

臀部按摩

站立时，将手置于臀部，由上往下推臀部，或由下往上推。由上往下推有助于局部细胞活化，可增进肌肉弹性，由下往上推，则可美化臀部曲线，可双轨进行。

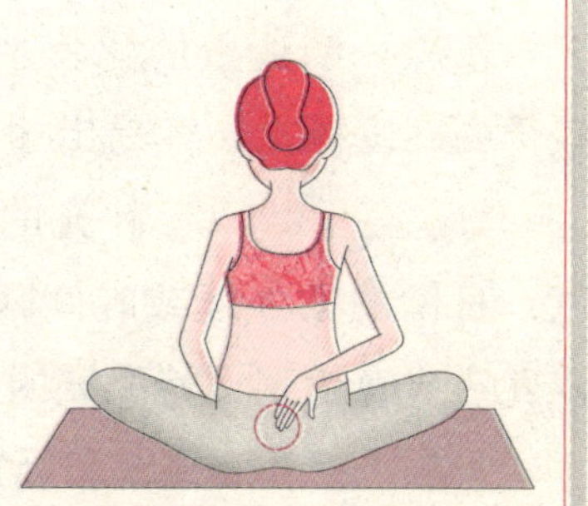

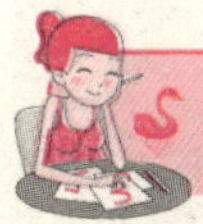

产后皮肤保养“三部曲”

许多女性在分娩过后，因为激素的影响，肌肤会变得粗糙不堪，随之而来的是肌肤较以往有明显的变化。最常见的是肌肤干燥、皮肤色暗、肤质变得不适合化妆以及产生黑斑、雀斑等。在这

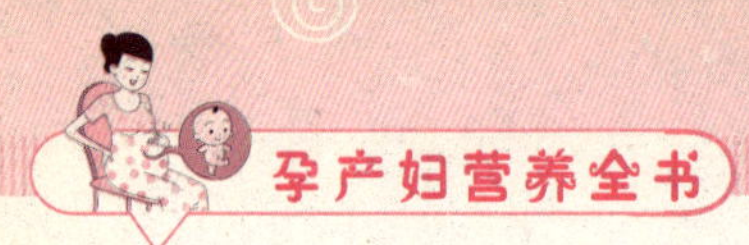

种情况下，千万不可灰心，也不要因为忙于照顾宝宝和家务的劳碌而放弃了产前一直进行的护肤工作，要积极地进行复原和保养，早日重拾自信、美丽的自我。

产后对肌肤基本的保养概念跟产前大致相同，要认真施行基本保养的三部曲。

第一部：清洁　洗脸是维持肌肤美丽的基本程序，若只是用清水清洗是无法把肌肤中老化的皮脂、汗水、污垢或残妆清洗干净的。如让它们残留在脸上，会使肌肤失去透明感。因此，彻底清洗是基本保养的第一步。

备忘：卸妆后，用性质温和的清洁液洗脸。取适量在掌心上，以水揉出泡沫后洗脸，然后用水冲洗。

第二部：滋润　分娩后肌肤出现明显的变化，缺乏水分。为使肌肤保持活力及弹性，必须补水和油分，维持肌肤的湿润平衡，才可使肌肤光泽且富有弹性，并且防止肌肤松弛、老化。以化妆水补充润泽，是每天保养的第二步骤。

备忘：倒适量的化妆水在化妆棉上，由颊部、唇部及眼睛周围较干的部位搽拭，容易出油的鼻子及四周和上额要仔细搽拭。

第三部：调理　补充的水分、油分会因干燥的空气、室内的冷气、日间的紫外线或晚间睡眠时，在干燥的空气中蒸发，因此，需以乳液或晚霜来保持肌肤的润泽，这是每天基本保养的最后步骤。

备忘：把乳液或晚霜轻拭在脸上，特别干燥的部位可重复使用。

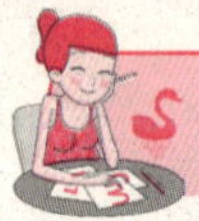

日常护理让“大象腿”瘦下去

怀胎期间，是最容易使身体水分潴留在身体某些特定部位的时段，比如小腿肚的部分，往往因此显得肿胀；加之活动减少，摄入脂肪量多，小腿会变成“大象”腿了。

那么，如何才能使产妇的双腿恢复原有的风采呢?以下为你讲述

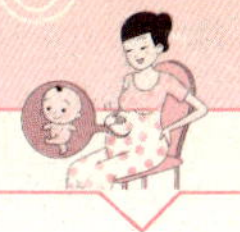

行之有效的“美腿”法。

饮食调理　在饮食方面建议产后妈妈采取渐进的方式，控制自己饮食的量与质，让胃维持在八分饱即可；三餐以蛋白类的食物为主，例如豆类、肉类、蛋等等，避免食用高糖及油炸食物，尤其是淀粉高的食物。

若是新妈妈在中晚餐间仍觉得嘴馋的话，低脂饼干和高纤饼干类的干粮再配上一杯清香的红茶，就是一道既能解决饥饿，又不至于发胖的下午茶点。

合理运动　平时可以多爬楼梯，对消除滞留在小腿肚的水分及锻炼松弛的腿部肌肉很有效。另外，在闲暇时间可做双腿健美操。

做法：取坐位于地，两下肢伸直并拢，腰部挺直，两手臂伸直放到身后，手指伸开支撑地面，吸气时脚尖尽量上翘，呼气时脚尖尽量伸直；然后仰卧，两下肢伸直略分开，两臂放在身体两侧，吸气时左脚伸直，与上身成直角，足尖翘起。两只脚交替进行。

功效：锻炼腿部肌肉，改善下肢静脉血液的回流，有助于修长美腿。

日常小动作　坐着时，尽量不要跷二郎腿；穿高跟鞋时间不宜过长，要让腿部得到适当的休息，或是换穿平底鞋，来舒解脚部的压力；如果忙碌了一天，觉得腿脚有肿胀感，可以泡泡热水，并稍稍按摩。这些日常的小动作如果能养成习惯的话，同样可以帮助小腿变瘦！

产后，虽然女性美丽的外表会丧失一些，但是会有成熟的风韵。况且，这样进行合理的恢复保健，不但可以找回孕前的美丽，还能拥有更多的孕后魅力呢！

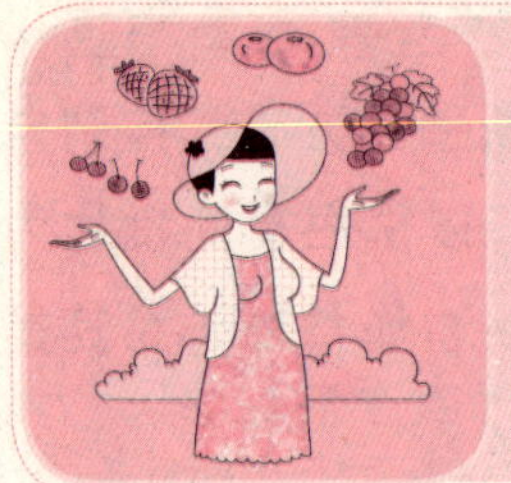

常见月子病的防治与调理

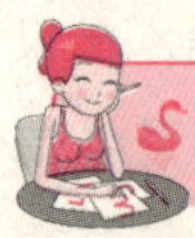

乳头皲裂的预防与护理

新妈妈的乳头皮肤比较娇嫩，承受不了宝宝吸吮时的刺激，特别是奶水不足或乳头过小、内陷，由于宝宝用力吸吮乳头，使乳头表皮受唾液的浸渍而变软、剥脱、糜烂，形成大小不等的裂口。另外，宝宝在含接乳头时姿势不正确，没有含住乳头及大部分乳晕，或乳母过度在乳头上用肥皂、酒精等刺激物清洗，造成乳头过于干燥，也很容易使乳头皮肤发生皲裂，裂伤严重时还可使乳头溃烂并继发感染。

乳头皲裂经常是愈后又复发，为了避免反复发作，新妈妈学会预防及护理就非常重要。

乳头皲裂的预防方法

（1）经常用干燥柔软的小毛巾轻轻擦拭乳头，以增加乳头表皮的坚韧性，避免吸吮时发生破损。

（2）乳头下陷或扁平会大大影响哺乳，应该积极纠正。每次擦洗乳头时，用手轻柔

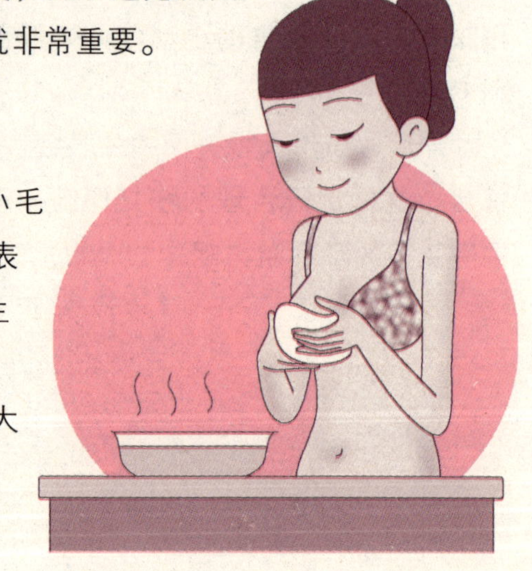

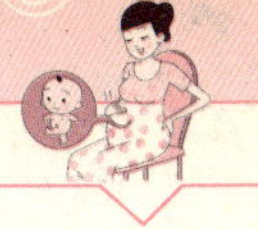

地将乳头向外捏出来；或用手指轻轻将乳头向外牵拉，同时捻转乳头，再用70%的酒精擦拭乳头。待乳头皮肤坚韧后，就不再容易发生内陷了。

（3）养成良好的哺乳习惯，每天定时哺乳，每次哺乳时间不宜过长，15~20分钟即可，每4小时一次。

（4）每次喂奶前后都要用温开水洗净乳头、乳晕，包括乳头上的硬痂，保持干燥、清洁，防止乳头及乳晕部皮肤发生裂口。

乳头皲裂和护理方法

（1）注意乳房和乳头的清洁卫生。如破裂伴有感染，患乳应暂停哺乳。但如感染不重，全身反应轻微，可允许婴儿吸乳。平时用胸罩托起患乳，减少行动牵痛。

（2）要养成定时哺乳、不让婴儿含乳头而睡的良好哺乳习惯。每次哺乳应将乳汁吸空，哺乳后应清洗乳头，可局部用西瓜霜喷雾剂，下次哺乳时及时清除。注意婴儿口腔卫生，及时治疗其口腔炎症。

（3）饮食宜清淡而富于营养，多食清凉之品，如番茄、青菜、丝瓜、黄瓜、茼蒿、鲜藕、荸荠、海带、赤豆汤、绿豆汤等，水果中宜食用橘子、金橘饼等。忌食生冷、辛辣刺激、荤腥油腻之物。

（4）保持心情舒畅，避免精神紧张，积极配合治疗，如严重时可以暂停哺乳。

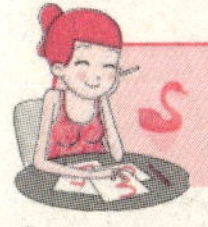

食疗、运动轻松解除产后便秘

产后由于腹压消失，饮食中缺少纤维素，产妇长时间卧床，会导致胃肠蠕动减慢，难产手术时的会阴切口疼痛，致使产妇不敢做排便动作，产褥期出汗较多等，都可能造成产后便秘。

产后便秘也是最常见的产后病之一。

产妇便秘是可以预防的，可通过饮食、运动、起居来缓解症状，下面来看看产后便秘的调理法。

美味食疗，轻松解“秘”　有些产妇的大便并非干结，但每次大便，憋气用力，精疲力竭却解不出来。平时，心慌气短，全身无力，懒于活动的产妇，可以选用牛肉、兔肉、牛奶、花生、熟黄豆、蜂蜜、红薯、芝麻等具有补气润肠作用的食物。另外，这里还有一些有效缓解产后便秘的“食疗”方，可供产后便秘的新妈妈参考。

（1）葱味牛奶：牛奶250毫升，蜂蜜60克，葱汁少许。将葱汁、蜂蜜兑入牛奶中烧开，改用小火煮10余分钟即可。能增液润肠，滑肠通便。产后便秘者可以选用，对习惯性便秘者亦有一定效果。

（2）香蜜茶：蜂蜜65克，香油35毫升。将香油和蜂蜜混匀，加沸水冲调服。早、晚各一次。能润肠增液，滑肠通便，对产后肠道津枯便秘者有一定疗效。

（3）紫苏麻仁粥：紫苏子、麻仁各20克，粳米200克，白糖30克。将紫苏子、麻仁捣烂后加水浸搅，取汁放入锅内，加淘洗干净的米熬粥食用。可下气导滞，润肠通便，益气健胃。适用于产后便秘，由于食疗方中加有下气之紫苏子，对兼有腹中气胀者更为适宜。

（4）炖参肠：海参、猪大肠各200克，黑木耳50克，葱、姜各5克，酱油10毫升，料酒50毫升。锅内放入水烧开，将发好、洗净、切成条的海参、大肠分别氽一下;将大肠放入锅内加水煮至五分熟，放海参、葱、姜、料酒、酱油，煮至海参、大肠酥烂后加黑木耳，再煮至黑木耳熟时即可。可养阴清火，益肠通便。用于产后阴血虚弱、虚火内灼、大便燥结者。

有效运动轻轻松松把“秘”解　健康、顺产的产妇产后第2天即可开始下床活动，逐日增加起床时间和活动范围。也可以在床上做做缩肛运动，锻炼骨盆底部肌肉，促使肛门部血液回流。方法是做忍大便的动作，将肛门向上提，然后放松。早晚各一次，每次10~30回，可有效地缓解便秘。

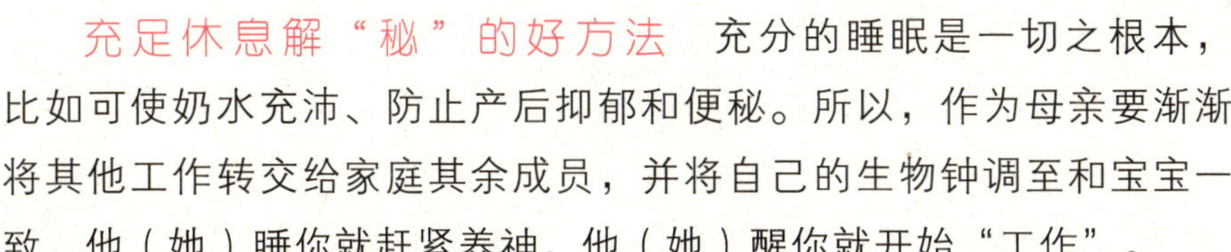

充足休息解“秘”的好方法 充分的睡眠是一切之根本，比如可使奶水充沛、防止产后抑郁和便秘。所以，作为母亲要渐渐将其他工作转交给家庭其余成员，并将自己的生物钟调至和宝宝一致，他（她）睡你就赶紧养神，他（她）醒你就开始“工作”。

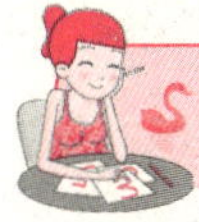

调理气血，治疗产后关节痛

妇女产褥期间出现肢体酸痛、麻木重者，称“产后关节痛”或称“产后身痛”。本病特点是产后肢体酸痛、麻木重，局部无红、肿、灼热，临床上应与风湿热相鉴别。中医认为本病因产后气血俱虚所致，虽夹外邪，但治疗当以调理气血为主。

饮食调理法

（1）香酥鲫鱼：活鲫鱼1条(约250克)。将鱼切成2寸长小块，不去鳞、肠，用香油炸焦。服后饮料酒200毫升，取微汗。可温经通络，补血益气。主治产后关节痛。属血虚型，产后四肢抽筋，肢体酸楚、麻木，舌红、少苔，脉细无力。

（2）鱼鳔散：桂枝15克，木瓜15克，鱼鳔30克。将鱼鳔炒成珠状，与各味药共研为末，早、晚各服一次，每次15克，料酒送服。可通络止痛。主治产后关节痛，属风寒型，周身关节疼痛，得热则减，舌淡，苔薄白，脉细缓。

（3）焙丝瓜藤：霜后丝瓜藤500克，红糖水少量。将丝瓜藤焙焦研成细末，取3克，红糖水送服，每日3次。可通络止痛。主治产后关节痛，属血虚型，全身关节筋骨疼痛，肢体麻木，舌淡少苔，脉细无力。

（4）羊肾杞子粥：羊肾1对，枸杞子50克，小米50克，葱白1段。将羊肾洗净去内切细，与枸杞子、小米、葱共煮成粥。可补肾强骨。主治产后关节痛，属肾虚型，产后腰脊疼痛，下肢无力，心

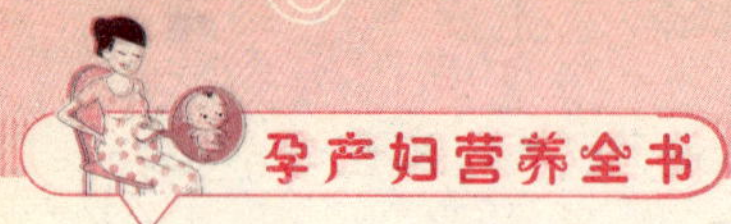

慌气短，舌红苔薄，脉沉细。

成药自疗法

（1）青娥丸，每次6~9克，每日3次。温水吞服。本方偏重于腰内空痛、酸痛、脚膝酸软的肾亏者。

（2）补肾强身片，每次4片，每日2次。温水吞服。本方偏重于腰内空痛、酸胀、脚膝酸软的肾亏者。

（3）产灵丹，每次1~2粒，每日2次，温水吞服。

（4）祛风天麻丸，每次1~2粒，每日2次，温水吞服。

验方自疗法

（1）杜仲30克，红枣12克，煎汤服。每日一帖。

（2）五加皮9克，川断、木瓜、怀牛膝各12克，当归10克，红花6克，分2次煎服，每日一帖。

（3）桑寄生10克，白芍10克，杜仲12克，怀牛膝10克，川芎6克，当归10克，人参5克，分2次煎服，每日一帖。

注意事项

（1）产妇毛孔松弛，出汗较多，切勿捂汗，宜勤擦或及时更衣。

（2）产后房间空气要清新流通，但要避免直接吹风，以免风寒入侵。

（3）夏季仍宜穿长衣裤（薄型布、绸质）。空调控温不宜过低，以皮肤略有出汗为妥。空调房也宜有通风口，电扇只能吹转弯风。

（4）忌进生冷食品，包括水果、饮料，产后2周内更应注意。

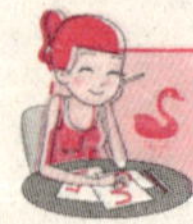

自然分娩的侧切伤口恢复

自然分娩的新妈妈在分娩后会有侧切伤口，因为刚刚分娩的新妈妈身体抵抗力较弱，稍有差错就有可能引起伤口感染，进而引起生殖疾病。因此，一定要细心呵护侧切伤口，尽快地把身体恢复为最佳状态。

要想侧切伤口早日恢复，跟日常护理还是分不开的，具体来说，应注意以下三点：

保持会阴部卫生

不论是自然分娩留下的，还是切开的伤口，一般都可在3~5天愈合，每天要用温开水冲洗2次；为防止伤口感染，大便后由前向后擦，还须再次冲洗；注意勤换卫生护垫，避免湿透而浸湿伤口，加重感染。

饮食注意均衡

术后一周内，饮食注意均衡，除细粮外应吃些粗粮，多吃新鲜青菜和水果，多喝猪蹄汤等汤饮，促进伤口修复，除了严禁辛辣及刺激性食物外，在伤口未愈合前还要少吃鱼类，因为鱼中含有有机酸物质，具有抑制血小板凝集的作用，不利于伤口愈合。

另外，此时最好进食少渣饮食，如牛奶、蛋藕粉、藕粉、蛋汤、米汤、稀粥等半流质食物，以防形成硬便难以排出，影响会阴伤口。便秘时，多吃些香蕉有利于通便，或用开塞露或液体石蜡润滑，解大便时宜先收缩会阴部、臀部，然后坐在马桶上，可以有效地避免会阴伤口裂开。

小心月子动作

尤其是拆线后头2~3天，避免做下蹲、用力动作；坐立时身体重心偏向右侧，既可减轻伤口受压而引起的疼痛，也可防止表皮错开；避免摔倒或大腿过度外展而使伤口裂开；不宜在拆线当日出院，伤口裂开多发生在伤口拆线的当天，回家后伤口裂开会给处理带来麻烦。

产后最初几天，产妇宜采取右侧卧位，促使伤口内的积血流

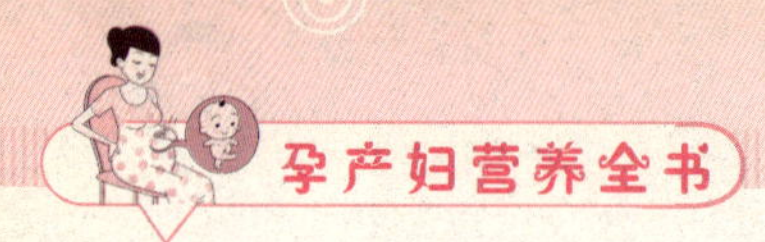

出，不致内积而形成血肿，影响愈合，也可防止恶露中的子宫内膜碎片流入伤口，日后形成子宫内膜异位症；待4~5天后伤口长得较为牢固并恶露难以流入时，便可采取左右轮换卧位。

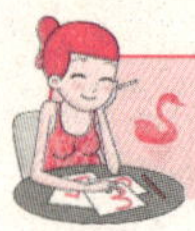

剖宫产伤口护理因时而异

剖宫产后要特别注意腹部的伤口愈合及护理。剖宫产伤口分为两种，直切口与横切口。不管哪种切口，术者在缝合时都要特别注意对齐伤口。剖宫产的伤口约在下腹10厘米左右，愈合约需1周，因为伤口较大，发生感染的概率也相对提高。另外，肥胖的产妇由于皮下脂肪较厚，也容易发生伤口感染。

由于手术伤口范围较大，伤口的表皮在手术后5~7日即可拆线或去除皮肤夹，但是，完全恢复的时间需要4~6周。刚刚分娩的产妇，身体抵抗力较弱，稍有差错，就有可能引起伤口感染。因此，一定要悉心呵护伤口，避免给非常忙乱的月子里增添更多麻烦。

产后6小时以内

躺着的姿势：术后回到病房的妈妈需要头偏向一侧去枕平卧。

腹部放置沙袋：有时护士会在产妇的腹部放置一个沙袋，这样做是为了减少腹部伤口的渗血。

及时哺乳：宝宝饿了，护士会把他（她）抱给妈妈，妈妈一定要将这最珍贵的初乳喂给宝宝。宝宝的吸吮还可以促进子宫收缩，减少子宫出血，使伤口尽快复原。

禁食：在术后6小时内应当禁食。这是因为手术容易使肠子受刺激而使肠道功能受到抑制，肠蠕动减慢，肠腔内有积气，因此，术后会有腹胀感。

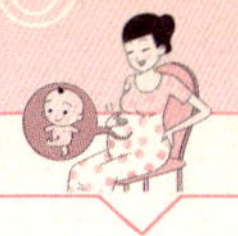

产后第一天(6小时以后)

躺着的姿势：产妇产后平卧6小时以后就可以用枕头了，这时最好采用侧卧位，可以将被子或毯子垫在背后，使身体和床成20～30度角，这样可以减轻身体移动时对伤口的震动和牵拉痛，会觉得舒服一些。

止痛的办法：剖宫产术后麻醉药的作用逐渐消失，腹部伤口的痛觉开始恢复，一般术后数小时伤口开始剧烈疼痛。为了能够很好地休息，使身体尽快复原，可请医生在手术当天或当夜用一些止痛药物。在此之后，对疼痛多做一些忍耐，最好不要再使用药物止痛，以免影响肠蠕动功能恢复。一般来讲，伤口的疼痛可能会在3天后自行消失。

尽快进食：剖宫产6小时后可以饮用一些排气类的汤，如萝卜汤等，以增强肠蠕动，促进排气，减少肚胀，同时也可以补充体内的水分。但是，一些容易发酵产气多的食物，如糖类、黄豆、豆浆、淀粉类食物，应该少吃或不吃，以防腹胀更加严重。

尽早活动：12小时后，产妇在家人或护士的帮助下可以改变体位，翻翻身、动动腿。术后知觉恢复后，就应该进行肢体活动了，24小时后应该练习翻身、坐起，并下床慢慢活动，条件允许的还应该下地走一走，运动能够促进血液循环，使伤口愈合更加迅速，并能增强胃肠蠕动，尽早排气，还可预防肠粘连及血栓形成而引起其他部位的栓塞。

产后第一个星期

大量饮水：产后3-5内，新妈妈的身体还是很虚弱。伤口仍然疼痛，新妈妈会有便秘和肿胀的感觉，这是麻醉所引起的，因此大量饮水是非常必要的，最好饮用热茶和不低于室内温度的水，这些都能促进肠动。

及时排便：剖宫产后，由于疼痛致使腹部不敢用力，大小便不

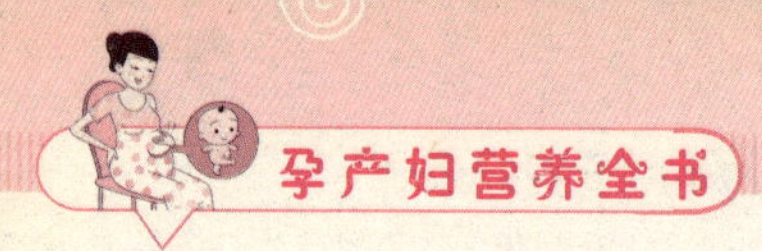

能及时排泄，容易造成尿潴留和大便秘结。因此更应该按正常的作息养成习惯，及时大小便。

饮食：当产妇排气后，饮食可由流质改为半流质，食物宜富有营养且容易消化。可以选择蛋汤、烂粥、面条等，然后依产妇体质，再逐渐将饮食恢复到正常。这个阶段千万不要急于喝一些油腻的下奶汤，例如鸡汤、肉汤等等。

分娩后两个月内

不要负重：现在宝宝是年轻母亲心中的一切，这个时候，不要提举任何比自己宝宝更重的东西，而随着宝宝在一天天地长高、增重，妈妈的力量也在逐渐增强。分娩两个月左右可以尝试走楼梯了，一天之中上、下一层楼足够了，刚开始的时候甚至要比这个运动量还要小。

不要自己开车：在产后的头两三个星期不要自己开车。踩离合器、刹车和油门，对此时的新妈妈来说还是一件费劲的事情，在遇到紧急情况的时候，很可能不能做出迅速的反应。

锻炼：可以开始做一些运动骨盆的体操了，这是非常简单但效果很好的练习：妈妈们先尝试收缩阴道肌肉，然后尝试着上提阴道，数到第10下的时候，再放松。

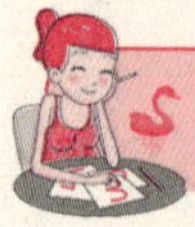

防止产后过度脱发的方法

俗话说“孩子笑，头发掉”、“孩子认得娘，头发落一场”，意思就是说，大概在生完宝宝2~3个月以后，宝宝会逗笑了，能认出妈妈来了，妈妈就开始掉头发了。但究竟是什么原因引起产后脱发的呢？后果会不会很严重呢？

产后脱发，其根源在于孕期激素水平的变化。怀孕后，雌激素分泌增多，导致毛发更新缓慢，很多应在孕期正常脱落的头发还没

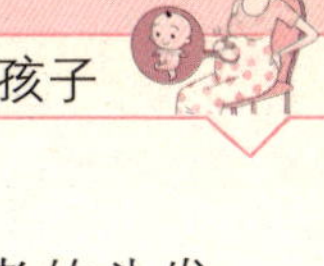

有脱落，一直保存到产后。产后激素水平下降到正常，衰老的头发就纷纷脱落，造成大量脱发的现象。产后脱发是一种暂时现象，也是一种正常现象。那么，有什么方法能防止产后过度脱发呢？下面几种方法值得参考。

多补充蛋白质　头发最重要的营养来源就是蛋白质。所以，妈妈们在饮食方面，除应注意均衡摄取外，还应该多补充一些富含蛋白质的食物，例如：牛奶、鸡蛋、鱼、瘦肉、核桃、葵花子、芝麻、紫米等等。

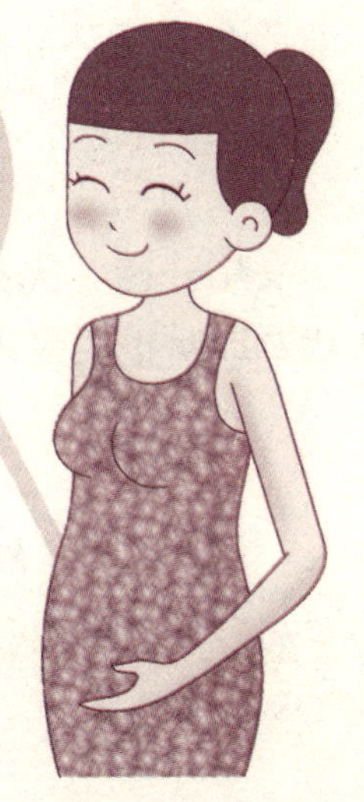

心情舒畅　产前产后容易精神紧张，在养育小宝宝的过程中，妈妈又容易过度疲劳，还会担心宝宝出现各种各样的问题，心情不能放松，导致植物性神经功能紊乱，头皮血液供应不畅，头发营养不良，也是造成脱发的原因之一。心情舒畅，没有焦虑、恐惧等情绪，不仅对头发有益，还可美容，从而做个容光焕发的妈妈。

适度清洗头发　健康毛发的前提就是清洁。头发根部的毛囊皮脂腺持续不断地活动，每天分泌的油脂容易黏附环境中的灰尘，容易增加毛发梳理时的摩擦力，造成头发表面的毛小皮翻翘，头发就会变得暗淡、干燥、开叉，甚至断裂脱落。同时，过多的油脂还是真菌、细菌的培养基地，会间接引起头皮屑等问题。

科学测试证明，头发有自己的恢复调节功能。头发清洗以后，只要过4个小时，油脂量就可以恢复到以前的状态。每天采用正确的方法洗头，不但不会洗坏发质，还可以及时清除油脂和污垢，防止头发干燥、开叉，减少头发受损和断发概率，有效控制头皮屑的产生，保持头发整洁秀丽，令头发更健康亮泽。当然，我们需要认真针对自己的发质来挑选洗发用品，如果干性发质使用油性发质的洗

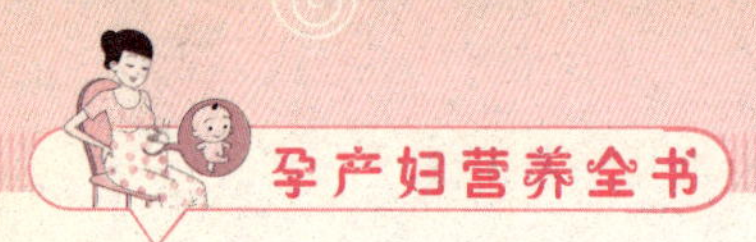

发水，那确实存在越洗越干的问题。

在洗发后最好再用一些含水解蛋白、毛鳞素的护发素，以防止头发干涩、分叉或纠结，保持头发的光滑柔顺。提醒妈妈们在涂抹护发素的时候，最好涂抹在头发的中部或尾部，而不要大量直接涂抹在头皮上，以免造成毛囊堵塞，引发毛囊发炎。

用指腹按摩头皮　建议妈妈们在洗头发的时候，避免用力去抓扯头发，应用指腹轻轻地按摩头皮，以促进头发的生长以及脑部的血液循环。每天用清洁的木梳梳头100下也是一种不错的按摩方式。

梳头应由发尾先梳　梳头也是一门学问。正确的方法，应该先由发尾开始，先将发尾纠结的头发梳开，再由发根向发尾梳理，这样可以防止头发因外伤而分叉、断裂。

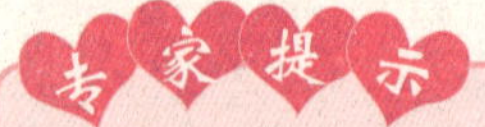

洗发后，用两个鸡蛋、两汤匙蜂蜜、一汤匙橄榄油混匀涂在头发上，再用毛巾包住头发，过半小时后洗净，可有效地防止产后过度脱发。

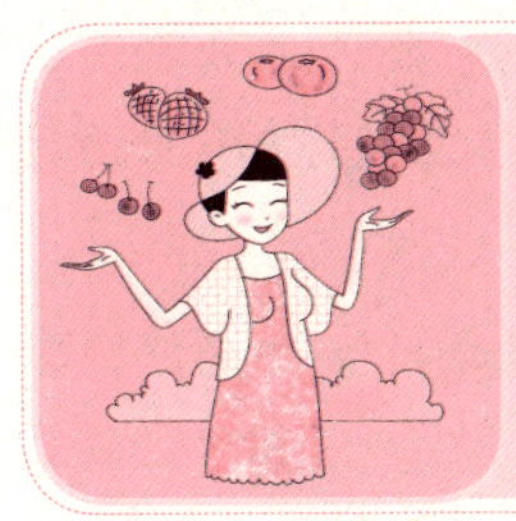

新生儿常见疾病的防治与调理

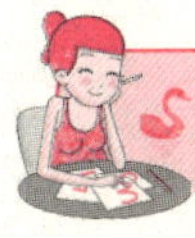

新生儿高热防治有高招

新生儿发热的情况很常见，主要是因为气温炎热导致的，也可能是感染疾病或服用某些药物等导致的。总之，引起新生儿发热的原因有很多。平常要关注宝宝是否发热，若有怀疑，可用体温计放在腋下、口腔或肛门检查。

如果孩子发热，要注意不可随便使用退热药。对发热的新生儿应给以精心细致的护理：

（1）首先检查婴儿室的温度，如果室内温度高于25℃应适当降低，同时减少婴儿的衣服和包被以利于散热，并要注意保持环境安静、通风良好。新生儿高热时千万不可用厚被包裹，以免影响散热，使体温进一步升高。

（2）若体温较高超过39℃，可采用物理降温的方法进行降温，可将冰袋置于宝宝的前额、枕部，亦可用酒精浴等来辅助治疗，以促进汗液蒸发散热。

（3）保证充分的水分摄入，可给孩子多喂些温白开水或葡萄糖水，以祛除体内毒素，防止脱水。如果仍不能降温，并且有咳嗽、呼吸困难、精神差、不吃奶及高热惊厥等情况时，应及早送医院，请医生给予诊治。

另外，宝宝高热时应注意以下事项：

（1）在炎热的夏天，常因喝水太少引起发热，除以上处理外，每隔2小时给孩子喂5～10毫升的白开水或白糖水，一般24小时内就可退热。

（2）对新生儿高热，除采用物理降温外，还必须找出高热的原因，然后根据原因进行治疗。

（3）高热后的新生儿易发生便秘，用肥皂条蘸水塞入肛门即可，不要给孩子服泻药。

（4）处理新生儿发热时，严禁吃小儿退热片、阿司匹林和APC等退热药品。临床上经常发现服退热药而引起的新生儿青紫、贫血及便血、吐血、肚脐出血甚至脑内出血的现象，有的因不能及时抢救而死亡。

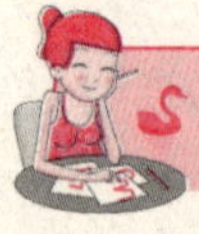

肺炎是宝宝的健康杀手

新生命的诞生是一件值得庆幸的事。但是，新生宝宝的变化是极其微妙的。不易察觉，像新生儿的肺炎。肺炎是一种呼吸道疾病，由于新生婴儿早期无明显呼吸道症状，所以，很容易被忽视。如果病情加重会引起呼吸衰竭，导致严重后果的产生。新生儿根据发病时间可分为：出生3天之内发病的一般为宫内感染，两周以上发病的是外部环境所致。

发生在三天之内的一般有：①羊水吸入性肺炎，是由于胎儿宫内缺氧刺激胎儿在宫内呼吸而将羊水吸入肺内，多在出生时或3天内出现症状。②胎粪吸入性肺炎，是宫内缺氧严重时胎粪排入宫腔，污染羊水，胎儿吸入了被胎粪污染的羊水引起，多在产后数小时内或3天内发病。③宫内感染性肺炎，母亲有感染性疾病或胎膜早破史，细菌或病毒可经胎盘血行或阴道细菌直接上行感染胎儿，多在出生后3天内发病。

两周以上的一般有：乳汁吸入性肺炎，多见于早产儿、体弱

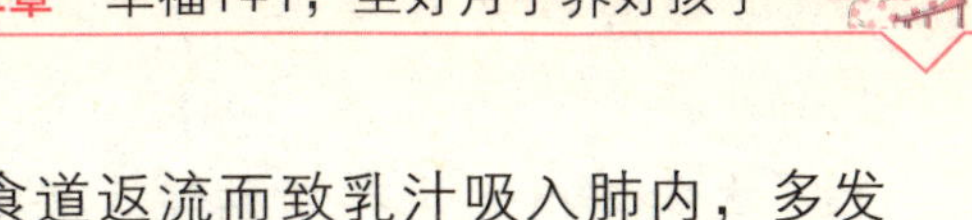

儿，由于吞咽动作不协调，或胃食道返流而致乳汁吸入肺内，多发生在喂奶时或吃奶后。

生后感染性肺炎多在出生后3天以后发病，可由细菌或病毒引起。出生后由于呼吸道感染引起的肺内炎症。

新生儿的肺炎症状表现不明显，起初一般没有呼吸道症状。只是哭闹，嘴唇发紫，鼻翼发青，口吐泡沫，体温升高。病情加重的还表现为呼吸急促，皮肤发紫，甚至会出现窒息状态。所以对于新生儿，我们要极其细微地观察，万一出现不良情况要立即通知医生采取有效措施。为宝宝的生长创造良好的环境。宝宝一旦确诊为肺炎，应立即给予治疗。新生婴儿一般给抗生素或静脉注射，有严重缺氧者需吸氧治疗。据专家介绍，新生儿要注意清洗呼吸道、保暖。身体温度要保持在36.5℃左右。母乳喂养的次数要频繁，但要少量。做母亲的尤其要仔细观察宝宝的变化，新出生的婴儿不可掉以轻心，这是医生和家长的责任。

新生儿肺炎的预防：要保护新生儿，避免交叉感染，注意保暖，避免受凉，减少呼吸道感染。坚持母乳喂养对于预防新生儿肺炎是有效的，母乳中含有免疫抗体，有利于预防呼吸道感染。宝宝幼小的身体需要细心的呵护！

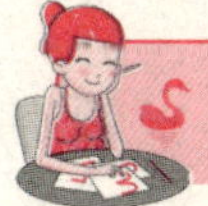

让鹅口疮远离新生宝宝

鹅口疮，俗称“雪口”，是口腔黏膜受白色念珠菌（属霉菌）感染所致。黏膜上出现乳白色的小点或融合成片，颇似奶块，白膜覆盖在口腔黏膜上，不易擦去。

有的家长喜欢用未经消毒的布给新生儿擦洗口腔，以为这是清洁口腔的好方法，其实这是错误的，它会把细菌带入口腔。因新生儿口腔黏膜薄嫩，容易擦伤而引起口腔黏膜破损，发炎，患鹅口疮。

本病特点发生在颊黏膜、齿龈、舌、上腭及咽等部位，严重者在悬雍垂(俗称小舌头)及扁桃体上，有小白点或白膜，甚至覆盖食道黏膜。常引起胃口不好、恶心、呕吐等不适，多见于新生儿以及营养不良、腹泻、长期使用广谱抗生素或激素等患儿。

患鹅口疮后，可用2%碳酸氢钠（小苏打）清洁口腔，每天2～3次，轻者数天后便会自愈。或用制霉菌素，每次10万单位，加水1～2毫升，涂患处，每天3～4次。亦可口服制霉菌素，每次5～10万单位，每天3次。

宝宝所用的奶具等用开水煮沸消毒，注意口腔卫生，千万不能用布擦洗孩子的口腔。父母护理孩子时必须用肥皂洗净双手，若母乳喂养，喂奶前妈妈要洗手和擦净乳头。如患有“鹅掌风”、脚癣等，特别是“鹅掌风”，不要直接接触新生儿。

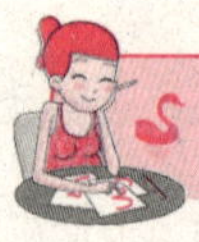

帮新生宝宝解除脐炎困扰

脐带是胎儿在母体内由母亲供给胎儿营养和胎儿排泄废物的通道。胎儿出生后，医务人员会将脐带结扎，切断。断脐后，脐带残端会逐渐干枯变细而成为黑色。一般在宝宝出生后3～7天脐带脱落，脐带脱落前伤口会很容易感染而发生脐炎。

脐炎产生的原因 在断脐时或断脐后消毒处理不严、护理不当就很容易造成细菌污染，引起脐部发炎。常见的病原菌：金黄色葡萄球菌，大肠杆菌，其次为溶血性链球菌，或混合细菌感染等。

脐炎的临床表现 脐带根部发红，或脱落后伤口不愈合，脐窝湿润、流水，这是脐带发炎的最早表现。以后脐周围皮肤发生红肿，脐窝有浆液脓性分泌物，带臭味，脐周皮肤红肿加重，或形成局部脓肿，败血症，病情危重会引起腹膜炎，并有全身中毒症状、发热、不吃奶、精神不好、烦躁不安等。慢性脐炎时易形

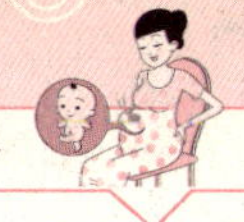

成脐部肉芽肿，为一小樱红色肿物凸出，常常流黏性分泌物，经久不愈。

脐炎的治疗　脐炎的治疗可按以下原则：

（1）轻症者用3%的过氧化氢液清洗脐部，再涂以75%的酒精，每日3次。

（2）脐部化脓，蜂窝组织炎或出现全身症状者可用青霉素、新青霉素Ⅱ、氨苄青霉素、氧哌嗪青霉素等药。可切开排脓。

（3）肉芽肿形成者可用10%的硝酸银溶液烧灼后，敷以油膏，每日更换敷料，直到愈合为止。如肉芽肿较大，可做手术切除。

脐炎的预防　新生儿出生时脐部应采取无菌处理，不可用不洁物品覆盖脐部，并要保持脐部干燥。如脐部潮湿、渗液或脐带脱落后伤口延迟不愈，则应做脐局部消炎处理，必要时静脉使用抗生素，以防败血症的发生。

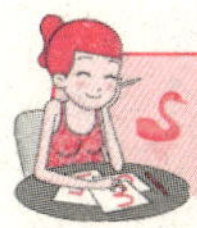

别慌，新生儿黄疸能够治

老王的儿媳生了个孙子，全家人都沉浸在喜悦中，谁知第三天孩子皮肤泛黄，连眼珠子也有点黄，急忙抱到县医院去看。医生说：莫不是感染了肝炎吧？更把一家人吓坏了，赶紧送省城找专家。诊断结果表明，孩子得的是新生儿生理性黄疸，指数略高，在医院做了两天蓝光照射，黄疸就退了。妇幼保健专家说，黄疸是新生儿时期最常见的症状，大约有60%的孩子会不同程度地出现，家长遇到这种情况时不要惊慌，可根据黄疸出现的时间、程度、发展速度做一个初步判断，生理性黄疸不必过于担心，如果黄疸程度严重，发展速度快，则有可能是病理性黄疸，应及时送医院诊治。

新生儿病理性黄疸应重在预防，如孕期防止弓形虫、风疹病毒感染，尤其是在孕早期防止病毒感染；出生后防止败血症的发生；新生儿出生时接种乙肝疫苗等。家长平时要密切观察孩子的黄疸变

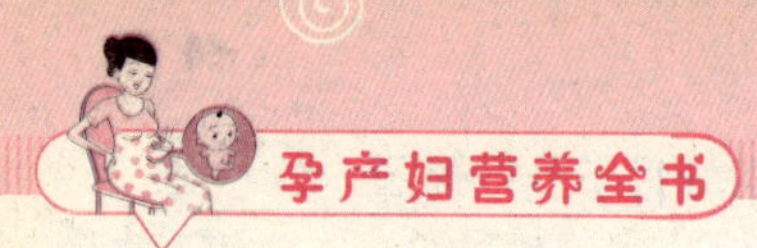

化，一旦发现有病理性黄疸迹象，应及时送医院诊治。

新生儿黄疸主要有以下几种：

生理性黄疸

病因：是新生儿时期特有的一种现象。一方面，由于胎儿在子宫内是低氧环境，血液中的红细胞生成过多，且这类红细胞大多不成熟，易被破坏，胎儿出生后，造成胆红素生成过多，约为成人的两倍；另一方面，由于新生儿肝脏功能不完善，使胆红素代谢受限制，易造成一段时间内出现黄疸。

诊断：足月儿的生理性黄疸在出生后第2~3天出现，皮肤呈浅黄色，巩膜(白眼珠)以蓝为主微带黄色，尿稍黄但不染尿布，第4~5天最黄，2~3周消退，检查肝功能正常，血清未结合胆红素增加。早产儿的生理性黄疸会出现得较早，持续时间也较久，大约要满月才能消退。

应对：生理性黄疸属于正常生理现象，孩子没有什么不适，一般情况下不需治疗。

溶血性黄疸

病因：最常见原因是ABO溶血。它是因为母亲与胎儿的血型不合引起的，以母亲血型为O、胎儿血型为A或B的最多见，且造成的黄疸较重；其他如母亲血型为A、胎儿血型为B或AB；母亲血型为B、胎儿血型为A或AB较少见，且造成的黄疸较轻。据报道，新生儿ABO血型不合溶血的发病率为11.9%。

诊断：溶血性黄疸的特点是在出生后24小时内出现，且逐渐加重。

应对：如果是ABO血型引起的轻微症状，只要采用光照疗法即可。严重者早期可进行换血治疗。

母乳性黄疸

病因：因吃母乳而发生，是一种特殊类型的病理性黄疸。由于

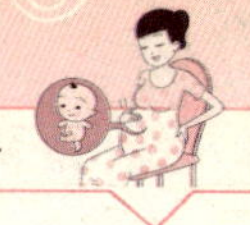

母乳中含有孕二醇激素，可以抑制新生儿肝脏中葡萄糖醛酸转移酶的活力，使血液中的胆红素不能及时进行代谢和排泄，浓度增加，从而出现新生儿皮肤和巩膜的黄染。

诊断：孩子吃母乳，其黄疸程度超过正常生理性黄疸。如停止哺乳48小时，黄疸会明显下降，若再次哺乳，黄疸又上升。

应对：出现母乳性黄疸，一般不会影响小儿的健康，也不会出现发热和食欲不好的症状。如及时停止喂母奶，黄疸在2~4天内减弱，6~10天内全部消失。出现母乳性黄疸也不必惊慌，停母乳时可用牛奶暂时替代，待黄疸好转后继续用母乳喂养。

感染性黄疸

病因：因病毒感染或细菌感染等原因，使肝细胞功能受损害而发生。病毒感染多为宫内感染，以巨细胞病毒和乙型肝炎病毒感染最常见，其他感染有风疹病毒、EB病毒、弓形虫等，较为少见。

诊断：细菌感染以败血症黄疸最多见，特点是生理性黄疸后持续不退或生理性黄疸消退后又出现持续性黄疸。若母亲坚持产前保健、检查，孩子出现感染性黄疸的很少。感染性黄疸需送医院治疗。

专家提示

妇幼保健专家强调，不论何种原因，病理性黄疸严重时均可引起“核黄疸”，除了造成神经系统损害外，严重的还可能引起死亡。因此，新生儿病理性黄疸应重在预防，如孕期防止弓形体、风疹病毒感染，尤其是在孕早期防止病毒感染、出生后防止败血症的发生、新生儿出生时接种乙肝疫苗等。家长平时要密切观察孩子的黄疸变化，一旦发现有病理性黄疸迹象应及时送医院诊治。

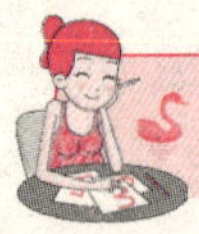

泪囊炎——小宝宝的眼病

刚出生的宝宝通常是没有眼泪的，如果你的小宝宝一出生就眼泪汪汪的，很可能是泪囊炎。

典型表现　爱流泪，眼睛有分泌物，严重时，压迫泪囊区皮肤，能看到脓性分泌物从泪小点溢出。

选择科室　小儿眼科

医生建议　人的泪道由泪小点、泪小管和泪囊组成。胎儿时期，鼻泪管下端有一层薄膜，绝大多数新生儿在出生时，鼻泪管膜组织是完整无缺的，在泪腺开始分泌之前（约出生后3周）就会破裂。如果这层薄膜没有破裂，那么，在泪腺开始分泌之后，泪液就会潴留在泪囊内，泪液长期被堵塞于管道内，刺激管道腔黏膜并引起细菌感染，就会引起泪囊炎。由于大多数宝宝在出生6个月内，泪道仍处于继续发育阶段，因此，开始治疗时一般采取保守治疗方法。

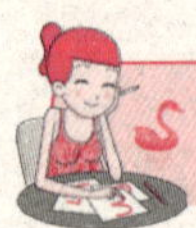

新生宝宝尿布皮炎的防治

新生宝宝的小屁股又红了，爸爸妈妈一般都认为是尿布惹的祸。其实，虽然尿布要承担主要责任，但并非全部责任。

典型表现　轻者表现为尿布覆盖区皮肤粗糙、发红。重者可以起皮，出现小红疙瘩。更严重的甚至出现皮肤破溃和糜烂。

选择科室　小儿皮肤科

医生建议　尿布皮炎的发病与尿布区皮肤闷热、潮湿和摩擦刺激有关。但是尿布皮炎不全是尿布本身惹的祸，没有及时给宝宝更换

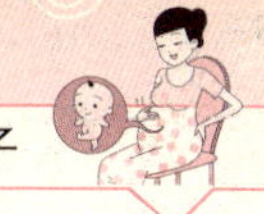

尿布或宝宝腹泻等，也是尿布皮炎常见的病因。因为尿布更换不及时，会使尿布中陈旧的尿液分解产生氨，氨可使皮肤酸碱度发生改变，从而刺激皮肤出现炎症反应。

避免尿布皮炎，关键在于保持宝宝臀部的清洁和干燥。尿布一定要2～4小时更换一次。如果发现宝宝臀部发红了，清洗后可以外用5%的鞣酸软膏，每日3～4次，一般7～10天就会明显好转。如果不见好转，要及时看医生。

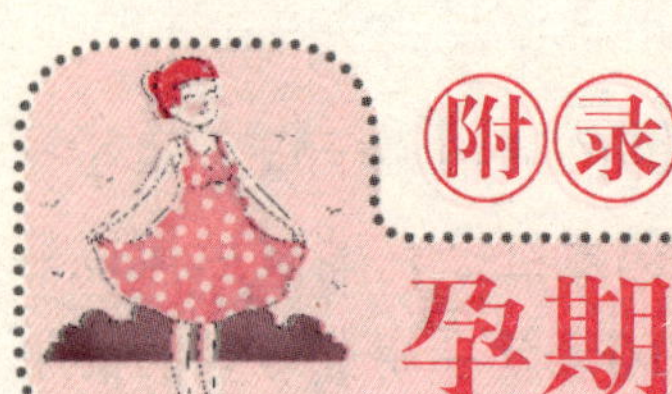

附录一 孕期体检须知

“老朋友”迟迟没来，就要考虑自己是否怀孕了。建议你不妨先去药店购买市售的早孕试纸自行测试一下，或直接去妇产科，请专科医师为你检查。妊娠试验阴性也不要大意哦，如一周后仍未来潮，还要复查。如果呈现阳性，恭喜你“有喜”了。那么，接下来的体检就应该按部就“检”了。

5~6周——超声波检查

◎看胚胎数

此时通过超声波检查，大致能看到胚囊在子宫内的位置，若仍未看到，则要怀疑是否有宫外孕的可能。准妈妈若无阴道出血的情况，仅需看看胚囊着床的位置。若有阴道出血时，通常是“先兆性流产”，这段时间若有一些组织从阴道中掉出来，就要考虑是否真的已经流产。另外，在孕期5~8周间，还可以看到胚胎数目，以确定准妈妈是否孕育了双胞胎!

7~8周——开始害喜

◎超声波检查看到胎儿心跳、卵黄囊

在这个时期开始出现恶心、呕吐、胃口不佳等情形，要少量多餐，防止饥饿性酮症。如果前面没有做过超声波，现在也可做超声波检查，可看到胚胎组织在胚囊内，若能看到胎儿的心跳，则代表胎儿目前处于正常状态下。此外，还能看到供给胎儿12周以前营养所需的卵黄囊。

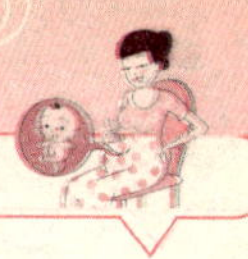

9~11周做绒毛膜采样

若孕妇家族本身有遗传性疾病，可在这个时间段做“绒毛膜采样”。此项检查具有侵入性，常会造成孕妇流产以及胎儿受伤，做之前要仔细听从医生的建议。

12周——第1次正式产检

◎领取“孕妇健康手册”

◎做各项基本检查

大多数准妈妈在孕12周左右开始进行第1次产检。由于此时已经进入相对稳定的阶段，一般医院会给准妈妈们办理“孕妇健康手册”。日后医师为每位准妈妈做各项产检时，也会依据手册内记载的检查项目分别进行并做记录。

检查项目主要包括：①进行问诊；②量体重和血压；③身体各个部位检查；④听宝宝心跳；⑤检查子宫大小；⑥抽血；⑦验尿；⑧“胎儿颈部透明带”的筛查。

13~16周——第2次产检

◎唐氏综合征筛检

◎施行羊膜穿刺

从第二次产检开始，准妈妈每次必须做基本的例行检查，包括：称体重、量血压、问诊、查子宫大小及看宝宝的胎心音等。如果准妈妈年龄在35周岁以上，建议您在18周后可抽血做唐氏综合征筛检(16~18周最佳)。胎儿颈部透明带大于3.0mm，抽血结果概率大于1/270者，有唐氏儿的可能性，应安排做羊膜腔穿刺检查。至于施行羊膜穿刺的孕周，原则上是以16~20周开始进行，主要是看胎儿的染色体异常与否。

17~20周——第3次产检

◎详细超音波检查

◎可看出胎儿性别

◎首次胎动

孕20周做超声波检查，主要是看胎儿外观发育上是否有较大的问题。医师会仔细量胎儿的头围、腹围、看大腿骨长度及检视脊柱是否有先天性异常。准妈妈在16周时，已可看出胎儿性别，但在20周时，准确率更高。至于最令准妈妈期待的首次胎动，在18~20周出现。

21~24周——第4次产检

◎妊娠期糖尿病

◎妊娠胆汁瘀积症筛检

大部分妊娠期糖尿病和妊娠胆汁瘀积症的筛检，是在孕期第24周做的。医生会抽取准妈妈的血液样本进行筛查试验。如检查出患有妊娠期糖尿病，在治疗上，要采取饮食控制及注射胰岛素控制，千万不可使用口服的降血糖药物来治疗，以免影响胎儿。如果胆汁酸升高，那就是妊娠胆汁瘀积症，需监护用药直到产后。有的甚至要提前终止妊娠。中期以后较容易出现贫血、缺钙，所以要多食用含铁含钙的食物，补铁、补钙。

25~28周——第5次产检

◎乙型肝炎抗原

◎梅毒血清试验

◎艾滋病抗体

此阶段最重要的是为准妈妈抽血复查梅毒、艾滋病和乙型肝炎有关抗原、抗体。目的是要再次确认准妈妈早孕时所做的反应，要检验准妈妈本身是否带有或已感染到乙型肝炎。此外，血糖、胆汁酸的复查也很必要。

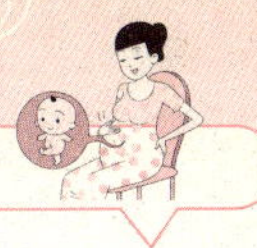

29~32周——第6次产检

◎下肢水肿

◎子痫前症的发生

在孕期28周以后，孕妇的产检是每2周检查1次。医师要陆续为准妈妈检查是否有水肿现象。由于大部分的子痫前症会在孕期28周以后发生，所以，准妈妈在怀孕后期，针对血压、蛋白尿、尿糖所做的检查非常重要。如果测量结果发现准妈妈的血压偏高，又出现蛋白尿、全身水肿等情况时，准妈妈须多加留意，以免有子痫前症的危险。另外心电图、肝胆B超的检查也是必要的。还要根据孕妇情况复查血糖、胆汁酸。

将大拇指压在小腿胫骨处，当压下后，皮肤会明显地凹下去，且不会很快地恢复，即表示有水肿现象。准妈妈若要预防水肿的发生，平时可穿着弹性袜，睡觉时将双脚抬高，并以左侧卧位。

33~35周——第7次产检

◎超声波检查

◎评估胎儿体重

到了孕期34周时，建议准妈妈做一次详细的超声波检查，以评估胎儿当时的体重及发育状况，并预估胎儿至足月生产时的重量。一旦发现胎儿体重不足，准妈妈就应多补充一些营养物质。

准妈妈在37周前，要特别预防早产的发生，如果阵痛超过30分钟以上且持续增加，又合并有阴道出血或出水现象时，一定要立即送医院检查。

36周——第8次产检

◎为分娩事宜做准备

从36周开始，准妈妈愈来愈接近分娩日期，此时的产检，以每周1次为原则，并持续监视胎儿的状态。此阶段的准妈妈，可开始准备一些入院用的东西，以免分娩当天太过匆忙，手忙脚乱。

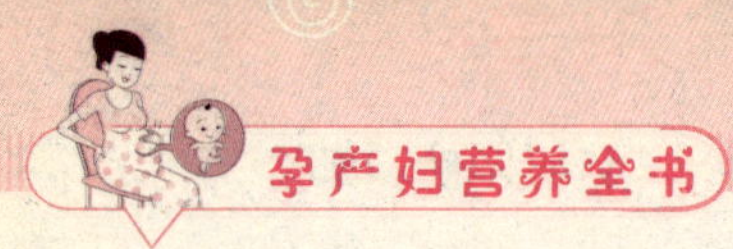

37周——第9次检查

◎注意临产征兆

随着胎儿长大，胎动愈来愈明显，准妈妈宜随时注意胎儿及自身的情况，以免胎儿提前出生。腹部发硬、尿频严重、胎动有所减少、阴道有血性分泌物等症状，都是临近分娩的征兆，准妈妈要时刻准备着!破水时，要马上平卧，急送医院。

38~40周——第10次产检

◎胎位固定

◎胎头下来

◎准备生产

◎考虑催生

从38周开始，胎位开始固定，胎头已经下来，并卡在骨盆腔内，此时准妈妈应有随时分娩的心理准备。在未分娩前，仍应坚持每周检查一次，让医生进行胎心监护、B超检查，了解羊水以及胎儿在子宫内的状况。如果超过41周还未有分娩迹象，准妈妈就应该住院催产了，因为逾期过久，胎儿在宫内面临缺氧危险会更高。

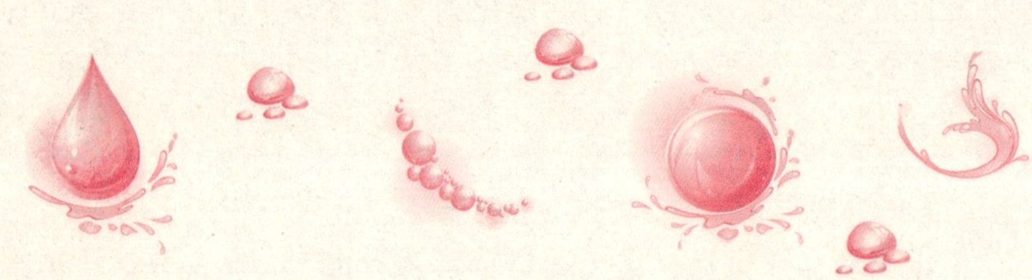

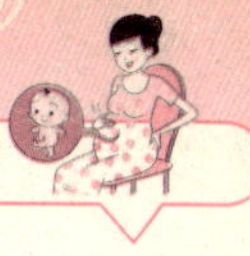

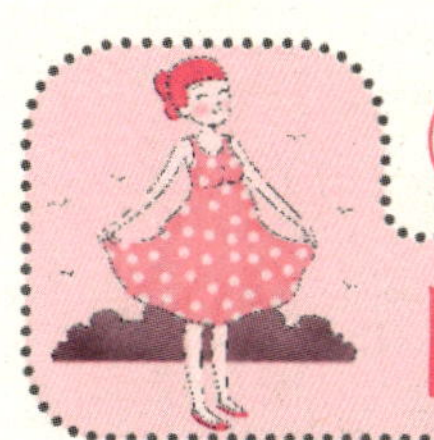

附录二 日常饮食相克须知

俗话说："药食同源"，"药补不如食补"。但进补也要讲究科学，根据中医"五行"生克规律的学说，有些食物是不能同时吃的。若搭配不当，会引起中毒反应。这种反应大多呈慢性过程，往往会在人体的消化吸收和代谢过程中，降低营养物质的生物利用率，从而导致营养缺乏，代谢失常，产生疾病。这里就日常生活中的一些相克现象做一简单说明，以便参考。

蔬菜类

（1）萝卜：严禁与橘子同食，同食易患甲状腺肿。忌与胡萝卜同食；忌何首乌、地黄；服人参时忌食。

（2）胡萝卜：不宜与番茄、辣椒、石榴、莴笋、木瓜等同食，最好单独吃或和肉类烹调。

（3）红薯（甘薯、红薯、地瓜、山芋）：不能与柿子、香蕉同食。

（4）黄瓜：不宜与含维生素C含量高的蔬菜（如番茄、辣椒等）同烹调。

（5）茄子：不宜与黑豆、蟹同食。

（6）韭菜：不宜与菠菜同食，同食易引起腹泻。

（7）小白菜：忌与黑豆、花生、毛豆、苋菜、猪肉等同食。

（8）菠菜：不宜与豆腐同食，同食易使人缺钙；忌与韭菜同食。

（9）南瓜：不宜与含维生素C的蔬菜、水果同食；不可与羊肉同食，否则会引起黄疸和脚气病。

（10）香菜：不可与补药同食；忌白术、牡丹皮。

（11）苦菜：不可与蜂蜜同食。

（12）辣椒：忌与羊肝、南瓜同食。

（13）芹菜：不宜与黄瓜同食。

（14）花生：不宜与蕨菜、毛蟹、黄瓜同食。

（15）豆腐：不要与牛奶、菠菜同食。

肉、禽、蛋类

（1）猪血：忌黄豆、地黄、何首乌。

（2）猪肝：忌与黄豆、豆腐、鱼肉、雀肉、山鸡、鹌鹑肉同食。

（3）猪肉：忌与鹌鹑、鸽肉、鲫鱼、菱角、黄豆、蕨菜、桔梗、乌梅、百合、巴豆、大黄、黄连、牛肉、驴肉、羊肝等同食。

（4）羊肉：忌与豆腐、荞麦面、乳酪、南瓜、醋、赤豆、梅干菜同食；忌铜、丹砂。

（5）猪脑髓：不可与酒、盐同食，同食影响男子性功能。

（6）鸡肉：老鸡头有毒不能吃。忌与菊花、芥末、糯米、李子、大蒜、鲤鱼、鳖肉、虾、兔肉同食。

（7）牛肉：不可与鱼肉同烹调；不可与栗子、黍米、蜂蜜同食；不可与韭菜、白酒、生姜同食。

（8）牛肝：不宜与含维生素C的食物同食；忌与鲍鱼、鲇鱼同食。

（9）鸭肉：忌黑木耳、核桃；不宜与鳖肉同食。

（10）狗肉：忌与绿豆、杏仁、菱角、鲤鱼、泥鳅同食；忌用茶；不宜与大蒜同食。

（11）鹅肉：不宜与鸭梨同食。

（12）鸡蛋：忌与柿子同食，同食可引起腹痛腹泻，易形成柿结石；不宜与兔肉、鲤鱼、豆浆同食。

水产类

（1）海鳗鱼：不宜与白果、甘草同食。

（2）鲤鱼：忌朱砂、狗肉。

（3）鳝鱼：忌狗肉、狗血、芥末；青色鳝鱼有毒，黄色鳝鱼无

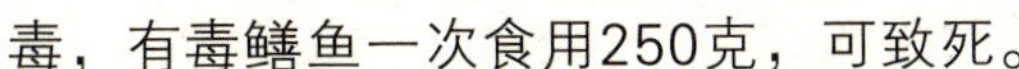

毒，有毒鳝鱼一次食用250克，可致死。

（4）海带：不宜与甘草同食。

（5）泥鳅：不宜与狗肉同食。

（6）青鱼：忌用牛、羊油煎炸；忌与芥末、白术、苍术同食。

（7）带鱼、黄花鱼：禁忌用牛、羊油煎炸；凡海味都禁甘草。

（8）虾：不宜与猪肉同食，损精；忌与狗肉、鸡肉同食；忌糖。

水果类

（1）枣：不可与海鲜同食，否则令人腰腹疼痛；不可与葱同食，否则令人脏腑不合，头胀。

（2）桃子：不宜与鳖肉、龟肉同食。

（3）芒果：不宜与大蒜等辛物同食。

（4）鸭梨：忌鹅肉、蟹；忌多吃；忌与油腻、冷热之物杂食。

（5）山楂：不宜与海鲜、鱼类同食。

（6）石榴：服人参时忌用。

（7）苹果：不宜与海味同食。

（8）香蕉：不宜与红薯同食。

（9）柿子：禁与蟹、水獭肉同食，同食腹痛、大泻；忌与红薯、酒同食。

（10）杨梅：忌生葱；不宜与羊肚、鳗鱼同食。

（11）柑子：忌与蟹同食。

（12）杏：忌与小米同食，否则令人呕吐。

（13）银杏：严禁多吃，婴儿吃10颗左右可致命，3–5岁小儿吃30~40颗可致命；不可与鱼同食。同食则产生不利于人体的生化反应，小儿尤忌。

五、谷物类

（1）黄豆：不宜与猪血、蕨菜同食。

（2）大米（粳米）：不可与马肉同食；不可与苍耳同食。

（3）小米：不可与杏同食，同食易使人呕吐、泄泻；气滞者忌用。

（4）绿豆：不宜与狗肉、榧子同食。

（5）黑豆：忌与厚朴、蓖麻籽同食。

（6）赤豆：忌与米同煮，食之发口疮；不宜与羊肉同食；蛇咬伤，百日内忌食；多尿者忌用。

调料饮品类

（1）蒜：一般不与补药同食；忌蜂蜜、地黄、何首乌、牡丹皮。

（2）葱：不宜与杨梅、蜜糖同食，同食易气壅胸闷；忌红枣、常山、地黄。

（3）白酒：忌与汽水、啤酒、咖啡、奶、茶、糖同饮，不然对肠胃、肝、肾脏器官有严重的损害；不宜与牛肉、柿子同食。

（4）醋：忌丹参、茯苓，不宜与海参、羊肉、奶粉同食；与壁虎同食可致命。

（5）糖：忌虾，不可与竹笋同煮；不宜与牛奶、含铜食物同食。

（6）蜜：不宜与葱、蒜、韭菜、莴笋、豆腐同食，不然易引起腹泻；忌地黄、何首乌。

（7）茶：贫血病人服用铁剂时，忌饮茶；不宜与狗肉同食；服人参等滋补药品时忌用。

（8）花椒：忌防风、附子、款冬。